U0195080

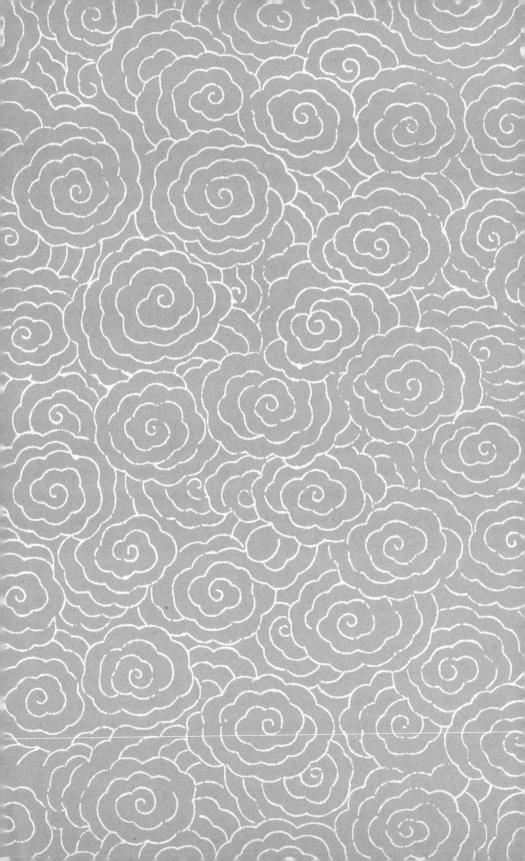

国学经典 | 典藏版

黄帝内经素问

崔应珉　王　淼　注译

中州古籍出版社

·郑州·

黄帝内经素问

前　言

　　《内经》一书，馨惠"七家"，秀越"三坟"，是我国现存最早的一部医学典籍。因其以天文、地理、人事之涵盖，对阴阳、五行、精气之通幽，以及对病患诊断、治疗、预防之详述而被誉为"医家之宗"。

　　《内经》全名为《黄帝内经》。相传黄帝是古代的帝王，姓公孙氏，又因他生于"轩辕之丘"，又名"轩辕氏"，再因建国于有熊，又名"有熊氏"。他战胜了蚩尤以后，成为天子，"因有土德之瑞"，土色黄，所以称"黄帝"。其人极尽贤德，教众耘荒泽、禀五谷、形文字，以恩达于世，故后人把著作冠名黄帝以示尊崇。

　　《黄帝内经素问》是《黄帝内经》的重要组成部分，共二十四卷，八十一篇，所论内容十分丰富，包括阴阳五行、脏象气血、腧穴针道、病因病机、诊法病证、治则治法、医备养生、运气学说等，一直被视为学医必读之书。《黄帝内经素问》中的"素"字，可作根本解释；"问"就是黄帝问岐伯的意思，合起来"素问"意思即为对万物之根本的问答。全文假托黄帝一问、医学家岐伯一答的形式来论述。所著多以黄帝与岐伯对答而成书，此实为上古数期医理所蕴、多番先哲之汇。

一、成书

现今流传的《黄帝内经》，包括《素问》与《灵枢》两大部分。其在春秋之时，就已经有所论著，经后人不断增加、删改，内容逐渐丰富，同时，逐渐演变为两部，分别冠名为《素问》与《灵枢》。

我们现在所看到的《素问》，是经王冰整理以后的面貌。《黄帝内经》成书后至唐代中叶，历经千年兵乱之祸，已经散乱不全，其间辗转传抄，不免讹误缺漏，其原貌无法窥及。其中《素问》部分更是面目全非，并缺失了其中的第七卷，共九篇。王冰在这种情况下，于唐玄宗天宝九载（750年）开始着手搜集、整理、编次、补缀并注释《黄帝内经》的《素问》部分。历经十二年，至唐代宗宝应元年（762年）告竣。在这次整理过程中，王氏称："时于先生郭子斋堂，受得先师张公秘本，文字昭晰，义理环周，一以参详，群疑冰释。"依王冰的说法，自己在"先生郭子斋堂"，觅得了较完善的《素问》版本，并以此补充了前已遗失的第七卷中的七篇，即"天元纪大论"等七篇"运气学说"的内容。至宋嘉祐年间，高保衡、林亿等人受朝廷之委任，重新校订王冰本《素问》。此次纠正王冰注本错字六千余字，增加注文两千余条，保留了全元起《素问训解》的全部篇目，并收录了全元起的部分注文，定名为《重广补注黄帝内经素问》，其中林亿等人的校语称为《新校正》。重新校正后，以政府名义刊行。此后，《素问》这部千古名著才一字不漏地流传至今。

二、校释

上古书籍，多为简册或帛书，时更年迁，则多见遗落或损坏。《素问》一书，亦是如此。所幸后人臻于修订，以使其能绵延于世。

有籍可查，隋唐时期，杨上善撰著《黄帝内经太素》。《黄帝内经太素》是《素问》、《灵枢》合刊本，是分类编写的，共分十九类，三十卷。

王冰作《黄帝内经素问》。王冰，号启玄子。曾任太仆令，平素钻研医学，积累了很多经验。因感《素问》"世本纰缪，篇目重迭，前后不伦"，历时十二年，注释《素问》一书，终于唐宝应元年（762年）完成了校对整理。他是以全注为祖本，首先调整篇次，改编为二十四卷，将养生类篇目置于卷首，反映了作者预防为主的医学思想。王冰校勘颇为详尽，其发现错简重叠碎文之处，一律存其要，删去繁杂，同时在注释中提出许多独到见解，注释准确、精练。另外，王冰治学严谨，凡所加字皆朱书其文，使古今分明，注文古奥，以经解经，带有浓厚的道家思想，再者将原九卷，编次为二十四卷，内容系统，眉目清楚。王冰还补充了运气七篇，使中医运气学理论得以保留，并流传至今。

北宋医家林亿奉诏，与掌禹锡、高保衡、孙兆等校正医书，作《重广补注黄帝内经素问》一书。此书就是在唐王冰本《黄帝内经素问》基础上，加以补订增注而成。该书以王冰本为底本，先抄写原文及王冰注释，之后将自己的校文写在各段王注之后，并标明"新校正"字样，使王冰本得以完整保留，贡献非常大，后世又称《新校正》。同时，因参阅了全元起本，为研究《内经》原貌提供了重要资料。其注释的时间早、条目多，注释的质量较高。

明朝马莳作《黄帝内经素问注证发微》与《黄帝内经灵枢注证发微》二书。因其擅长针灸技术，故对《灵枢》注释较精，如经络的发病、刺灸的穴位等注释较详。

同代人吴崐著《黄帝内经素问吴注》。其对《素问》生理、病理、脉法等部分理解较好，注释较详，甚至还纠正了他人注释的谬误。又由于吴崐文字学水平较高，对字词的注音释义较准确。他对许多文字作了必要的训诂研究，而不是望文生义，对《内经》的训诂作出了重要的贡献。同时他提出了许多重要观点，如上、中、下三焦水道分治，为后世临床治疗水肿病奠定了基础。另外，他敢于改动原文，认为原文有误则直接改动，之后在注释中说明。

明朝张介宾精研《内经》，费时三十年著《类经》（共三十二卷）和《景岳全书》。《类经》是《素问》与《灵枢》合编，且是分类编写的最完整的一部，对今天编写教材，颇有指导意义。其注释准确、论点简明扼要，切合临床实际又善于用《易经》的思想和观点阐发《内经》理论。他对运气的研究非常有特色，运用天文历法解释运气疑难，重视物候现象，从河图洛书入手研究医易同源，图文互释互注。

明朝时期，李中梓撰写《内经知要》。它是《内经》的节注本。即选出《素问》与《灵枢》的部分内容，进行分类注释。由博返约，要言不烦；分为道生、阴阳等八类，内容精练，分类简要，注释简明易懂，故流传甚广；结合临证，并提出许多独到见解。

清人张志聪率领门生数十人历时五载而成《黄帝内经素问集注》和《黄帝内经灵枢集注》二书。因集体注释而成的，故谓之"集注"。这是集体注释《内经》的第一家。由于集中了多人的智慧，故注释质量较高。此二书不拘泥于历代医家的观点，主张以临床实践为标准阐发医理，对病机解释较详，对许多疑难问题进行了阐明。

同世之人高世栻作《素问直解》一书。高氏所著均篇节条目清楚，语言简明流畅，通俗易懂，确实具有"直解"的特点。他说理透彻，善于联系临床实际。

另外，日本著名医家丹波元简所写《素问识》和《灵枢识》二书，运用考证的方法研究医书，准确切要，受到其后研究《内经》学者的重视。

三、内容

《素问》是《黄帝内经》的重要组成部分，它的内容十分丰富。

现存《素问》分为二十四卷，共有八十一篇专论，所论内容极其广泛，包括阴阳五行、藏象气血、腧穴针道、病因病机、诊法病证、治则治法、医德养生、运气学说等。

《素问》中，第一卷与第二卷，重点论述摄生与阴阳五行学说；第三卷，重点论述藏象；第四卷，重点论述治法；第五卷与第六卷，重点论述诊断方法；第七卷，重点论述病机；第八卷，重点论述针刺理论与病机；第九卷至第十三卷，重点论述疾病；第十四卷至第十八卷，重点论述俞穴和针刺；第十九卷至第二十二卷，重点论述运气；第二十三卷与第二十四卷，重点论述病机、治则与医德。同时，由于《素问》是汇编性质的著作，它的内容不是严格地按照卷篇的界限划分，而常常是交织存在于不同篇章之中。总之，《素问》一书详细论述了关于人的生理、病理、诊断、治疗等诸多医学领域中的内容。它代表了中华民族古老而睿智的才学中之一支，亦为中医学得以发展壮大打下了稳固基础。

四、医学贡献

《黄帝内经素问》为以后的医学发展做了良好的铺垫。《八十一难经》就是在此基础上阐发而成；汉代张仲景著《伤寒杂病论》时多有参考《素问》和《灵枢》的内容；晋代皇甫谧所写《针灸甲乙经》，则多是撰用《素问》和《灵枢》而成；再如王叔和著《脉经》时，多取材于《素问》的诊法部分。自唐以来，很多医家或以《素问》和《灵枢》为依据，或对《素问》和《灵枢》加以阐发，使祖国医学内容更加丰富多彩。

《黄帝内经素问》汇集了多种学科的知识内容。《黄帝内经》讲了医学、天文学、地理学、心理学、社会学，还有哲学、历史等，是一部百科全书式的医学典籍。它不仅引起中华儿女、炎黄子孙的关注，而且引起世界各国人民的极大关注，因此它的价值在当今社会已经越来越凸显出来。

《黄帝内经》在养生学方面的贡献更加令世人关注。《黄帝内经》中讲到了怎样治病，但更重要的是讲了怎样不得病，怎样使我们在不用遭受病患的情况下就能够健康长寿，活到"天年"。强调防重于治，如《素问》中说："是故圣人不治已病，治未病，不治已乱，治未乱，此之谓也。夫病已成而后药之，乱已成而后治之，譬犹渴而穿井，斗而铸锥，不亦晚乎。"

五、学术思想

1. 精气学说

气是构成世界的本源。宇宙万物的生成皆为精气自身运动的结果，精或气是构成天地万物包括人类的共同原始物质。精气自身的运动变化，化生阴阳五行之气，阴阳二气的升降交感，五行之气的掺杂合和，生成了宇宙万物和人类。

气是在不停运动和变化的。气的运动称为气机，气机有升、降、聚、散等几种形式，多种形式保持着协调平衡关系。主要形式有：气与形之间的转化，形与形之间的转化，气与气之间的转化，有形之体自身的更新变化四种。

气是天地万物间的中介。把天地万物联系起来，使之成为一个整体，人也是这个整体中的一部分，所以"人与天地相参，与日月相应也"。天地之精气化生人。

精气是生命活动的原动力。精气足，则生命活动正常。人的五脏、六腑、形体、官窍、血和津液等，皆有形而静之物，必须在气的推动下才能活动。如心主行血，肺司呼吸，脾主运化水谷之精微，肾司封藏先天之精气，肝主输泄气机，胃司受纳水谷精微之气等生理功能活动，都是在气的推动下进行的。

2. 阴阳学说

阴阳为事物双方对立属性的概括。阴阳学说就是用阴阳代表事物对立双方来说明事物运动变化的根源与规律的一种理论。其认为：任何事物都包括着阴和阳相互对立的两个方面，而对立的双方又是相互统一的。阴阳的对立统一，是自然界一切事物发生、发展、变化及消亡的根本原因。如《素问·阴阳应象大论》所言："阴阳者，天地之道也，万物之纲纪，变化之父母，生杀之本始……"

阴阳学说的基本内容有：

阴阳的对立制约。就是指阴阳的相互斗争，相互对立，相互制约和相互排斥。人体之所以能进行正常的生命运动，就是阴与阳相互制约、相互斗争，取得统一的结果。这种统一是动态的协调平衡状态，称之为"阴平阳秘"。如阴和阳任何一方过于亢盛或衰弱，相争的结果就会有胜负，阴阳就会失调，从而发生偏盛偏衰的种种病证。

阴阳的互根互用。阴和阳是对立统一的。阴和阳每一方都不能脱离另一方而独立存在，都以另一方为存在的条件。阴阳之间这种互相依存的关系，称为阴阳的互根互用。《素问·阴阳应象大论》说："阴在内，阳之守也；阳在外，阴之使也。"即是从阴阳的互根互用理论，高度概括了机体的物质与物质之间、功能与功能之间、功能与物质之间的相互依存关系。一旦这种阴阳互根互用的关系遭到破坏，就会导致"孤阴不生，独阳不长"，甚至"阴阳离决，精气乃绝"而死亡。

阴阳的消长平衡。阴阳双方的对立制约、互根互用，不是处于静止不变的状态，而是处于彼此消长的运动变化之中，故说"消长平衡"。所谓"消长平衡"，是指阴阳之间的相对的消长平衡，不是绝对的消长平衡。一旦阴阳的这种相对平衡遭到破坏，就会形成阴阳的偏盛或偏衰，导致阴阳的消长失调。其对于人体或是自然界都是如此。《素问·阴阳应象大论》云："阴胜则阳病，阳胜则阴病；阳胜则热，阴胜则寒。"

阴阳的相互转化。阴阳转化，是指阴阳对立的双方在一定的条件下，可以各自向其相反的方向转化，即阴可转化为阳，阳可以转化为阴。如《素问·阴阳应象大论》中所说的"重阴必阳，重阳必阴"，"寒极生热，热极生寒"等。在疾病的发展过程中，也常常可以看到阳证转化为阴证、阴证转化为阳证的病证变化。

3. 五行学说

五行，指的是木、火、土、金、水五种物质及其运动变化。五行学说是以这五种物质的特性及其相生相克规律来认识世界、解释世界和探求宇宙变化规律的一种世界观和方法论。

《素问》中阴阳五行学说的运用，反映了古人对人体内部矛盾的对立统一，脏腑间的相互依存、制约、转化的关系已有相当认识。

4. 整体观念

人体本身是一个整体。人体由五脏六腑、十二经脉、形体、皮毛筋骨等组成，形成人体的整体性。人之整体观以五脏为主体，五脏的功能，通过身体各部分表现出来，即藏象学说。

人与外界是统一的。人生活于宇宙之间，与自然界息息相关，四时阴阳变化，时刻在影响人的生命活动。自然界有三阴三阳、五行之气之变，人有十二经脉、五脏之气之相应，同时，如果人们违背了春生、夏长、秋收、冬藏的养生之道，就有可能产生病变。如《素问·四气调神大论》说："逆春气，则少阳不生，肝气内变。"

形神统一的观点。《素问·六节藏象论》认为"气和而生，津液相成，神乃自生"，这是说明机体对情志的决定作用。《素问·上古天真论》："形与神俱，而尽终其天年。"如果形神不统一、不相得，人就会死。

5. 辨证施治的思想

《素问·至真要大论》："调气之方，必别阴阳，定其中外，各守其乡。"此为辨证施治的最初意识，即治病调理气机之时，应该明辨其阴阳属性、病位内外。

虽然将实践性很强的辨证论治思想应用于临床的为张仲景，然而其辨证论治的最终哲学思想却来源于《内经》。

总之，《素问》阐发了精气、阴阳、五行哲学思想，强调了人与自然相统一和人体内部高度统一的整体观念，并且对辨证施治的医疗思想亦有所涉及。

六、结语

《黄帝内经素问》一书，其所惠释科目之广，可谓海泛；其所幽明医理之奥，可谓岚瑞；其所恩泽古今之远，可谓罕世。今受岐黄之德布，方可浅窥杏林，以医者自诩。虽未得先贤臻道之万一，然亦奢求可将上古琼玉辉照于世。故重研《素问》之旨，汇众家注释，择确凿通义者为用，再著成书。

本书采用王冰所整理过的《黄帝内经素问》为底本，仍分为二十四卷、八十一篇。为易于读者阅览，本书将原文细分段落，每一段落下面分别添加"注释"和"译文"，详细解释原文中晦涩难懂的字词，并随后将整段落翻译成通俗语言，且"原文"、"注释"、"译文"三者分别采用不同字体，如此，则条理清晰可辨，研读之时，方便迅捷。《黄帝内经素问》一书，《刺法论篇第七十二》和《本病论篇第七十三》内容已失，后世所载，难免错讹，故本书中不再收录。

《黄帝内经素问》之深奥哲理，非我等凡俗之人可以尽为理解。虽穷尽众家所思，亦难将岐黄之博识阐释详尽。且很多古文之深义，难以用现今通俗语言表述清楚。若有失之，恭闻评正！

崔应珉

目 录

上古天真论篇第一 ———————————— 17

四气调神大论篇第二 ———————————— 23

生气通天论篇第三 ———————————— 29

金匮真言论篇第四 ———————————— 37

阴阳应象大论篇第五 ———————————— 42

阴阳离合论篇第六 ———————————— 56

阴阳别论篇第七 ———————————— 60

灵兰秘典论篇第八 ———————————— 65

六节藏象论篇第九 ———————————— 68

五藏生成篇第十 ———————————— 75

五藏别论篇第十一 ———————————— 81

异法方宜论篇第十二 ———————————— 84

移精变气论篇第十三 ———————————— 87

汤液醪醴论篇第十四 ———————————— 91

玉版论要篇第十五 ———————————— 95

诊要经终论篇第十六 ———————————— 98

脉要精微论篇第十七 ———————————— 103

平人气象论篇第十八 ———————————— 116

玉机真藏论篇第十九 —————————— 125

三部九候论篇第二十 —————————— 137

经脉别论篇第二十一 —————————— 144

藏气法时论篇第二十二 ———————— 148

宣明五气篇第二十三 —————————— 156

血气形志篇第二十四 —————————— 160

宝命全形论篇第二十五 ———————— 163

八正神明论篇第二十六 ———————— 168

离合真邪论篇第二十七 ———————— 174

通评虚实论篇第二十八 ———————— 180

太阴阳明论篇第二十九 ———————— 187

阳明脉解篇第三十 —————————— 190

热论篇第三十一 ————————————— 192

刺热篇第三十二 ————————————— 196

评热病论篇第三十三 —————————— 202

逆调论篇第三十四 —————————— 207

疟论篇第三十五 ————————————— 211

刺疟篇第三十六 ————————————— 220

气厥论篇第三十七 —————————— 224

咳论篇第三十八 ————————————— 226

举痛论篇第三十九 —————————— 229

腹中论篇第四十 ————————————— 235

刺腰痛篇第四十一 —————————— 240

风论篇第四十二 ————————————— 245

痹论篇第四十三 ————————————— 249

痿论篇第四十四 ————————————— 254

厥论篇第四十五 ————————————— 258

病能论篇第四十六 —————————— 263

奇病论篇第四十七 —————————— 267

大奇论篇第四十八 —————————— 273

脉解篇第四十九 —————————— 278

刺要论篇第五十 —————————— 284

刺齐论篇第五十一 —————————— 286

刺禁论篇第五十二 —————————— 288

刺志论篇第五十三 —————————— 292

针解篇第五十四 —————————— 294

长刺节论篇第五十五 —————————— 298

皮部论篇第五十六 —————————— 302

经络论篇第五十七 —————————— 306

气穴论篇第五十八 —————————— 308

气府论篇第五十九 —————————— 313

骨空论篇第六十 —————————— 317

水热穴论篇第六十一 —————————— 323

调经论篇第六十二 —————————— 327

缪刺论篇第六十三 —————————— 338

四时刺逆从论篇第六十四 —————————— 345

标本病传论篇第六十五 —————————— 349

天元纪大论篇第六十六 —————————— 353

五运行大论篇第六十七 —————————— 360

六微旨大论篇第六十八 —————————— 370

气交变大论篇第六十九 —————————— 381

五常政大论篇第七十 —————————— 398

六元正纪大论篇第七十一 —————————— 408

刺法论篇第七十二（遗失） —————————— 415

本病论篇第七十三（遗失） —————————————— 415

至真要大论篇第七十四 ——————————————— 415

著至教论篇第七十五 ———————————————— 455

示从容论篇第七十六 ———————————————— 458

疏五过论篇第七十七 ———————————————— 462

徵四失论篇第七十八 ———————————————— 467

阴阳类论篇第七十九 ———————————————— 470

方盛衰论篇第八十 ————————————————— 475

解精微论篇第八十一 ———————————————— 480

上古天真论篇第一

　　昔在黄帝，生而神灵①，弱②而能言，幼而徇齐③，长而敦敏④，成而登天⑤。乃问于天师曰："余闻上古之人，春秋⑥皆度百岁，而动作不衰；今时之人，年半百而动作皆衰者，时世异耶？人将失之耶？"岐伯对曰："上古之人，其知道⑦者，法⑧于阴阳，和于术数⑨，食饮有节⑩，起居有常⑪，不妄作劳⑫，故能形与神俱⑬，而尽终其天年⑭，度百岁乃去。今时之人不然也，以酒为浆⑮，以妄为常，醉以入房，以欲竭其精，以耗散其真⑯，不知持满，不时御神⑰，务快其心，逆于生乐，起居无节，故半百而衰也。"

[注释]

　　①神灵：特别聪明。②弱：幼弱之时。③徇（xùn）齐：博学而迅捷。徇，周遍。齐，迅速。④长而敦敏：冠戴之年就已敦厚而聪敏。长，冠戴之年，即十二岁。敦敏，敦厚而聪敏。⑤登天：登上天子之位。⑥春秋：年龄。⑦道：养生之道。⑧法：效法。⑨和于术数：遵从养生之法。和，中和、调和。术数，修身养性之法。⑩节：控制。⑪常：规律。⑫不妄作劳：不恣意劳作。妄，乱，恣意。劳，劳作（劳力、劳心、房劳）。⑬形与神俱：身体与精神协调。形，身体。神，精神。俱，协调。⑭天年：自然寿数。⑮浆：琼浆。⑯真：真元，精气。⑰不时御神：不善于调养精神活动。时，善于。御神，把

握调养精神活动。

[译文]

古代的轩辕黄帝，生来就很聪明，小时候就善于言辞，而且对许多东西的理解都很灵敏聪慧。长大以后，既敦厚淳朴又勤奋努力，及至成年就登上了天子之位。黄帝问岐伯说："听说上古时代的人，都能够年过百岁而不显出衰老的迹象；而现在的人，年龄到了五十岁，动作就显出衰老了。这是因为时世的变迁，还是因为人们违背了养生之道的缘故？"岐伯回答："上古时代的人，一般都懂得养生的道理，效法于天地阴阳的变化而养生，饮食有一定的节制，作息有一定的规律，不妄事操劳，所以能够做到形体与精神相吻合，活到自然寿命，度过百岁而终。现在的人就不是这样子：把酒当做琼浆一样嗜饮无度，违背生活的常规，酒醉了还肆行房事，纵情色欲，因而耗尽了精气，散失了真元。不知道保持精气充沛，蓄养精神的重要，只顾一时快意，背离了养生的真正乐趣，作息起居没有一定的规律和节制，所以到五十岁便衰老了。"

"夫上古圣人之教下①也，皆谓之虚邪贼风②，避之有时③，恬淡虚无，真气从④之，精神内守⑤，病安从来。是以志闲⑥而少欲，心安而不惧，形劳而不倦，气从以顺⑦，各从其欲⑧，皆得所愿。故美其食，任其服，乐其俗，高下不相慕，其民故曰朴。是以嗜欲不能劳其目⑨，淫邪不能惑其心，愚智贤不肖不惧于物⑩，故合于道。所以能年皆度百岁，而动作不衰者，以其德全不危⑪也。"

[注释]

①教下：教诲平常人。下，平常人。②虚邪贼风：四时不正之气。③时：时令。④从：跟随。⑤精神内守：精气神自然也就不向外泄。⑥志闲：控制嗜欲。志，欲望。闲，控制。⑦气从以顺：真气调达而和顺。气，真气。以，

而。⑧欲：愿望。⑨嗜欲不能劳其目：淫乱邪说不能惑乱他们的心智。劳，吸引，影响。目，泛指各种感觉。⑩不惧于物：不为外物所惊扰。惧，惊扰。物，外物。⑪德全不危：全面掌握养生之道而不受到危害。德，修生之道。全，全面。危，危害。

[译文]

"上古的圣人经常教导民众，对于四时之中的各种病邪，能够适时回避，同时思想上保持清静，无欲无求，使真气藏于内，精气内守而不耗散，这样的话病从哪里来呢？所以他们都可以做到心情安闲，欲望不多，心境安定而没有恐惧焦虑，虽劳形体，并不令其过分疲倦，真气平和调顺，人人都能顺心实现自己的愿望，吃什么都觉得香甜，穿什么都感到舒服，随遇而安，相互之间从不羡慕地位的高下，这样的人才能够称得上朴实。所以任何不正当的嗜好，不会干扰他们的视听；淫乱邪说，不能诱惑他们的心智；不论愚笨的、聪明的、贤能的还是能力差的，都不会因为外界事物的变化而烦心焦虑，这就吻合于养生之道了。他们之所以能够过百岁而动作还不衰颓，是因为他们的养生之道完备才不会受到衰老的危害啊！"

帝曰："人年老而无子者，材力①尽耶，将天数②然也？"岐伯曰："女子七岁，肾气盛，齿更发长；二七而天癸③至，任脉通，太冲脉盛，月事④以时下，故有子；三七，肾气平均，故真牙⑤生而长极⑥；四七，筋骨坚，发长极，身体盛壮；五七，阳明脉衰，面始焦⑦，发始堕⑧；六七，三阳脉衰于上，面皆焦，发始白；七七，任脉虚，太冲脉衰少，天癸竭，地道⑨不通，故形坏⑩而无子也。丈夫八岁，肾气实，发长齿更；二八，肾气盛，天癸至，精气溢写，阴阳和，故能有子；三八，肾气平均，筋骨劲强，故真牙生而长极；四八，筋骨隆盛，肌肉满壮；五八，肾气衰，发堕齿槁；六八，阳气衰竭于上，面焦，发鬓颁白；七八，肝气衰，筋不能动，天癸竭，精少，肾藏衰，形体皆极；八八，则齿发去。肾者主水，受五藏六府之精而藏之，故五藏盛，乃能写。今五藏皆衰，筋骨解堕，天癸尽矣。故发鬓白，身体重，行步不正，而无子耳。”

[注释]

①材力：筋力。②天数：天癸之数（如女子七七，男子八八天癸竭）。③天癸：肾气充盈到一定程度所产生的一种精微物质，具有促进生殖机能成熟的作用。④月事：月经。⑤真牙：智齿。⑥长极：完全成熟。⑦焦：即憔，枯槁。⑧堕：脱落。⑨地道：行经之道。⑩形坏：发白、齿落，憔悴不堪的样子。

[译文]

黄帝又问：“人们年岁老了，就不再生育子女，是筋力不足呢，还是天癸之数使他这样呢？”岐伯回答：“七岁的女孩，肾气已经充足了，开始换牙，毛发之类也开始生长；到了十四岁，天癸发育成熟，任脉畅通，冲脉旺，月经按时而行，所以能够生育；到了二十一岁，肾气平和，智齿长出，身体已发育成熟；到了二十八岁，筋骨结实，毛发长到了极点，身体十分强壮；到了三十五岁，阳明脉气衰少，面部开始憔悴，头发开始脱落；到了四十二岁，三阳脉脉气都衰退了，面部枯槁，头发变白；到了四十九岁，任脉空虚，冲脉衰微，天癸枯竭，月经断绝，所以形体衰老，不能生育了。男子八岁时，肾气充实，头发长长，牙齿更换；到了十六岁时，天癸发育成熟，精气充溢外泄，若是男女交合，便能生育子女；到了二十四岁，肾气平和，筋骨坚固，智齿生长，身体也发育成熟；到了三十二岁，筋骨肌肉强壮结实；到了四十岁，肾气衰少，头发始脱，牙齿枯槁；到了四十八岁，人体上部阳气衰竭，面色憔悴，发鬓斑白；到了五十六岁，肝脏之气就衰竭了，筋脉也消损了，导致四肢运动不灵便，天癸枯竭、精气少、肾脏衰，形体精神都会感到病苦；到了六十四岁，齿发脱落。就人体而言，五脏中肾脏主水，它接受五脏六腑的精华加以贮存，只有脏腑旺盛，肾脏才有精气溢泄。现在年岁大了，五脏皆衰，筋骨无力，天癸衰竭，所以发鬓变白，身体沉重，行步不正，再不能生育了。”

帝曰：“有其年已老而有子者，何也？”岐伯曰：“此其天寿①过度②，气脉常③通，而肾气有余也。此虽有子，男不过尽八八，女不过尽七七，而天地④之精气皆竭矣。”帝曰：“夫道者⑤年皆百数，能有子乎？”岐伯曰：“夫道者能却老而全形⑥，身年虽寿，能生子也。”

[注释]

①天寿：先天禀赋。②过度：超过常度。③常：仍然。④天地：男女。⑤道者：懂得养生之道的人。⑥全形：保全形体。

[译文]

黄帝问道：“有些人已经年纪衰老，却仍然可以生育子女，这是什么原因？”岐伯回答说：“这是因为他们先天的禀赋超过平常人，气血经脉能够保持畅通，而且肾气有余的缘故。这种人能够较久保持生育能力，但是，男子一般不超过六十四岁，女子一般不超过四十九岁，精气便竭尽了。”黄帝问：“善于养生的人，年纪百岁，是否有生育能力？”岐伯回答说：“经常注重养生的人，能够延缓衰老而保全形体，即使年事已高，仍然能够生育。”

黄帝曰：“余闻上古有真人①者，提挈②天地，把握阴阳，呼吸精气，独立守神③，肌肉若一，故能寿敝④天地，无有终时，此其道生⑤。中古之时，有至人⑥者，淳德全道⑦，和于阴阳，调于四时，去世离俗，积精全神，游行天地之间，视听八达之外⑧，此盖益其寿命而强者也，亦归于真人。其次有圣人者，处天地之和⑨，从八风之理，适嗜欲于世俗之间。无恚嗔心，行不欲离于世，被服章，举不欲观于俗，外不劳形于事，内无思想之患，以恬愉为务，以自得为功，形体不敝，精神不散，亦可以百数。其次有贤人者，法则天地，象似日月，辩列星辰，逆从阴阳，分别四时，将从上古合同于道，亦可使益寿而有极时。"

[注释]

①真人：修真得道之人。②提挈：把握。③独立守神：自我主宰，精神内守。守神，精神内守而不外驰。④敝：尽。⑤道生：因修道而长生。⑥至人：次于真人。⑦淳德全道：修养所得淳厚，全面把握养生之道。⑧外：远。⑨和：淳和之气。

[译文]

黄帝说："我听说上古时代有'真人'，能洞悉自然的规律，掌握阴阳化生万物之机理，吐故纳新以养精气，使他的身体和精神融合为一，因此就与天地同寿，不会终老而去，这就是所谓的'与道俱生'。中古时代有'至人'，道德淳厚质朴，养生之道俱备，能够随阴阳变化而变化，适应四季冷暖的变化，避开世俗的纷杂，聚精会神，悠游于天地之间，其所见所闻，能够广达八方荒远之外，而这正是他寿命延长而身体强健的原因，这种人也属于真人。其次有叫做圣人的，安然自处于天地的平和之中，顺从着八风的变化规律，欲望、嗜好正确得当，隐身于世俗尘居之中，却没有世俗的恚怒嗔怨之心，行为并不打算脱离社会，但一切举动又不效仿世俗习惯。不使外在的形体被劳累所困扰，不使内在的思想有过多的压力，以舒适幸福为根本，以悠然自得为目的，所以他的形体不衰老，精神也不耗散，寿数可达到百岁。再次有叫做贤人的，能效法天地，取象于日月，辨识星辰的位置，顺从阴阳的变化，根据四时气候的不同来调养身体。他是要追随上古真人而合于养生之道。这样确实能延长寿命，但是也还有终老的那一刻。"

四气调神大论篇第二

春三月，此谓发陈^①，天地俱生，万物以荣，夜卧早起，广步于庭，被发缓形，以使志生，生而勿杀，予而勿夺，赏而勿罚，此春气之应，养生之道也。逆之则伤肝，夏为寒变，奉^②长者少。

[注释]

①发陈：推陈出新。②奉：供给，滋养。

[译文]

春天的三个月，称为"发陈"，这是万物推陈出新的季节。宇宙充满生机，万物生长，欣欣向荣。这个季节应该晚睡早起，披散头发，宽袍舒带，散步于庭院之中，让情志充满生机。生长而不凋落，给予而勿劫掠，赏赐而无刑罚，这就是适应春天之生气，奉养"生气"的道理。违背这一法则，就会伤害肝气，到了夏天还会出现身体虚寒的病变。这是由于春天生机不旺，以致身体在夏天茂长时供给的正气不足。

夏三月，此谓蕃秀^①，天地气交，万物华实，夜卧早起，无厌于日，使志无怒，使华英成秀^②，使气得泄，若所爱在外，此夏气之应，养长之道也。逆之则伤心，秋为痎疟，奉收者少，冬至重病。

①蕃秀：繁荣秀丽。蕃，茂盛。秀，华美。②华英成秀：神气旺盛。华英，神气。秀，此处有旺盛意。

［译文］

夏天的三个月，是万物繁盛秀美的季节。在这一季节里，天地之气已经完全交会，万物开始开花结实。人应当晚睡早起，不要对天长炎热感到厌倦，要使情绪不躁，使气色焕发光彩，使体内的阳气自然得到宣散，就像心爱的东西在外面一样。这乃是顺应夏气、保护身体机能旺盛滋长的法则。违背了这一法则，就会伤害心气，到了秋天就会得疟疾。究其原因，则是由于身体在夏天未能得到充分长养，以致供给秋天的收敛之力不足的缘故。到了冬天，还会再导致别的疾病发生。

秋三月，此谓容平①，天气以急，地气以明，早卧早起，与鸡俱兴，使志安宁，以缓秋刑②，收敛神气，使秋气平，无外其志，使肺气清，此秋气之应，养收之道也。逆之则伤肺，冬为飧泄③，奉藏者少。

［注释］

①容平：万物形态平定。容，生物的形态。平，平定。②秋刑：秋气肃杀，故称。③飧泄：泄泻，完谷不化。

［译文］

秋季的三个月，谓之容平，自然界景象因万物成熟而平定收敛。此时，天高风急，地气清肃，人应早睡早起，和鸡的活动时间相仿，以保持神志的安宁，减缓秋季肃杀之气对人体的影响；收敛神气，以适应秋季容平的特征，不使神思外驰，以保持肺气的清肃功能，这就是适应秋令的特点而保养人体收敛之气的方法。如果违背了这一方法，就会伤及肺脏，使供给冬天的潜藏之气不足，冬天就要发生完谷不化的飧泄病。

冬三月，此谓闭藏，水冰地坼^①，无扰乎阳，早卧晚起，必待日光，使志若伏若匿，若有私意，若已有得，去寒就温，无泄皮肤，使气亟夺^②，此冬气之应，养藏之道也。逆之则伤肾，春为痿厥^③，奉生者少。

[注释]

①坼：裂。②亟（qì）夺：频繁耗伤。亟，屡次。夺，损失，耗伤。
③痿厥：四肢枯萎，软弱不举。

[译文]

冬天的三个月，是万物生机潜伏闭藏的季节。在这一季节里，水面结冰，大地冻裂，所以人不要扰动阳气，要早睡晚起，一定需等到阳光出现再起床；使情志就像军队埋伏，就像鱼鸟深藏，就像人有隐私，就像心有所获得一样；还要远离严寒之地，靠近温暖之所，不要让肌肤开泄汗出而使阳气大量丧失。这乃是顺应冬气、养护人体、闭藏机能的法则。违背这一法则，就会伤害肾气，到了春天还会导致四肢痿弱逆冷的病症。究其原因，是由于身体的闭藏机能在冬天未能得到应有的养护，以致供给春天焕发生机的能量不足的缘故。

天气，清净光明者也，藏德^①不止，故不下也。天明^②则日月不明，邪害空窍，阳气^③者闭塞，地气^④者冒明^⑤，云雾不精^⑥，则上应白露不下。交通不表，万物命故不施，不施则名木多死。恶气不发，风雨不节，白露不下，则菀槁不荣。贼风数至，暴雨数起，天地四时不相保，与道相失，则未央^⑦绝灭。唯圣人从之，故身无奇病，万物不失，生气不竭。

［注释］

①藏德：蕴藏能量。德，自然气候中含有促进万物与人类生化作用的能量。②天明：即"天蒙"，有阴霾晦塞之意，与前面"清净光明"正对。是喻人之真气健运，则形体充实；如真气滞碍，则虚邪为害。明，通"萌"，"萌"通"蒙"。③阳气：天气。④地气：阴气。⑤冒明：不明。⑥云雾不精：天气不晴朗。精，通"晴"。⑦未央：未到一半。

［译文］

天气，是清净光明的，由于天不暴露自己的光明德泽，所以永远保持它内蕴的力量而不会下泄。如果天气阴霾晦暗，就会出现日月昏暗，邪气乘虚而入酿成灾害，因而流畅的阳气变成闭塞不通，沉浊的地气反而遮蔽光明。云雾不晴，地气就不得上应天气，甘露也就不能下降了。天地之气不交，万物的生命就不能绵延，从而自然界高大的树木就会死亡。恶劣的气候发作，风雨无时，雨露当降而不降，草木不得滋润，生机郁塞，茂盛的禾苗也会枯槁不荣。贼风频频而至，暴雨不时而作，天地四时的变化失去了秩序，违背了正常的规律，致使万物的生命未及一半就夭折了。只有圣人能适应自然变化，注重养生之道，所以身无大病。要是万物都能不失保养之道，那它的生气是不会衰竭的。

逆春气，则少阳不生，肝气内变。逆夏气，则太阳不长，心气内洞①。逆秋气，则太阴不收，肺气焦满②。逆冬气，则少阴不藏，肾气独沉③。

［注释］

①内洞：中空，即心气空虚而悸动之意。②焦满：肺叶焦举，胸满喘咳。③独沉：肾气虚惫，肾水不能上交心火。

［译文］

违背了春天的时令规律，人体的少阳之气就不能焕发生机，肝气就会因内郁而引起病变；违背了夏天的时令规律，人体的太阳之气就不能旺盛滋长，心气就会因内空而出现虚寒；违背了秋天的时令规律，人体的少阴之气就不能起到收敛的作用，肺气就会因上逆而导致肺部胀满；违背了冬天的时令规律，人体的太阴之气就不能起到闭藏的作用，肾气就会不升。

夫四时阴阳者，万物之根本也。所以圣人春夏养阳，秋冬养阴，以从其根，故与万物沉浮于生长之门①。逆其根②，则伐其本，坏其真矣。故阴阳四时者，万物之终始也，死生之本也，逆之则灾害生，从之则苛疾不起，是谓得道③。道者，圣人行之，愚者佩④之。

[注释]

①沉浮于生长之门：跟随万物生长的规律。沉浮，喻与时俯仰之意。门，路径，规律。②逆其根：违反养生的原则。逆，违反。根，根本，原则。③得道：懂得养生的道理。④佩：通"背"，违背。

[译文]

四时阴阳的变化，是万物生命的根本，所以圣人在春夏季节保养阳气以适应生长的需要，在秋冬季节保养阴气以适应收藏的需要，顺从了生命发展的根本规律，就能与万物一样，在生、长、收、藏的生命过程中运动发展。如果违背了这个规律，就会摧残本元，损坏身体。因此，阴阳四时是万物的终结，是盛衰存亡的根本，违背了它，就会产生灾害，顺从了它，就不会发生重病，这样才可以说懂得了养生之道。对于养生之道，圣人实行它，愚人则违背它。

从阴阳则生，逆之则死。从之则治，逆之则乱。反顺为逆，是谓内格①。是故圣人不治已病，治未病，不治已乱，治未乱，此之谓也。夫病已成而后药之，乱已成而后治之，譬犹渴而穿井，斗而铸锥^②，不亦晚乎。

[注释]

①内格：内外、阴阳格拒不通。格，格拒、格隔。②铸锥：铸造兵器。铸，铸造。锥，锐利兵器。

[译文]

顺应四季的阴阳变化，人就能生存；违背四季的阴阳变化，人就会死亡。顺应四季的阴阳变化，人体功能就能正常；违背四季的阴阳变化，人体功能就会紊乱。把顺应四季的阴阳变化颠倒过来变成违背它而产生的病变，这叫"内格"。因此圣人不是在生病之后才去治疗，而是在还没有生病的时候就进行预防；不是在身体的功能紊乱之后才去调理，而是在身体的功能还没有紊乱的时候就进行预防，说的就是这些道理。疾病已经生成然后才去用药治疗，身体的功能紊乱之后才去进行调理，就像是口渴了然后才去掘井，战斗已经开始了才去铸造武器一样，不是太晚了吗？

生气通天论篇第三

黄帝曰："夫自古通天①者，生之本，本于阴阳。天地之间，六合②之内，其气九州、九窍、五藏、十二节，皆通乎天气。其生五，其气三，数犯此者，则邪气伤人，此寿命之本也。"

[注释]

①天：自然界。②六合：东、南、西、北、上、下一共六方，故称"六合"。

[译文]

黄帝说："自古以来，都以通于天气为生命的根本，而这个根本不外乎天之阴阳。天地之间，六合之内，大如九州之域，小如人的九窍、五脏、十二节，都与天气相通。天气衍生五行，阴阳之气又依盛衰消长而各分为三，如果经常违反此规律，那么邪气就会伤害人体，这就是寿命得以延续的根本。"

"苍天之气清净①，则志意治②，顺之则阳气固，虽有贼邪，弗能害也，此因时之序。故圣人传③精神，服④天气，而通神明⑤。失之则内闭九窍，外壅⑥肌肉，卫气散解，此谓自伤，气之削也。""阳气者若天与日，失其所，则折寿而不彰，故天运当以日光明。是故阳因而上，卫外者也。"

①清净：清肃安静。②治：治理。③传：通"专"，专一。④服：顺从。⑤神明：阴阳之气。⑥壅：壅塞不通。

〔译文〕

"人与天地自然息息相通，天气如果清爽明净，人的心情就会平和安定。人能够顺应这种天气，阳气就会稳固充实，即使有贼风邪气，也不能侵害人体。这就是顺应四季气候变化的规律以保养身体的做法。所以圣人能够精神专一地去适应自然四季之气，因而能够通达神妙而高超的阴阳之道。人如果违背了这些道理，就会在内使九窍闭阻不通，在外使肌腠壅塞不开，使卫气消散而失去卫护。这属于自己招致伤害的情况，是正气日渐削减的原因。""人与阳气，犹如天空与太阳。太阳失其正常运行，万物就不能生存；人体的阳气失其正常运行，就会渐渐地折损寿命。所以说天的健运不息，是借着太阳的光明来昭示其强盛作用的。与之相应的人体阳气，也是遵循同样的规律而向上运行并发挥卫护身体的作用的。"

"因于寒，欲①如运枢②，起居如惊③，神气乃浮④。因于暑，汗烦则喘喝，静则多言，体若燔⑤炭，汗出而散。因于湿，首如裹，湿热不攘，大筋缱短，小筋弛长，缱短为拘，弛长为痿。因于气，为肿，四维相代，阳气乃竭。"

〔注释〕

①欲：应该。②运枢：门轴的转动。③起居如惊：起居匆忙急迫，不能谨慎避开寒气。惊，急迫。④浮，浮越。⑤燔：烧灼。

〔译文〕

"人体如果受到寒邪的侵袭，阳气就会像门轴在门臼内转动一样受到束缚而不能宣发卫外，起居之时就会烦乱不安、常常妄动，神气也会因此浮躁不定、向外越泄。如果受到暑气的侵袭，就会湿汗淋淋，烦躁时发声喘促，平静时多言多语，全身发热，犹如燃烧的炭火，这种情况，在汗出之后就会消除。如果受到湿气的侵袭，就会感到头部沉闷，犹如有物裹住一般。要是湿热不能去除，就会使大筋萎缩变短，使小筋松弛变长。萎缩变短就会造成拘急牵引的症状，松弛变长就会造成痿弱无力的症状；如果被风邪所伤而导致了气虚，就会发生肿病，表现为四肢交替浮肿。出现这种情况，阳气就会衰竭。”

“阳气者，烦劳则张^①，精绝，辟积^②于夏，使人煎厥^③。目盲不可以视，耳闭不可以听，溃溃^④乎若坏都，汩汩^⑤乎不可止。阳气者，大怒则形气绝^⑥，而血菀^⑦于上，使人薄厥^⑧。有伤于筋，纵，其若不容^⑨，汗出偏沮^⑩，使人偏枯。汗出见湿，乃生痤痱。高粱之变，足生大丁，受如持虚。劳汗当风，寒薄为皶，郁乃痤。”

[注释]

①张：亢盛而外张。②辟积：辟通“襞”，襞积，衣裙之褶。③煎厥：病名，为阳盛消烁煎熬阴液而致昏厥的病症。④溃溃：乱。⑤汩汩：急流不止之状。⑥形气绝：此指气逆血淤于上而与身体的其他部位隔绝。⑦菀：郁积的意思。⑧薄厥：病名，因大怒等情志刺激而迫致气血逆乱，甚者昏厥。⑨容：用的意思。⑩偏沮：即半身汗不得出。

[译文]

“人体的阳气，在人过度烦劳的时候，就会变得亢盛外泄，从而导致精气亏损。这种情况如果一再地发生，到了夏天，加上炎热之气的侵袭，就会出现‘煎厥’之病，使得眼睛昏暗以至变瞎而不能视物，耳中闭塞以至变聋而不能听声。阳气的丢失，就如江河决堤一样而无法固护，像急流奔泻而去一样不能制止。人体的阳气，在人大怒的情况下，就会发生逆乱，导致血气隔绝，进而使得血脉郁结在人体的上部，出现突然气逆昏厥的病症。筋脉如果因而受到损伤，就会痿废，肢体则会随之出现似乎已不受意志支配的情况。阳气虚衰之后，如果出汗时身体只有半边有汗，就会使人发生偏瘫；如果出汗时受到湿邪的侵袭，就会长出疖子、痱子。此外，过多享用肥美的肉食精米，也会造成病变：既足以生出大的疔疮，又能够使身体非常容易招致其他疾病，就像拿着空无一物的器皿去受纳东西一样。身体劳作之后出汗时如果受了风寒，其邪就会侵入皮肤，长出粉刺；其邪郁结日久，则会生出痤疮。"

"阳气者，精①则养神，柔则养筋。开阖②不得，寒气从之，乃生大偻③。陷脉为瘘④。留连肉腠，俞气化薄，传为善畏，及为惊骇。营气不从，逆于肉理，乃生痈肿。魄汗⑤未尽，形弱而气烁⑥，穴俞以闭，发为风疟。故风者，百病之始也，清静⑦则肉腠闭拒，虽有大风苛毒，弗之能害，此因时之序也。故病久则传化，上下不并，良医弗为。故阳畜积病死，而阳气当隔，隔者当写，不亟正治，粗乃败之。"

[注释]

①精：刚健的部分，与柔相对。②开阖：指汗孔的开张与闭合。③大偻：身体俯曲，不能直立。偻，背脊弯曲。④瘘：瘘管，瘘疮。⑤魄汗：即身汗。⑥气烁：气消。烁，消。⑦清静：指精神活动安静守常，劳逸适度。

[译文]

"人体阳气的强健部分，具有滋养神气的作用；而柔和部分，则具有滋养筋脉的作用。汗孔的开闭失去了常规，寒气就会乘机侵入人体，进而造成腰背弯曲而不能直起的病症。寒气如果深入经脉，就会导致瘘疮；如果滞留在肌腠之间，就会从腧穴侵入体内并内迫脏腑；如果进一步传变，就会使人产生诸事畏惧和易受惊骇的病症；如果导致营气不能依循常道运行而逆阻在肌腠的情况，就会造成痈疽、疔肿的病症。如果虚汗没有尽止、身体本既衰弱而又感受了风邪，正气被邪气严重损伤，腧穴就会因而闭阻不通，从而导致风疟。所以风邪是百病产生的首要因素。如果人能心志淡泊虚无、行为顺乎自然，肌腠就会坚实固密并能抵御外邪，即使有大风大毒，也不能侵害人体。这也是顺应四季阴阳变化的规律以保养身体的做法。病邪在人体内滞留日久，就会向内发展而造成进一步的病变。如果造成阴阳之气发生壅塞阻隔而不能互相交通的情况，就是良医也不能治疗了。所以说，阳气蓄积过多，也会使人病重以至死亡。因为阳气蓄积过多，会造成气机壅阻，而气机壅阻，自然应当疏散并使之和顺；如果不赶快用正确的方法进行治疗，而是粗心大意、浅薄从事，就会使阳气衰败而致人死亡。"

"故阳气者，一日而主外，平旦人气生，日中而阳气隆，日西而阳气已虚，气门乃闭。是故暮而收拒，无扰筋骨，无见雾露，反此三时，形乃困薄。"

[译文]

"人体的阳气，在白天主要发挥卫护肌表的作用。每天太阳刚刚出来的时候，人体的阳气也开始活动；到了中午，人体的阳气也达到了最盛的程度；夕阳西下的时候，人体的阳气就随之虚弱了，汗孔也随之闭合起来。因此天黑以后，人就应当停止活动而去休息，以养护阳气、防御外邪，也不要扰动筋骨，不要接触雾露。谁要是违背了一天之内的早晨、中午和日暮之后这三个时段应当遵循的动静规律，身体就会日趋困顿虚弱。"

岐伯曰："阴者，藏精而起亟[①]也，阳者，卫外而为固也。阴不胜其阳，则脉流薄疾[②]，并[③]乃狂。阳不胜其阴，则五藏气争，九窍不通。是以圣人陈阴阳[④]，筋脉和同，骨髓坚固，气血皆从。如是则内外调和，邪不能害，耳目聪明，气立如故⑤。"

[注释]

①起亟：不断地扶持和支援。②脉流薄疾：脉中气血流动迫促。③并：合并、加重。④陈阴阳：使阴阳相等。⑤气立如故：即气行如常。立，行。

[译文]

岐伯说："阴是藏精于内不断地扶持阳气的，阳是卫护于外使体表固密的。如果阴不胜阳，阳气亢盛，就会使血脉流动迫促，若再受热邪，阳气更盛就会发为狂症。如果阳不胜阴，阴气亢盛，就会使五脏之气不调，以致九窍不通。所以圣人使阴阳平衡，无所偏胜，从而达到筋脉调和，骨髓坚固，血气畅顺。这样，则会内外调和，邪气不能侵害，耳目聪明，气机正常运行。"

"风客①淫②气，精乃亡③，邪伤肝④也。因而饱食，筋脉横解⑤，肠澼⑥为痔。因而大饮，则气逆。因而强力⑦，肾气乃伤，高骨⑧乃坏。"

[注释]

①客：外邪侵犯于身体。②淫：侵淫，发展。指邪气渐渐内侵。③精乃亡：风邪逐步侵害阳气，则阳气日损，而阴阳互根，阳损则阴耗。④邪伤肝：因风气与肝相通，风邪可损伤肝脏。⑤横解：横，放纵。解，同"懈"，弛缓不收。⑥肠澼：病名，痢疾的古称。⑦强力：勉强用力。⑧高骨：指腰间脊骨。

[译文]

"风邪侵犯人体，伤及阳气，并逐步侵入内脏，阴精也就日渐消亡，这是由于邪气伤肝所致。若饮食过饱，会发生筋脉弛纵、肠澼及痔疮等病证。若饮酒过量，会造成气机上逆。若过度用力，会损伤肾气，腰部脊骨也会受到损伤。"

"凡阴阳之要，阳密乃固①，两者不和，若春无秋，若冬无夏，因而和之，是谓圣度②。故阳强不能密，阴气乃绝③，阴平阳秘④，精神乃治，阴阳离决，精气乃绝。""因于露风，乃生寒热。是以春伤于风，邪气留连，乃为洞泄，夏伤于暑，秋为疟。秋伤于湿，上逆而咳，发为痿厥。冬伤于寒，春必温病。四时之气，更伤五藏。"

[注释]

①阳密乃固：阳气致密，才能保护阴精，使阴精固守于内。②圣度：维持正常生理机能的最高标准。③阳强不能密，阴气乃绝：阳气亢盛则外张，耗竭阴精；阳气不能致密，则外邪客入，亦损阴精。④阴平阳秘：阴气充盛，阳气密藏。平，充满，充盛。秘，秘密，潜藏。

[译文]

"大凡阴阳的关键，以阳气的致密最为重要。阳气致密，阴气就能固守于内。阴阳二者不协调，就像一年之中只有春天而没有秋天，只有冬天而没有夏天一样。因此，阴阳的协调配合，相互为用，是维持正常生理状态的最高标准。所以阳气亢盛，不能固密，阴气就会竭绝。阴气盈满，阳气密藏，阴阳和谐，人的精神才会正常。如果阴阳分离决绝而不相交，人的精气就会随之而竭绝。""由于雾露风寒之邪的侵犯，就会发生寒热。春天伤于风邪，留而不去，会发生泄泻无度。夏天伤于暑邪，到秋天会发生疟疾。秋天伤于湿邪，邪气上逆，会开始咳嗽，并且可能发展为痿厥病。冬天伤于寒气，到来年的春天，就要发生温病。四时的邪气，交替伤害人的五脏。"

"阴①之所生，本在五味②，阴之五宫③，伤在五味。是故味过于酸，肝气以津，脾气乃绝。味过于咸，大骨气劳，短肌④，心气抑。味过于甘，心气喘满，色黑，肾气不衡。味过于苦，脾

气不濡，胃气乃厚。味过于辛，筋脉沮弛，精神乃央。是故谨和
五味，骨正筋柔，气血以流，腠理以密，如是，则骨气以精，谨
道如法，长有天命。”

[注释]

①阴：阴精。②五味：酸、苦、甘、辛、咸五种味道的食物或药物，有
时亦单指这五种味觉。③阴之五宫：即五脏。宫，居室，因阴精贮藏于五脏之
内，所以称五脏为"阴之五宫"。④短肌：即肌肉短缩。

[译文]

"阴精的产生，来源于饮食五味。储藏阴精的五脏，也会因五
味而受伤。过食酸味，会使肝气淫溢而亢盛，从而导致脾气的衰
竭；过食咸味，会使骨骼损伤、肌肉短缩，心气抑郁；过食甜味，
会使心气满闷、气逆作喘、颜面发黑、肾气失于平衡；过食苦味，
会使脾气过燥而不濡润，从而使胃气壅滞；过食辛味，会使筋脉败
坏，发生弛纵，精神受损。因此谨慎地调和五味，会使骨骼强健、
筋脉柔和、气血通畅、腠理致密，这样，骨气就精强有力。所以，
重视养生之道，并且依照正确的方法加以实行，就会长期保有天赋
的生命力。"

金匮真言论篇第四

黄帝问曰："天有八风，经有五风^①，何谓？"岐伯对曰："八风发邪，以为经风，触五藏，邪气发病。所谓得四时^②之胜者，春胜长夏^③，长夏胜冬，冬胜夏，夏胜秋，秋胜春，所谓四时之胜也。"

[注释]

①五风：指外风伤于经脉，侵犯五脏后，分别称为肝风、脾风、心风、肺风、肾风。②四时：指一年中春、夏、长夏、秋、冬五个季节而言。③长夏：夏、秋两季之间，亦称夏，即农历六月。

[译文]

黄帝问道："自然界有八风，人的经脉病变又有五风的说法，这是怎么回事呢？"岐伯回答说："自然界的八风是外部的致病邪气，它们侵犯经脉，产生经脉的风病，风邪还会继续循经脉侵害五脏，使五脏发生病变。一年的四个季节，有相克的关系，如春胜长夏，长夏胜冬，冬胜夏，夏胜秋，秋胜春，这就是所谓四时相胜。"

"东风生于春，病在肝，俞在颈项；南风生于夏，病在心，俞在胸胁；西风生于秋，病在肺，俞在肩背；北风生于冬，病在肾，俞在腰股；中央^①为土，病在脾，俞在脊。故春气者病在头，夏气者病在藏②，秋气者病在肩背，冬气者病在四支③。故春善病鼽衄④，仲夏⑤善病胸胁，长夏善病洞泄寒中⑥，秋善病风疟⑦，冬善病痹厥⑧。故冬不按跷⑨，春不鼽衄，春不病颈项，仲夏不病胸胁，长夏不病洞泄寒中，秋不病风疟，冬不病痹厥，飧泄而汗出也。夫精者，身之本也。故藏于精者春不病温。夏暑汗不出者，秋成风疟。此平人脉法也。"

[注释]

①中央：既指方位，又指长夏季节。②藏：内脏中的心。③支：同"肢"。④鼽衄（qiú nǜ）：病寒鼻塞称鼽，鼻中出血谓之衄。⑤仲夏：农历五月，夏季之中，称之仲夏。⑥寒中：寒气在中，即里寒。⑦风疟：疾病的一种。⑧痹厥：手足麻木逆冷。⑨按跷：这里泛指扰动阳气的各种运动。

[译文]

"东风生于春季，病多发生在肝，肝的经气输注于颈项。南风生于夏季，病多发于心，心的经气输注于胸胁。西风生于秋季，病多发生在肺，肺的经气输注于肩背。北风生于冬季，病多发生于肾，肾的经气输注于腰股。长夏季节和中央的方位属于土，病多发生在脾，脾的经气输注于脊。所以春季邪气伤人，多病在头部；夏季邪气伤人，多病在心；秋季邪气伤人，多病在肩背；冬季邪气伤人，多病在四肢。春天多发生鼽衄，夏天胸胁方面多有疾患，长夏季多发生洞泄等里寒症，秋天多发生风疟，冬天多发生痹厥。若冬天不进行按跷等扰动阳气的活动，来年春天就不会发生鼽衄和颈项部位的疾病，夏天就不会发生胸胁的疾患，长夏季节就不会发生洞泄一类的里寒病，秋天就不会发生风疟病，冬天也不会发生痹厥、飧泄、汗出过多等病症。精是人体的根本，所以冬季善于保养，精气内藏而不妄泄，春天就不会得温热病，夏暑阳盛，如果不能排汗散热，到秋天就会酿成风疟病。这是诊察普通人四时发病的一般规律。"

"故曰：阴中有阴，阳中有阳。平旦至日中，天之阳，阳中之阳也；日中至黄昏，天之阳，阳中之阴也；合夜至鸡鸣①，天之阴，阴中之阴也；鸡鸣至平旦，天之阴，阴中之阳也。故人亦应之。"

①合夜至鸡鸣：日落至半夜。合夜，日落之后，黑夜到临之时。

[译文]

"所以说：阴阳之中，还各有阴阳。白昼属阳，清晨到中午，为阳中之阳。中午到黄昏，则属阳中之阴。黑夜属阴，日落到半夜，为阴中之阴。半夜到清晨，则属阴中之阳。人的情况也与此相应。"

"夫言人之阴阳，则外为阳，内为阴。言人身之阴阳，则背为阳，腹为阴。言人身之藏府中阴阳，则藏者为阴，府者为阳。肝心脾肺肾五藏皆为阴，胆胃大肠小肠膀胱三焦六府，皆为阳。所以欲知阴中之阴阳中之阳者何也？为冬病在阴，夏病在阳，春病在阴，秋病在阳，皆视其所在，为施针石①也。故背为阳，阳中之阳，心也；背为阳，阳中之阴，肺也；腹为阴，阴中之阴，肾也；腹为阴，阴中之阳，肝也；腹为阴，阴中之至阴，脾也。此皆阴阳表里内外雌雄相俞应也，故以应天之阴阳也。"

[注释]

①石：砭石。

[译文]

"就人体阴阳而论，外部属阳，内部属阴。就身体的部位来分阴阳，则背部为阳，腹部为阴。从脏腑的阴阳划分来说，则脏属阴，腑属阳。肝、心、脾、肺、肾五脏都属阴，胆、胃、大肠、小肠、膀胱、三焦六腑属阳。了解阴阳之中仍有阴阳的道理有什么意义呢？这是要分析四时疾病的在阴在阳，以作为治疗的依据，如冬病在阴，夏病在阳，春病在阴，秋病在阳，都要根据疾病的部位来施用针刺和砭石的疗法。此外，背部为阳，阳中之阳为心，阳中之阴为肺。腹部为阴，阴中之阴为肾，阴中之阳为肝，阴中之至阴为脾。以上这些都是人体阴阳表里、内外雌雄相互联系又相互对应的例证，所以人与自然界的阴阳是相应的。"

帝曰："五脏应四时，各有收受①乎？"岐伯曰："有。东方青色，入通于肝，开窍于目，藏精于肝，其病发惊骇，其味酸，其类草木，其畜鸡，其谷麦，其应四时，上为岁星②，是以春气在头也。其音角，其数八，是以知病之在筋也，其臭臊③。南方赤色，入通于心，开窍于耳，藏精于心，故病在五藏，其味苦，其类火，其畜羊，其谷黍，其应四时，上为荧惑星④，是以知病之在脉也。其音徵，其数七，其臭焦。中央黄色，入通于脾，开窍于口，藏精于脾，故病在舌本⑤，其味甘，其类土，其畜牛，其谷稷⑥，其应四时，上为镇星，是以知病之在肉也。其音宫，其数五，其臭香。西方白色，入通于肺，开窍于鼻，藏精于肺，故病在背，其味辛，其类金，其畜马，其谷稻，其应四时，上为太白星，是以知病之在皮毛也。其音商，其数九，其臭腥。北方黑色，入通于肾，开窍于二阴，藏精于肾，故病在谿，其味咸，其类水，其畜彘，其谷豆，其应四时，上为辰星，是以知病之在骨也。其音羽，其数六，其臭腐。"

"故善为脉者，谨察五藏六府，一逆一从，阴阳表里雌雄之纪，藏之心意，合心于精，非其人勿教，非其真勿授，是谓得道。"

[注释]

①收受：以类相集而分别归纳。②岁星：木星。③臭臊：臭，作"气"

解。臊，腥膻之气。④荧惑星：火星。⑤舌本：舌根。⑥稷：高粱。

[译文]

黄帝说："五脏除与四时相应外，它们各自还有相类的事物可以归纳起来吗？"岐伯说："有。比如东方青色，与肝相通，肝开窍于目，精气内藏于肝，发病常表现为惊骇，在五味中为酸，与草木同类，在五畜中为鸡，在五谷中为麦，与四时中的春季相应，在天体为木星，春天阳气上升，所以其气在头，在五音中为角音，在五行生成数为八，因肝主筋，所以它的疾病多发生在筋。此外，在气味中为臊臊。南方赤色，与心相通，心开窍于耳，精气内藏于心，在五味中为苦，与火同类，在五畜中为羊，在五谷中为黍，与四时中的夏季相应，在天体为火星，它的疾病多发生在血脉方面，在五音中为徵音，其在五行生成数为七。此外，在气味中为焦枯。中央黄色，与脾相通，脾开窍于口，精气内藏于脾，在五味中为甘，与土同类，在五畜中为牛，在五谷中为稷，与四时的长夏相应，在天体为土星，它的疾病多发生在舌根和肌肉，在五音中为宫，其在五行生成数为五。此外，在嗅味中为香。西方白色，与肺相通，肺开窍于鼻，精气内藏于肺，在五味为辛，与金同类，在五畜中为马，在五谷中为稻，与四时中的秋季相应，在天体为金星，它的疾病多发生在背部和皮毛。在五音为商，在五行生成数为九。在气味为腥。北方黑色，与肾相通，肾开窍于前后二阴，精气内藏于肾，在五味为咸，与水同类，在五畜为猪，在五谷为豆，与四时中的冬季相应，在天体为水星，它的疾病多发生在谿和谷，在五音为羽，其五行生成数为六。其气味为腐。"

"所以善于诊脉的医生，能够谨慎细心地审察五脏六腑的变化，了解其顺逆的情况，把阴阳、表里、雌雄的对应和联系纲目分明地加以归纳，并把这些道理深深地记在心中，这些理论，至为宝贵，对于那些不是真心实意地学习而又不具备一定条件的人，切勿轻易传授，这才是爱护和珍视这门学问的正确做法。"

阴阳应象大论篇第五

黄帝曰："阴阳者，天地之道①也，万物之纲纪，变化之父母②，生杀之本始，神明③之府也。治病必求于本④。故积阳为天，积阴为地。阴静阳躁⑤，阳生阴长，阳杀阴藏。阳化气，阴成形。寒极生热，热极生寒。寒气生浊⑥，热气生清⑦。清气在下，则生飧泄；浊气在上，则生䐜胀⑧。此阴阳反作，病之逆从也。"

[注释]

①天地之道：自然界的法则和规律。天地，泛指自然界。道，法则、规律。②变化之父母：物之渐变为化，物之突变为变。即事物变化的根源。父母，根本、本原。③神明：自然万物运动变化的内在动力。④本：阴阳。⑤阴静阳躁：阴性柔，所以主静，阳性刚，所以主动。躁，动。⑥浊：痰湿之类的病理产物。⑦清：水谷精微。⑧䐜胀：此指胸膈胀满。

[译文]

黄帝说："阴阳，是自然界的根本规律，是分析和归纳万事万物的纲领，是事物发展变化的根源，是事物产生与消亡的本原和起点，也是千变万化的各种运动现象之原动力。因此，在治疗疾病时，必须推求它的阴阳变化的根本。清阳之气聚于上，而成为天；浊阴之气积于下，而成为地。阴是静止的，阳是躁动的；阳主生成，阴主成长；阳主肃杀，阴主收藏。阳能化生力量，阴能构成形体。寒到极点会生热，热到极点会生寒；寒气能产生浊阴，热气能产生清阳。清阳之气居下而不升，就会发生泄泻之病。浊阴之气居上而不降，就会发生胀满之病；这就是阴阳的正常和反常变化，因此疾病也就有逆症和顺症的分别。"

"故清阳为天，浊阴为地；地气上为云，天气下为雨；雨出地气，云出天气。故清阳出上窍，浊阴出下窍；清阳发腠理，浊阴走五脏；清阳实四支，浊阴归六府。"

［译文］

"所以大自然的清阳之气上升为天，浊阴之气下降为地；地气蒸发上升为云，天气凝聚下降为雨；雨是地气上升之云转变而成的，云是由天气蒸发水汽而成的。人体的变化也是这样，清阳之气出于上窍，浊阴之气出于下窍；清阳发泄于腠理，浊阴内注于五脏；清阳充实于四肢，浊阴内走于六腑。"

"水为阴，火为阳，阳为气，阴为味。味归形，形归气，气归精，精归化，精食气，形食味，化生精，气生形。味伤形，气伤精，精化为气，气伤于味。阴味出下窍，阳气出上窍。味厚者为阴，薄为阴之阳。气厚者为阳，薄为阳之阴。味厚则泄，薄则通。气薄则发泄，厚则发热。壮火之气衰，少火之气壮。壮火食气，气食少火。壮火散气，少火生气。气味辛甘发散为阳，酸苦涌泄为阴。"

［译文］

"以水火的性质来区分，水属于阴，火属于阳；以饮食药物的气味来区分，气属于阳，味属于阴。饮食五味，可以滋养形体，形体进一步产生元气，饮食中的气，可以温煦阴精，阴精可以通过气化而转变为元气。也就是说，阴精吸收着饮食中的气，形体取养于饮食中的味；元气的气化功能将食物的精华转变为阴精，进而滋长了形体。另一方面，如果饮食不节，味即伤形，气即伤精，阴精可以转化为元气，元气亦可因饮食五味的失调而受损。味属于阴，饮食的糟粕由下窍排出；气属于阳，轻清的阳气升发于上窍。五味之中味厚的为纯阴，味薄的属于阴中之阳；阳气之中气厚的属于纯阳，气薄的属于阳中之阴。作为五味来说，味厚就会使人泄泻，味薄才能使肠胃通利。作为阳气来说，气薄的有发散功能，气厚的则可助阳生热。阳火亢盛，能使元气衰弱，阳火平和，能使元气旺盛，因为阳火过亢会消蚀元气，而元气则须依赖平和的阳火的温煦，也就是说，亢盛的阳火可以耗散元气，平和的阳火可以充养元气。就气味而言，辛甘而具发散作用的，属于阳；酸苦而具涌泄功能的，属于阴。"

"阴胜①则阳病，阳胜则阴病。阳胜则热，阴胜则寒。重②寒则热，重热则寒。寒伤形，热伤气。气伤痛，形伤肿。故先痛而后肿者，气伤形也；先肿而后痛者，形伤气也。风胜则动③，热胜则肿④，燥胜则干，寒胜则浮⑤，湿胜则濡泻。"

[注释]

①胜：偏亢。②重：引申为逐渐发展，以达极点。③动：指肢体动摇震颤。④热胜则肿：火热内郁，营气壅滞肉理，聚为痈疡红肿。⑤浮：浮肿。

[译文]

"人体的阴阳是相对平衡的，如果阴气发生了偏胜，则阳气受损而为病，阳气发生了偏胜，则阴气耗损而为病。阳偏胜则表现为热性病症，阴偏胜则表现为寒性病症。寒到极点，会表现热象；热到极点，会表现寒象。寒能伤形体，热能伤气分。气分受伤，会产生疼痛；形体受伤，会发生肿胀。所以先痛而后肿的，是气分先伤后及于形体；先肿而后痛的，是形体先病而后及于气分。风邪太过，则能发生痉挛动摇；热邪太过，则能发生红肿；燥气太过，则能发生干枯；寒气太过，则能发生浮肿；湿气太过，则能发生濡泻。"

"天有四时五行，以生长收藏，以生寒暑燥湿风。人有五藏，化五气，以生喜怒悲忧恐。故喜怒伤气，寒暑伤形①。暴怒伤阴②，暴喜伤阳③。厥气上行，满脉④去形。喜怒不节，寒暑过度，生乃不固。故重阴必阳，重阳必阴⑤。故曰：冬伤于寒，春必温病⑥；春伤于风，夏生飧泄⑦；夏伤于暑，秋必痎疟⑧；秋伤于湿，冬生咳嗽⑨。"

[注释]

①喜怒伤气，寒暑伤形：喜怒概指七情，寒暑概指六淫。七情太过，损伤五脏气机；六淫伤人，首先侵犯形体肌表。②阴：指肝。③阳：指心。④满脉：邪气亢盛，充斥脉体。⑤重阴必阳，重阳必阴：阴极而阳生，阳极而阴生，阴阳在一定的条件下相互转化。⑥冬伤于寒，春必温病：冬季感受寒邪，不即时发病。至来年春季阳气发越，产生温热疾病。⑦春伤于风，夏生飧泄：春季感受风邪，不即时发病，流连于夏季，克伐脾土，产生完谷不化的泄泻。⑧痎疟：疟疾的总称。⑨秋伤于湿，冬生咳嗽：夏秋之交，感受湿邪，不即时发病，至冬季，湿郁化热，冬寒外闭，乘袭肺金，产生咳嗽。

[译文]

"大自然的变化，有春、夏、秋、冬四时的交替，形成了生、长、化、收、藏的规律。又有木、火、土、金、水五行的变化，产生了寒、暑、湿、燥、风的气候。人有肝、心、脾、肺、肾五脏，五脏化生五气，发为怒、喜、惊、悲、恐五种不同的情志活动。喜怒过度，可以伤气，寒暑外侵，可以伤形。突然大怒，会损伤阴气；突然大喜，会损伤阳气。气逆上行，充满经脉，则神气浮越，离去形体，所以喜怒不加以节制，寒暑不善于调适，生命就不能牢固。因此，阴极可以转化为阳，阳极可以转化为阴。所以冬季受了寒气的伤害，春天就容易发生温病；春天受了风气的伤害，夏季就容易发生飧泄；夏季受了暑气的伤害，秋天就容易发生疟疾；秋季受了湿气的伤害，冬天就容易发生咳嗽。"

帝曰："余闻上古圣人，论理①人形，列别②藏府，端络③经脉，会通六合④，各从其经；气穴所发，各有处名；谿谷属骨，皆有所起；分部逆从，各有条理；四时阴阳，尽有经纪，外内之应，皆有表里，其信然乎？"

［注释］

①论理：讨论、推理。②列别：罗列区分。③端络：从包罗纷繁的事物中理出头绪。④会通六合：将六合的理论融会贯通。

［译文］

黄帝问道："我听说上古时代的圣人，讲求人体的形态，分辨内在的脏腑，了解经脉的分布，交会、贯通有六合，各依其经之循行路线；气穴之处，各有名称；肌肉空隙以及关节，各有其起点；分属部位的或逆或顺，各有条理；与天之四时阴阳，都有条理可循；外面的环境与人体内部表里相应。这些说法可信吗？"

岐伯对曰："东方生风，风生木，木生酸，酸生肝，肝生筋，筋生心，肝主目。其在天为玄，在人为道，在地为化。化生五味，道生智，玄生神，神在天为风，在地为木，在体为筋，在藏为肝，在色为苍，在音为角，在声为呼，在变动为握，在窍为目，在味为酸，在志为怒。怒伤肝，悲胜怒；风伤筋，燥胜风；酸伤筋，辛胜酸。"

[译文]

岐伯回答说：“东方应春，阳升而日暖风和，草木生发，木气能生酸味，酸味能滋养肝气，肝气又能滋养于筋，筋膜柔和则又能生养心，肝气上通于目。这在自然界是深远微妙无穷的，在人即自然界变化的道理，在地为生化万物。大地有生化，所以能产生一切生物；人若知道自然界变化的道理，就能产生一切智慧；宇宙间的深远微妙，是变化莫测的，变化在天空中为风气，在地面上为木气，在人体为筋，在五脏为肝，在五色为苍，在五音为角，在五声为呼，在病变的表现为握，在七窍为目，在五味为酸，在情志的变动为怒。怒气能伤肝，悲能够抑制怒；风气能伤筋，燥能够抑制风；过食酸味能伤筋，辛味能抑制酸味。”

“南方应热，热生火，火生苦，苦生心，心生血，血生脾①，心主舌。其在天为热，在地为火，在体为脉，在藏为心，在色为赤，在音为徵，在声为笑，在变动为忧，在窍为舌，在味为苦，在志为喜。喜伤心，恐胜喜；热伤气，寒胜热；苦伤气，咸胜苦。”

[注释]

①血生脾：血属火，脾属土，火生土，所以血生脾。

[译文]

“南方在自然界五季中对应夏，阳气大盛而生热，热能使火气兴旺，火气能产生苦味，苦味能够养心，心能生血，而血足能养脾，心又主舌。阴阳莫测的变化，在天为热，在地为火，在体为脉，在脏为心，在色为赤，在音为徵，在声为笑，在变动为忧，在窍为舌，在味为苦，在情志为喜。喜可以伤心，恐惧可以抑制喜乐；热能伤气，寒可以抑制热；苦味伤气，咸味又可抑制苦味。”

"中央生湿，湿生土，土生甘，甘生脾，脾生肉，肉生肺①，脾主口。其在天为湿，在地为土，在体为肉，在藏为脾，在色为黄，在音为宫，在声为歌，在变动为哕，在窍为口，在味为甘，在志为思。思伤脾，怒胜思；湿伤肉，风胜湿；甘伤肉，酸胜甘。"

[注释]

①肉生肺：肉属土，肺属金，土生金，所以肉生肺。

[译文]

"中央应长夏，长夏生湿，湿与土气相应，土气能产生甘味，甘味能滋养脾气，脾气能滋养肌肉，肌肉丰满，则又能养肺，脾气关联于口。它的变化在天为湿气，在地为土气，在人体为肌肉，在五脏为脾，在五色为黄，在五音为宫，在五声为歌，在病变的表现为哕，在窍为口，在五味为甘，在情志的变化为思。思虑伤脾，以怒气抑制思虑；湿气能伤肌肉，以风气抑制湿气；甘味能伤肌肉，酸味能抑制甘味。"

"西方生燥，燥生金，金生辛，辛生肺，肺生皮毛，皮毛生肾①，肺主鼻。其在天为燥，在地为金，在体为皮毛，在藏为肺，在色为白，在音为商，在声为哭，在变动为咳，在窍为鼻，在味为辛，在志为忧。忧伤肺，喜胜忧；热伤皮毛，寒胜热；辛伤皮毛，苦胜辛。"

[注释]

①皮毛生肾：皮毛属金，肾属水，金生水，所以皮毛生肾。

[译文]

"西方应秋，天气应急而生燥气，燥气能使金气旺盛，金产生辛味，辛味滋养肺气，肺生皮毛，皮毛又能生肾，肺又主鼻。阴阳莫测的变化，在天为燥，在地为金，在体为皮毛，在脏为肺，在色为白，在音为商，在声为哭，在变动为咳，在窍为鼻，在味为辛，在情志为忧。忧能伤肺，喜可以抑制忧；热能伤皮毛，寒可以胜热；辛味能伤皮毛，苦味又可以抑制辛味。"

"北方生寒，寒生水，水生咸，咸生肾，肾生骨髓，髓生肝，肾主耳。其在天为寒，在地为水，在体为骨，在藏为肾，在色为黑，在音为羽，在声为呻，在变动为栗，在窍为耳，在味为咸，在志为恐。恐伤肾，思胜恐；寒伤血，燥胜寒；咸伤血，甘胜咸。"

[译文]

"北方应冬，冬天阴凝而生寒，寒气与水气相应，水气能产生咸味，咸味能滋养肾气，肾气能滋长骨髓，骨髓充实，则又能养肝，肾气关联于耳。它的变化在天为寒气，在地为水气，在人体为骨髓，在五脏为肾，在五色为黑，在五音为羽，在五声为呻，在病变的表现为战栗，在窍为耳，在五味为咸，在情志的变动为恐。恐能伤肾，思能够抑制恐；寒能伤血，燥湿能够抑制寒；咸能伤血，甘味能抑制咸味。"

"故曰：天地者，万物之上下也；阴阳者，血气之男女也；左右者，阴阳之道路也①；水火者，阴阳之徵兆也；阴阳者，万物之能始也。故曰：阴在内，阳之守也；阳在外，阴之使也。"

[注释]

①左右者，阴阳之道路也：天为阳，左行；地为阴，右行。

[译文]

"所以说：天地是在万物的上下；阴阳如血气与男女之相对待；左右为阴阳运行不息的道路；水性寒，火性热，是阴阳的象征；阴阳的变化，是万物生成的原始能力。所以说：阴阳是互相为用的，阴在内，为阳之镇守；阳在外，为阴之役使。"

帝曰："法阴阳奈何?"岐伯曰："阳胜则身热，腠理闭，喘粗为之仰①，汗不出而热，齿干以烦冤②，腹满，死，能③冬不能夏。阴胜则身寒，汗出，身常清，数栗而寒，寒则厥④，厥则腹满，死，能夏不能冬。此阴阳更胜之变，病之形能也。"

[注释]

①仰：不得平卧，前俯后仰。②烦冤：烦乱郁闷。③能：通"耐"。④厥：四肢厥冷，为阳虚阴盛之象。

[译文]

黄帝说："怎样运用阴阳的规律去分析疾病的变化呢?"岐伯答道："阳胜则身体发热，腠理闭，喘急气粗而前俯后仰，汗不出而身热不解，牙齿干燥，烦乱郁闷，腹部胀满，为死症。这种病冬天尚能支撑，夏天就不易耐受了。阴胜则身体发冷，汗出，身常凉并频频战栗而畏寒，寒盛则四肢厥逆，厥则腹部胀满，这是死症。这种病夏天尚能支撑，冬天就不易耐受了。这就是人体发生阴阳偏胜的病理变化时，分别出现的病态。"

帝曰："调此二者①奈何?"岐伯曰："能知七损八益②，则二者可调，不知用此，则早衰之节③也。年四十，而阴气自半④也，起居衰矣。年五十，体重，耳目不聪明矣。年六十，阴痿⑤，气大衰，九窍不利，下虚上实⑥，涕泣俱出矣。故曰：知之则强，不知则老，故同出而名异耳。智者察同，愚者察异，愚者不足，智者有余，有余则耳目聪明，身体轻强，老者复壮，壮者益治。是以圣人为无为之事，乐恬澹之能，从欲快志于虚无之守，故寿命无穷，与天地终，此圣人之治身也。"

[注释]

①二者：阴阳。②七损八益：指古代房中养生术中七种有害于人体精气

的做法和八种有利于人体精气的做法。③早衰之节：即早衰的征信。④阴气自半：肾脏的精气自然衰减一半。⑤阴痿：即阳事不举，又叫阳痿。⑥下虚上实：指阳气衰于下而阴气上逆的病机。

[译文]

黄帝问道："怎样调摄阴阳呢？"岐伯说："如果懂得了七损八益的养生之道，则人身的阴阳就可以调摄，如不懂得这些道理，就会发生早衰的现象。一般的人，年到四十，阴气已经自然地衰减一半了，其起居动作，亦渐渐衰退；到了五十岁，身体觉得沉重，耳目也不够聪明了；到了六十岁，阴气萎弱，肾气大衰，九窍不能通利，出现下虚上实的现象，会常常流眼泪和鼻涕。所以说：知道调摄的人身体就强健，不知道调摄的人身体就容易衰老，因此少年时是同样的身体状况，却出现了强弱不同的两种结果。懂得养生之道的人，能够掌握同样的健康本能；不懂得养生之道的人，只知道强弱的异形。不善于调摄的人，常感不足，而重视调摄的人，就常能有余。有余则耳目聪明，身体轻强，即使已经年老，亦是身体强壮，当然本来强壮的就更好了。所以圣人不做勉强的事情，不胡思乱想，有乐观愉快的旨趣，常使自己心旷神怡，保持宁静的生活，所以能够寿命无穷，尽享天年。这就是圣人保养身体的方法。"

"天不足西北，故西北方阴也，而人右耳目不如左明也。地不满东南，故东南方阳也，而人左手足不如右强也。"帝曰："何以然？"岐伯曰："东方阳也，阳者其精并于上，并于上，则上明而下虚，故使耳目聪明，而手足不便也。西方阴也，阴者其精并于下，并于下，则下盛而上虚，故其耳目不聪明，而手足便也。故俱感于邪，其在上则右甚，在下则左甚，此天地阴阳所不能全也，故邪居之。"

"天气不足于西北方，所以西北方属阴，而人的右耳目也不及左边的聪明；地气不足于东南方，所以东南方属阳，而人的左手足也不及右边的强。"黄帝问道："这是什么道理？"岐伯说："东方属阳，阳性向上，所以人体的精神集合于上部，集合于上部则上部强盛而下部虚弱，所以耳目聪明，而手足不便利；西方属阴，阴性向下，所以人体的精气集合于下部，集合于下部则下部强盛而上部虚弱，所以耳目不聪明而手足便利。因此左右同样感受了外邪，但在上部则身体的右侧较重，在下部则身体的左侧较重，这是天地阴阳之所不能绝对平衡的。而人身亦有阴阳左右之不同，所以邪气就能乘虚而居留了。"

"故天有精①，地有形，天有八纪②，地有五里③，故能为万物之父母。清阳上天，浊阴归地，是故天地之动静，神明为之纲纪，故能以生长收藏，终而复始。惟贤人上配天以养头，下象地以养足，中傍人事以养五藏。天气通于肺，地气通于嗌④，风气通于肝，雷气通于心，谷气通于脾，雨气通于肾。六经为川，肠胃为海，九窍为水注之气。以天地为之阴阳，阳之汗，以天地之雨名之；阳之气，以天地之疾风名之。暴气⑤象雷，逆气象阳。故治不法天之纪，不用地之理，则灾害至矣。"

[注释]

①精：气的精粹、精微部分。②八纪：指立春、立夏、立秋、立冬、春分、秋分、夏至、冬至八个节气。③五里：即东、南、中、西、北五方道理。④嗌：食道上口，又称咽。⑤暴气：刚暴愤怒之气。

[译文]

"所以天有精气，地有形体；天有八节之纲纪，地有五方的道理，因此天地是万物生长的根本。无形的清阳上升于天，有形的浊阴下归于地。所以天地的运动与静止是以阴阳的神妙变化为纲纪，而能使万物春生、夏长、秋收、冬藏，终而复始，循环不休。懂得这些道理的人，把人体上部的头来比天，下部的足来比地，中部的五脏来比人事以调养身体。天的轻清之气通于肺，地的水谷之气通于嗌，风木之气通于肝，雷火之气通于心，谿谷之气通于脾，雨水之气通于肾。六经犹如河流，肠胃犹如大海，上下九窍以水津之气贯注。如以天地来比类人体的阴阳，则阳气发泄的汗，像天下的雨；人身的阳气，像天地疾风。人的暴怒之气，像天有雷霆；逆上之气，像阳热的火。所以如果调养身体不取法于自然的规律，那么疾病就会发生了。"

"故邪风①之至，疾如风雨，故善治者治皮毛，其次治肌肤，其次治筋脉，其次治六府，其次治五藏。治五藏者，半死半生②也。故天之邪气，感则害人五藏；水谷之寒热，感则害于六府；地之湿气，感则害皮肉筋脉。"

[注释]

①邪风：泛指外界致病因素。②半死半生：指生命垂危的阶段。

[译文]

"所以外感致病因素伤害人体，急如疾风暴雨。善于治病的医生，邪在皮毛的时候，就给予治疗；技术较差的，病邪在肌肤才治疗；更差的，在病邪侵入到筋脉时才治疗；再差的，在病邪入侵到六腑时才治疗；最差的，病邪入五脏才治疗。邪侵入到五脏，就非常严重，这时治疗的效果，只有一半生还的可能。所以人体感受了自然界中的邪气，就能伤害五脏；人体由于感受了饮食过寒过热，就会损害六腑；人体由于感受了地之湿气，就能损害皮肉筋脉。"

"故善用针者，从阴引阳，从阳引阴，以右治左，以左治右，以我知彼，以表知里，以观过与不及之理，见微得过，用之不殆。善诊者，察色按脉，先别阴阳；审清浊，而知部分；视喘息，听音声，而知所苦；观权衡规矩，而知病所主。按尺寸，观浮沉滑涩，而知病所生；以治无过，以诊则不失矣。"

[译文]

"所以善于运用针法的，病在阳，从阴以诱导之，病在阴，从阳以诱导之；取右边以治疗左边的病，取左边以治疗右边的病；以自己的正常状态来比较病人的异常状态，以在表的症状了解里面的病变；判断经气的太过或不及，在疾病初起的时候，便知道病邪所在，此时进行治疗，不致使病情发展到危险的地步。所以善于诊治的医生，通过诊察病人的面色和脉搏，先辨别病征是属阴属阳；审察五色的清浊，而知道病的部位；观察呼吸，听病人发出的声音，可以得知所患的病苦；诊察四时色脉的正常与否，来分析为何脏何腑的病；诊察寸口的脉，从它的浮、沉、滑、涩，来了解疾病所产生的原因。这样在诊断上就不会有差错，治疗也没有过失了。"

"故曰：病之始起也，可刺而已①；其盛，可待衰而已②。故因其轻而扬之③，因其重而减之④，因其衰而彰之⑤。形不足者，温之以气；精不足者，补之以味。其高者，因而越之；其下者，引而竭之；中满者，泻之于内；其有邪者，渍形以为汗；其在皮者，汗而发之；其慓悍者，按而收之；其实者，散而写之。审其阴阳，以别柔刚，阳病治阴，阴病治阳，定其血气，各守其乡，血实宜决之，气虚宜掣引之。"

[注释]

①已：愈也。②其盛，可待衰而已：病邪正盛时，要等邪气稍衰后针刺而止之。③因其轻而扬之：因病邪性质较轻，而用轻扬宣散病邪之法。④因其重而减之：因病邪性质重，就采用逐步减轻病邪之法。⑤因其衰而彰之：因正

不足，就采用补益之法，以彰扬之。

[译文]

"所以说：病在初起的时候，可用刺法而愈；病势正盛，必须待其稍微衰退，然后刺之而愈。所以病轻的，使用发散轻扬之法治之；病重的，使用消减之法治之；其气血衰弱的，应用补益之法治之。形体虚弱的，当以温补其气；精气不足的，当补之以厚味。如病在上的，可用吐法；病在下的，可用疏导之法；病在中为胀满的，可用泻下之法；其邪在外表，可用汤药浸渍使其出汗；邪在皮肤，可用发汗之法使其外泄；病势急暴的，可按其状以制伏之；病实症，则用散法或泻法。观察病是在阴在阳，以辨别其刚柔，阳病应当治阴，阴病应当治阳。确定病邪在气或在血，更防其血病再伤及气，气病再伤及血，所以血实适宜用泻血法，气虚适宜用升补法。"

阴阳离合论篇第六

黄帝问曰:"余闻天为阳,地为阴,日为阳,月为阴,大小月三百六十日成一岁,人亦应之。今三阴三阳,不应阴阳,其故何也?"岐伯对曰:"阴阳者,数之可十,推①之可百,数之可千,推之可万,万之大不可胜数,然其要一也②。"

[注释]

①推:推广、演绎。②其要一也:要领只有一点,那就是阴阳对立统一的普遍规律。

[译文]

黄帝问道:"我听说天属阳,地属阴,日属阳,月属阴,大月和小月合起来三百六十天而成为一年,人体也与此相应。如今听说人体的三阴三阳和天地阴阳之数不相符,这是什么道理?"岐伯回答说:"天地阴阳的范围极其广泛,在具体运用时,经过进一步推演,则可以由十到百,由百到千,由千到万,再演绎下去,甚至是数不尽的,然而其总的原则仍不外乎阴阳对立统一的道理。"

"天覆地载,万物方生,未出地者,命曰阴处①,名曰阴中之阴;则出地者,命曰阴中之阳。阳予之正,阴为之主②。故生因春,长因夏,收因秋,藏因冬,失常则天地四塞③。阴阳之变，其在人者，亦数之可数。"

［译文］

"天地之间，万物初生，未长出地面的时候，叫做居于阴处，称之为阴中之阴；若已长出地面的，就叫做阴中之阳。有阳气，万物才能生长；有阴气，万物才能成形。所以万物的生发，因春气的温暖；万物生长，因夏气的炎热；万物的收成，因秋气的清凉；万物闭藏，因冬气的寒冷。如果四时阴阳失序，气候无常，天地间的生长收藏的变化就要失去正常。这种阴阳变化的道理，对人来说也是有一定的规律，并且可以推测而知的。"

帝曰："愿闻三阴三阳之离合①也。"岐伯曰："圣人南面而立，前曰广明②，后曰太冲③，太冲之地，名曰少阴，少阴之上，名曰太阳，太阳根起于至阴④，结于命门⑤，名曰阴中之阳。中身而上，名曰广明，广明之下，名曰太阴，太阴之前，名曰阳明，阳明根起于厉兑⑥，名曰阴中之阳。厥阴之表，名曰少阳，少阳根起于窍阴⑦，名曰阴中之少阳。是故三阳之离合也，太阳为开，阳明为阖，少阳为枢。三经者，不得相失也，搏而勿浮，命曰一阳。"

［注释］

①三阴三阳之离合：人体有太阴、少阴、厥阴三阴经，太阳、阳明、少阳三阳经，分开可为六经，合之即为太阴与阳明、少阴与太阳、厥阴与少阳经互为表里经。②广明：阳气盛大。③太冲：属阴的部位。④根起于至阴：为足太阳经最下端的穴位。⑤结于命门：结，指经脉在上的一端。命门指目。⑥厉

兑：穴名。在足第二趾外侧趾甲根角旁 0. 1 寸，为阳明经最下端的穴位。
⑦窍阴：穴名，在足第四趾外侧端，为足少阳经最下端的穴位。

[译文]

黄帝说："我愿意听您讲讲三阴三阳的离合情况。"岐伯说：
"圣人面向南方站立，前方名叫广明，后方名叫太冲。行于太冲部
位的经脉，叫做少阴。在少阴经上面的经脉，名叫太阳。太阳经的
下端起于足小趾外侧的至阴穴，其上端结于晴明穴，因太阳为少阴
之表，故称为阴中之阳。再以人身上下而言，上半身属于阳，称为
广明；广明之下称为太阴；太阴前面的经脉，名叫阳明。阳明经的
下端起于足第二趾外侧之端的厉兑穴，因阳明是太阴之表，故称为
阴中之阳。厥阴为里，少阳为表，故厥阴之表，为少阳经。少阳经
下端起于窍阴穴，因少阳居厥阴之表，故称为阴中之少阳。因此，
三阳经的离合，分开来说，太阳主表为开，阳明主里为阖，少阳介
于表里之间为枢。但三者之间不是各自为政，而是相互紧密联系
的，所以合起来称为一阳。"

帝曰："愿闻三阴。"岐伯曰："外者为阳，内者为阴，然则
中为阴，其冲在下，名曰太阴，太阴根起于隐白①，名曰阴中之
阴。太阴之后，名曰少阴，少阴根起于涌泉②，名曰阴中之少
阴。少阴之前，名曰厥阴，厥阴根起于大敦③，阴之绝阳，名曰
阴之绝阴。是故三阴之离合也，太阴为开，厥阴为阖，少阴为
枢。三经者不得相失也。搏而勿沉，名曰一阴。""阴阳，积传
为一周④，气里形表而为相成也。"

[注释]

①隐白：穴名，在足大趾内侧端爪甲角，为足太阴经最下端的穴位。
②涌泉：穴名，在足心下，为足少阴经最下端的穴位。③大敦：穴名，在足大
趾外侧端爪甲角部位，为足厥阴经最下端的穴位。④积传为一周：各经气血传

注，连续累计而周于一身，一昼夜可行五十周次。

[译文]

黄帝说："愿意再听您讲讲三阴经的离合情况。"岐伯说："在外的为阳，在内的为阴，所以在里的经脉称为阴经，行于少阴前面的称为太阴。太阴经起于足大趾之端的隐白穴，称为阴中之阴。太阴的后面，称为少阴。少阴经起于足心的涌泉穴，称为阴中之少阴。少阴的前面称为厥阴，厥阴经起于足大趾之端的大敦穴。由于两阴相合而无阳，厥阴又位于最里，所以称之为阴之绝阴。因此，三阴经之离合，分开来说，太阴为三阴之表为开，厥阴为主阴之里为阖，少阴位于太、厥表里之间为枢。但三者之间不能各自为政，而是相互协调紧密联系的，所以合起来称为一阴。""阴阳之气，运行不息，递相传注于全身，气运于里，形立于表，这就是阴阳离合、表里相成的缘故。"

阴阳别论篇第七

黄帝问曰："人有四经十二从，何谓?"岐伯对曰："四经应四时①，十二从②应十二月，十二月应十二脉。脉有阴阳，知阳者知阴，知阴者知阳。凡阳有五③，五五二十五阳。所谓阴者，真脏也，见则为败，败必死也；所谓阳者，胃脘之阳也。别于阳者，知病处也；别于阴者，知死生之期。""三阳在头，三阴在手，所谓一也。别于阳者，知病忌时；别于阴者，知死生之期。谨熟阴阳，无与众谋。"

[注释]

①四经应四时：指肝、心、肺、肾分别应于春、夏、秋、冬四季。②十二从：即十二个时辰。③凡阳有五：有胃气的脉象，因五脏的区别而计有五种。阳，指阳脉，此指有胃气之脉。

[译文]

黄帝问道："人有四经十二从，这是什么意思?"岐伯回答说："四经是指与四时相应的正常脉象，十二从是指与十二个月相应的十二时辰，十二月又与十二经脉相应。脉有阴阳，了解什么是阳脉，就知道什么是阴脉，了解什么是阴脉，就知道什么是阳脉。阳脉有五种，就是春微弦、夏微钩、长夏微缓、秋微毛、冬微石。五时各有五脏的阳脉，所以五时配合五脏，则为二十五种阳脉。所谓阴脉，就是脉没有胃气，称为真脏脉象。真脏脉是胃气已经败坏的象征，败象已见，就可以断其必死。所谓阳脉，就是指有胃气之脉。辨别阳脉的情况，就可以知道病变的所在；辨别真脏脉的情况，就可以知道死亡的时期。""三阳经脉的诊察部位在结喉两旁的人迎穴，三阴经脉的诊察部位在手鱼际之后的寸口。一般在健康状态下，人迎与寸口的脉象是一致的。辨别属阳的胃脉，能知道时令气候和疾病的宜忌；辨别属阴的真脏脉，能知道病人的死生时期。临症时应谨慎而熟练地辨别阴脉与阳脉，就不会疑惑不绝而众议纷纭了。"

"所谓阴阳者，去者为阴，至者为阳①；静者为阴，动者为阳；迟者为阴，数者为阳②。凡持真脉之藏脉者，肝至悬绝③急，十八日死；心至悬绝，九日死；肺至悬绝，十二日死；肾至悬绝，七日死；脾至悬绝，四日死。"

[注释]

①去者为阴，至者为阳：此以脉搏之起落分阴阳。②迟者为阴，数者为阳：此以脉搏之快慢分阴阳，平常人一呼一吸脉搏跳动四至五次。③悬绝：指脉来孤悬将绝，乃胃气衰败之象。

[译文]

"所谓脉象的阴阳，还有另外的含义。脉搏沉伏者属阴，脉搏偏于隆盛者属阳，即脉去者属阴，脉来者属阳；脉象偏于沉静者属阴，偏于躁动者属阳；脉象缓慢者属阴，迅疾者属阳。凡诊得无胃气的真脏脉，例如：肝脉来的形象如一线孤悬，似断似绝，或者弦急而硬，十八日当死；心脉来时孤悬断绝，九日当死；肺脉来时孤悬断绝，十二日当死；肾脉来时孤悬断绝，七日当死；脾脉来时孤悬断绝，四日当死。"

"曰：二阳之病发心脾，有不得隐曲，女子不月；其传为风消，其传为息贲者，死不治。曰：三阳为病，发寒热，下为痈肿，及为痿厥腨；其传为索泽，其传为颓疝。曰：一阳发病，少气善咳善泄；其传为心掣，其传为隔。二阳一阴发病，主惊骇背痛，善噫善欠，名曰风厥。二阴一阳发病，善胀心满善气。三阳三阴发病，为偏枯痿易，四支不举。"

[译文]

"一般地说：胃肠有病，则可影响心脾，病人往往有难以告人的隐情，如果是女子就会月经不调或者闭经。若久病转变或者形体逐渐消瘦，成为'风消'；或者呼吸短促、气息上逆，成为'息贲'，就不可治疗了。一般地说：太阳经发病，多有寒热的症状，或者下部发生痈肿，或者两足痿弱无力而逆冷、腿肚酸痛。若病久转化，或为皮肤干燥而不润泽，或变为颓疝。一般地说：少阳经发病，生发之气即减少，或易咳嗽，或易泄泻。若病久转变，或为心虚掣痛，或为饮食不下、阻塞不通。阳明与厥阴发病，主病惊骇、背痛，常常嗳气、呵欠，病名叫风厥。少阴和少阳发病，腹部作胀、心下满闷，时欲叹气。太阳和太阴发病，则为半身不遂的偏枯症，或者筋骨解弛而痿弱无力，或者四肢不能举动。"

"鼓一阳曰钩，鼓一阴曰毛，鼓阳胜急曰弦，鼓阳至而绝曰石，阴阳相过曰溜。阴争于内，阳扰于外，魄汗未藏，四逆而起，起则熏肺，使人喘鸣。阴之所生，和本曰和①。是故刚与刚，阳气破散，阴气乃消亡。淖②则刚柔不和，经气乃绝。"

[注释]

①和本曰和：阴阳平衡才能达到机体的正常。②淖：阴盛。

[译文]

"脉搏鼓动于指下，来时有力，去时力衰，叫做钩脉；稍无力，来势轻虚而浮，叫做毛脉；有力而紧张，如按琴瑟的弦，叫做弦脉；有力而必须重按，轻按不足，叫做石脉；既非无力，又不过于有力，一来一去，脉象和缓，流通平顺，叫做滑脉。阴阳失去平衡，以致阴气争盛于内，阳气扰乱于外，汗出不止，四肢厥冷，下厥上逆，浮阳熏肺，发生喘鸣。阴之所以不能生化，由于阴阳的平衡，是谓正常。如果以刚与刚，则阳气破散，阴气亦必随之消亡；倘若阴气独盛，则寒湿偏胜，亦为刚柔不和，经脉气血亦致败绝。"

"死阴之属，不过三日而死；生阳之属，不过四日而死①。所谓生阳死阴者，肝之心，谓之生阳。心之肺，谓之死阴。肺之肾，谓之重阴。肾之脾，谓之辟阴，死不治。"

[注释]

①死：《太素》"死"作"已"。"已"谓病愈。

[译文]

"属于死阴的病，不过三日就要死；属于生阳的病，不过四天就会痊愈。所谓生阳死阴，例如：肝病传心，为木生火，得其生气，叫做生阳；心病传肺，为火克金，金被火消亡，叫做死阴。肺病传肾，以阴传阴，无阳之候，叫做重阴；肾病传脾，水反侮土，叫做辟阴，是不治的死证。"

"结①阳者，肿四支。结阴者，便血一升，再结二升，三结三升。阴阳结斜②，多阴少阳曰石水，少腹肿。二阳结谓之消③，三阳结谓之隔④，三阴结谓之水，一阴一阳结谓之喉痹⑤。阴搏阳别谓之有子。阴阳虚肠辟死。阳加于阴谓之汗。阴虚阳搏谓之崩⑥。"

[注释]

①结：郁结。②阴阳结斜：邪气结于阴阳两部分。③消：消渴病。④隔：上下不通，此偏指肠腑不通之便秘。⑤喉痹：喉肿而闭阻气道。⑥崩：出血多

而急，势如山崩。

[译文]

"邪气郁结于阳经，则四肢浮肿，以四肢为诸阳之本；邪气郁结于阴经，则大便下血，以阴络伤则血下溢，初结一升，再结二升，三结三升；阴经、阳经都有邪气郁结，而偏重于阴经方面的，就会发生'石水'之病，少腹肿胀；邪气郁结于二阳（足阳明胃、手阳明大肠），则肠胃俱热，多为消渴之证；邪气郁结于三阳（足太阳膀胱、手太阳小肠），则多为上下不通的隔证；邪气郁结于三阴（足太阴脾、手太阴肺），多为水肿膨胀的病；邪气郁结于一阴一阳（厥阴、少阳）多为喉痹之病。阴脉搏动有力，与阳脉有明显的区别，这是怀孕的征兆；阴阳脉（尺脉、寸脉）俱虚而患痢疾的，是为死症；阳脉加倍于阴脉，当有汗出，阴脉虚而阳脉搏击，火迫血行，在妇人表现为血崩。"

"三阴俱搏，二十日夜半死。二阴俱搏，十三日夕时死。一阴俱搏，十日死。三阳俱搏且鼓，三日死。三阴三阳俱搏，心腹满，发尽不得隐曲，五日死。二阳俱搏，其病温，死不治，不过十日死。"

[译文]

"三阴（手太阴肺、足太阴脾）之脉，俱搏击于指下，大约到第二十天半夜时死亡；二阴（手少阴心、足少阴肾）之脉俱搏击于指下，大约到第十三天傍晚时死亡；一阴（手厥阴心胞络、足厥阴肝）之脉俱搏击于指下，大约十日就要死去。三阳（手阳明大肠、足阳明胃）之脉，俱搏击于指下而鼓动过甚的，三天就要死亡；三阴、三阳之脉俱搏，心腹胀满，阴阳之气发泄已尽，大小便不通，则五日死；二阳（足阳明胃、手阳明大肠）之脉俱搏击于指下，患有温病的，无法治疗，不过十日就要死了。"

灵兰秘典论篇第八

黄帝问曰："愿闻十二藏之相使①，贵贱②何如?"岐伯对曰："悉乎哉问也，请遂言之。心者，君主之官也，神明③出焉。肺者，相傅之官，治节出焉。肝者，将军之官，谋虑出焉。胆者，中正之官，决断出焉。膻中④者，臣使之官，喜乐出焉。脾胃者，仓廪⑤之官，五味出焉。大肠者，传道⑥之官，变化⑦出焉。小肠者，受盛⑧之官，化物出焉。肾者，作强之官，伎巧出焉。三焦者，决渎之官，水道出焉。膀胱者，州都⑨之官，津液藏焉，气化则能出矣⑩。"

[注释]

①相使：官职。②贵贱：职位的高低。③神明：精神意识和思维活动。④膻中：心包。⑤仓廪：粮食仓库。⑥传道：传导。⑦变化：大肠将食物残渣变为粪便。⑧受盛：接受和容纳。⑨州都：水液积聚。⑩气化则能出矣：水液聚于膀胱，不能自出，必得下焦气化作用之助方能排出。

[译文]

黄帝问道："我想听您谈一下人体六脏六腑这十二个器官的责任分工、高低贵贱是怎样的呢?"岐伯回答说："您问的真详细呀!请让我谈谈这个问题。心，主宰全身，是君主之官，人的精神意识和思维活动都由此而出。肺是相傅之官，犹如相傅辅佐着君主，因主一身之气而调节全身的活动。肝，主怒，像将军一样的勇武，称为将军之官，谋略由此而出。胆是清虚的脏器，具有决断的能力。膻中，维护着心而接受其命令，是臣使之官，心志的喜乐靠它传达出来。脾和胃管饮食的受纳和布化，是仓廪官，五味的营养靠它们的作用而得以消化、吸收和运输。大肠是传导之官，它能传送食物的糟粕，使其变化为粪便排出体外。小肠是受盛之官，它承受胃中下行的食物而进一步分化清浊。肾是作强之官，它能够使人发挥强力而产生各种技巧。三焦是决渎之官，它能够通行水道。膀胱是州都之官，蓄藏津液，通过气化作用，方能排出尿液。"

"凡此十二官者，不得相失也。故主明则下安，以此养生则寿，殁世不殆[1]，以为天下则大昌。主不明则十二官危，使道[2]闭塞而不通，形乃大伤，以此养生则殃，以为天下者，其宗[3]大危，戒之戒之。"

[注释]

①殁世不殆：终生没有危险。②使道：各器官发挥正常作用的途径。③宗：宗庙。

[译文]

"以上这十二官，虽有分工，但其作用应该协调而不能相互脱节。所以君主如果明智顺达，则下属也会安定正常。用这样的道理来养生，就可以长寿，终生不会发生危殆；用来治理天下，就会使国家昌盛繁荣。君主如果不明智顺达，那么，包括其本身在内的十二官就都要发生危险，各器官发挥正常作用的途径闭塞不通，形体就要受到严重伤害。在这种情况下，谈养生续命是不可能的，只会招致灾殃，缩短寿命。同样，以昏愦不明之君主来治理天下，那政权就危险难保了，千万要警惕再警惕！"

"至道在微，变化无穷，孰知其原；窘①乎哉，消者瞿瞿②，孰知其要；闵闵之当③，孰者为良。恍惚之数④，生于毫釐，毫釐之数，起于度量，千之万之，可以益大，推之大之，其形乃制⑤。"

[注释]

①窘：困难。②消者瞿瞿：有学问的人勤恳地探讨研究。③闵闵之当：此言理论的深玄，昏暗难明，如有物之遮蔽。④恍惚之数：难于确切说明的似有若无的数量。⑤其形乃制：万物成形。

[译文]

"至深的道理是微妙难测的，其变化也没有穷尽，谁能清楚地知道它的本源？实在是困难得很呀！有学问的人勤勤恳恳地探讨研究，可是谁能知道它的要妙之处？那些道理暗昧难明，就像被遮蔽着，怎能了解到它的精华是什么？那似有若无的数量，是产生于毫厘的微小数目，而毫厘也是起于更小的度量，只不过把它们千万倍地积累扩大，推衍增益，才演变成了形形色色的世界。"

黄帝曰："善哉，余闻精光①之道，大圣之业，而宣明大道，非斋戒②择吉日，不敢受也。"黄帝乃择吉日良兆③，而藏灵兰之室，以传保焉。

[注释]

①精光：精纯而又明彻。②斋戒：静心修省，排除杂念，即专心至诚。③吉日良兆：有良好预兆的吉祥日子。

[译文]

黄帝说："好啊！我听到了精纯明彻的道理，这真是大圣人建立事业的基础。对于这宣畅明白的宏大理论，如果不专心修省而选择吉祥的日子，是不敢接受的。"于是黄帝就选择吉日良辰，把这些论述珍藏在灵台兰室，很快地保存起来，以便流传后世。

六节藏象论篇第九

黄帝问曰："余闻天以六六之节①，以成一岁，人②以九九制会，计人亦有三百六十五节③，以为天地久矣，不知其所谓也。"岐伯对曰："昭④乎哉问也，请遂言之。夫六六之节，九九制会者，所以正天之度、气⑤之数也。天度者，所以制日月之行也；气数者，所以纪⑥化生之用也。"

[注释]

①六六之节：六十日为一甲子，是为一节。六六就是六个甲子。②人：应改为"地"。③节：腧穴。④昭：明白。⑤气：地气。⑥纪：通"记"，标志。

[译文]

黄帝问道："我听说天体的运行是以六个甲子构成一年，地气是以九九之法相汇通的，而人也有三百六十五穴，与天地相应。这些说法已听到很久了，但不知是什么道理？"岐伯答道："您提的问题很高明啊！请让我就此问题谈谈看法。六六之节和九九制会是用来确定天度和气数的。天度，是计算日月行程的。气数，是标志万物化生之用的。"

"天为阳，地为阴；日为阳，月为阴。行有分纪①，周有道理②，日行一度，月行十三度而有奇③焉，故大小月三百六十五日而成岁，积气余而盈闰④矣。立端于始，表正于中，推余于终，而天度毕矣。"

[注释]

①分纪：天体运行的位置和秩序。②道理：天体运行的道路。③奇：余数。④积气余而盈闰：气，节气。闰，置闰。

[译文]

"天属阳，地属阴；日属阳，月属阴。它们的运行有一定的位置和秩序，其环周也有一定的轨迹。每一昼夜，日行一度，月行十三度有余，所以大月、小月加起来三百六十五天成为一年。由于月份有不足，节气有盈余，于是产生了闰月。确定了岁首冬至并以此为开始，用圭表测量日影的长短变化，标志一年里的时令节气，然后再推算余闰。这样，整个天度的变化就可以完全计算出来了。"

帝曰："余已闻天度矣，愿闻气数何以合之。"岐伯曰："天以六六为节，地以九九制会，天有十日①，日六竟而周甲，甲六复而终岁②，三百六十日法也。夫自古通天者，生之本，本于阴阳。其气九州九窍，皆通乎天气。故其生五，其气三，三而成天，三而成地，三而成人，三而三之，合则为九，九分为九野，九野为九藏，故形藏四，神藏五③，合为九藏以应之也。"

[注释]

①天有十日：天，指天干；十日，指十个。②甲六复而终岁：六个甲子重复累积为一年。③形藏四，神藏五：形藏，藏有形之物，即胃、小肠、大肠、膀胱。神藏，即藏神之五脏。

[译文]

黄帝说："我已经明白了天度，还想知道气数是怎样与天度配合的。"岐伯说："天以六六为节，地以九九之法合天道。天有十干，代表十日，十干循环六次而成一个周甲，周甲重复六次而一年终了，这就是三百六十日的计算方法。自古以来，都以通于天气而为生命的根本，而这本于天之阴阳。地的九州，人的九窍，都与天气相通。天衍生五行，而阴阳又依盛衰消长而各分为三。三气合而成天，三气合而成地，三气合而成人，三三而合成九气，在地分为九野，在人体分为九脏，形脏四、神脏五，合成九脏，以应天气。"

帝曰："余已闻六六九九之会也，夫子言积气盈闰，愿闻何谓气。请夫子发蒙解惑焉。"岐伯曰："此上帝所秘，先师传之也。"帝曰："请遂闻之。"岐伯曰："五日谓之候，三候谓之气，六气谓之时，四时谓之岁，而各从其主治焉。五运相袭，而皆治之，终之日，周而复始，时立气布，如环无端，候亦同法。故曰：不知年之所加，气之盛衰，虚实之所起，不可以为工矣。"

[译文]

黄帝说："我已经明白了六六九九配合的道理。先生说气的盈余积累成为闰月，我想听您讲一下什么是气。请您来启发我的蒙昧，解释我的疑惑！"岐伯说："这是上帝秘而不宣的理论，先师传授给我的。"黄帝说："就请全部讲给我听。"岐伯说："五日称为候，三候称为气，六气称为时，四时称为岁，一年四时，各随其五行的配合而分别当旺。木、火、土、金、水五行随时间的变化而递相承袭，各有当旺之时，到一年终结时，再从头开始循环。一年分四时，四时分节气，逐步推移，如环无端，节气中再分候，也是这样地推移下去。所以说，不知当年客主加临、气的盛衰、虚实的起因等情况，就不能做个好医生。"

帝曰："五运之始，如环无端，其太过不及何如？"岐伯曰："五气更立，各有所胜，盛虚之变，此其常也。"帝曰："平气何

如?"岐伯曰:"无过者也。"帝曰:"太过不及奈何?"岐伯曰:
"在经有也。"

[译文]

黄帝说:"五行的推移,周而复始,如环无端,它的太过与不
及是怎样的呢?"岐伯说:"五行之气更迭主时,互有胜克,从而有
盛衰的变化,这是正常的现象。"黄帝说:"平气是怎样的呢?"岐
伯说:"这是没有太过和不及。"黄帝说:"太过和不及的情况是怎
样呢?"岐伯说:"这些情况在经书中已有记载。"

帝曰:"何谓所胜。"岐伯曰:"春胜长夏,长夏胜冬,冬胜
夏,夏胜秋,秋胜春,所谓得五行时之胜,各以气命其藏。"帝
曰:"何以知其胜。"岐伯曰:"求其至也,皆归始春,未至而
至,此谓太过,则薄①所不胜,而乘所胜也,命曰气淫②。不分
邪僻内生,工不能禁。至而不至,此谓不及,则所胜妄行,而所
生受病,所不胜薄之也,命曰气迫。所谓求其至者,气至之时
也。谨候其时,气可与期③,失时反候,五治不分,邪僻内生,
工不能禁也。"

[注释]

①薄:伤害。②气淫:指其气太过。③气可与期:气候的特征可以预期。

[译文]

黄帝说:"什么叫做所胜?"岐伯说:"春胜长夏,长夏胜冬,
冬胜夏,夏胜秋,秋胜春,这就是时令根据五行规律而互相胜负的
情况。同时,时令又依其五行之气的属性来分别影响各脏。"黄帝
说:"怎样知道它们之间相胜的情况呢?"岐伯说:"首先要推求气
候到来的时间,一般从立春开始向下推算。如果时令未到而气候先
至,称为太过,某气太过就会侵侮其所不胜之气,欺凌其所胜之
气,这就叫做气淫;时令已到而气候未到,称为不及,某气不及则

其所胜之气因缺乏制约而妄行，其所生之气因缺乏资助而困弱，其所不胜则更会加以侵迫，这就叫做气迫。所谓求其至，就是要根据时令推求气候到来的早晚，要谨慎地等候时令的变化，气候的到来是可以预期的。如果搞错了时令或违反了时令与气候相合的关系，以至分不出五行之气当旺的时间，那么，当邪气内扰、病及于人的时候，好的医生也不能控制了。"

帝曰："有不袭乎。"岐伯曰："苍天之气，不得无常也。气之不袭，是谓非常，非常则变矣。"帝曰："非常而变奈何？"岐伯曰："变至则病，所胜则微，所不胜则甚，因而重感于邪，则死矣。故非其时则微，当其时则甚也。"

[译文]

黄帝说："五行之气有不相承袭的吗？"岐伯说："天的五行之气，在四时中的分布不能没有常规。如果五行之气不按规律依次相承，就是反常的现象，反常就会变为害。"黄帝说："变为害又是怎么样的呢？"岐伯说："这会使人发生疾病，如在某一时令出现的反常气候，为当旺之气之所胜者，则其病轻微；若为当旺之气之所不胜者，则其病深重；而若同时感受其他邪气，就会造成死亡。所以反常气候的出现，不在其所克制的某气当旺之时令，病就轻微；若恰在其所克制的某气当旺之时令发病，则病情深重。"

帝曰："善。余闻气合而有形，因变以正名。天地之运，阴阳之化，其于万物，孰少孰多，可得闻乎。"岐伯曰："悉哉问也，天至广不可度，地至大不可量，大神灵问，请陈其方。草生五色，五色之变，不可胜视，草生五味，五味之美，不可胜极，嗜欲不同，各有所通。天食人以五气，地食人以五味。五气入鼻，藏于心肺，上使五色修明，音声能彰。五味入口，藏于肠胃，味有所藏，以养五气，气和而生，津液相成，神乃自生。"

[译文]

黄帝说："好。我听说由于天地之气的和合而有万物的形体，又由于其变化多端使万物形态差异而定有不同的名称。天地的气运，阴阳的变化，它们对于万物的生成，就其作用而言，哪个多，哪个少，可以听您讲一讲吗？"岐伯说："问的实在详细呀！天极其广阔不可测度，地极其博大也很难计量，像您这样伟大神灵的圣主既然发问，就请让我讲述一下个中的道理吧。草木显现五色，而五色的变化是看也看不尽的；草木产生五味，而五味的醇美是尝也尝不完的。人们对色味的嗜欲不同，而各色味分别是与五脏相通的。天供给人们以五气，地供给人们以五味。五气由鼻吸入，贮藏于心肺，其气上升，使面部五色明润、声音洪亮。五味入于口中，贮藏于肠胃，经消化吸收，五味精微内注五脏以养五脏之气，脏气和谐而保有生化机能，津液随之生成，神气也就在此基础上自然产生了。"

帝曰："藏象何如？"岐伯曰："心者，生之本，神之变也，其华在面，其充在血脉，为阳中之太阳，通于夏气。肺者，气之本，魄之处也，其华在毛，其充在皮，为阳中之太阴，通于秋气。肾者，主蛰，封藏之本，精之处也，其华在发，其充在骨，为阴中之少阴，通于冬气。肝者，罢极之本，魂之居也，其华在爪，其充在筋，以生血气，其味酸，其色苍，此为阳中之少阳，通于春气。脾胃大肠小肠三焦膀胱者，仓廪之本，营之居也，名曰器，能化糟粕，转味而入出者也，其华在唇四白，其充在肌，其味甘，其色黄，此至阴之类，通于土气。凡十一藏取决于胆也。""故人迎一盛病在少阳，二盛病在太阳，三盛病在阳明，四盛已上为格阳。寸口一盛，病在厥阴，二盛病在少阴，三盛病在太阴，四盛已上为关阴。人迎与寸口俱盛四倍已上为关格，关格之脉赢，不能极于天地之精气，则死矣。"

[译文]

黄帝说："脏象是怎样的呢？"岐伯说："心是生命的根本，为神所居之处，其荣华表现于面部，其充养的组织在血脉，为阳中的太阳，与夏气相通。肺是气的根本，为魄所居之处，其荣华表现在毫毛，其充养的组织在皮肤，是阳中的太阴，与秋气相通。肾主蛰伏，是封藏精气的根本，为精所居之处，其荣华表现在头发，其充养的组织在骨，为阴中之少阴，与冬气相通。肝是罢极之本，为魂所居之处，其荣华表现在爪甲，其充养的组织在筋，可以生养血气，其味酸，其色苍青，为阳中之少阳，与春气相通。脾、胃、大肠、小肠、三焦、膀胱是仓廪之本，为营气所居之处，因其像盛贮食物的器皿，故称为器。它们又能吸收水谷精微，化生为糟粕，管理饮食五味的转化、吸收和排泄，其荣华在口唇四旁的白肉，其充养的组织在肌肉，其味甘，其色黄，属于至阴之类，与土气相通。以上十一脏功能的发挥，都取决于胆气的升发。""人迎脉大于平时的一倍，病在少阳；大两倍，病在太阳；大三倍，病在阳明；大四倍以上，为阳气太过，阴无以通，是为格阳。寸口脉大于平时的一倍，病在厥阴；大两倍，病在少阴；大三倍，病在太阴；大四倍以上，为阴气太过，阳无以交，是为关阴。若人迎脉与寸口脉俱大于常时的四倍以上，为阴、阳气俱盛，不得相通，是为关格。关格之脉盈盛太过，标志着阴阳极亢，到了不能通达天地阴阳精气的地步，就会很快死去。"

五藏生成篇第十

　　心之合脉也，其荣①色也，其主②肾也。肺之合皮也，其荣毛也，其主心也。肝之合筋也，其荣爪也，其主肺也。脾之合肉也，其荣唇也，其主肝也。肾之合骨也，其荣发也，其主脾也。是故多食咸，则脉凝泣而变色；多食苦，则皮槁而毛拔③；多食辛，则筋急④而爪枯；多食酸，则肉胝而唇揭；多食甘，则骨痛而发落，此五味之所伤也。故心欲苦，肺欲辛，肝欲酸，脾欲甘，肾欲咸，此五味之所合⑤也。

[注释]

①荣：荣华。②主：所不胜。③拔：脱落。④急：拘挛。⑤合：相应。

[译文]

　　心脏与脉有特殊的内在联系，所以说心与脉相合，它的精华反映在面部的颜色上；肾属水，心属火，所以肾脏能够制约心脏。肺腑与皮肤有特殊的内在联系，所以说肺与皮肤相合，它的精华反映在毫毛上；心属火，肺属金，所以心脏能够制约肺腑。肝脏与筋有特殊的内在联系，所以说肝与筋相合，它的精华反映在爪甲上；肺属金，肝属木，所以肺脏能够制约肝脏。脾脏与肌肉有特殊的内在联系，所以说脾与肌肉相合，它的精华反映在口唇的周围；肝属木，脾属土，所以肝脏能够制约脾脏。肾脏与骨有特殊的内在联系，所以说肾与骨相合，它的精华反映在头发上；脾属土，肾属水，所以脾脏能够制约肾脏。所以过食咸味，则血脉凝滞不畅，而颜面失去光泽。过食苦味，则皮肤枯槁而毫毛脱落。过食辛味，则筋脉劲急而爪甲枯干。过食酸味，则肌肉粗厚皱缩而口唇掀揭。过食甘味，则骨骼疼痛而头发脱落。这是偏嗜五味所造成的损害。所以心欲得苦味，肺欲得辛味，肝欲得酸味，脾欲得甘味，肾欲得咸味，这是五味分别与五脏之气相合的对应关系。

五藏之气，故色见青如草兹者死，黄如枳实者死，黑如炲①者死，赤如衃血②者死，白如枯骨者死，此五色之见死也。青如翠羽者生，赤如鸡冠者生，黄如蟹腹者生，白如豕膏③者生，黑如乌羽者生，此五色之见生也。生于心，如以缟裹朱；生于肺，如以缟裹红；生于肝，如以缟裹绀；生于脾，如以缟裹栝楼实，生于肾，如以缟裹紫，此五藏所生之外荣也。

［注释］

①炲（tái）：黑黄、晦暗。②衃（pēi）血：瘀血。③豕膏：猪的脂肪。

［译文］

五脏之气使面色出现青如死草、枯暗无华的，为死症；出现黄如枳实的，为死症；出现黑如烟灰的，为死症；出现红如凝血的，为死症；出现白如枯骨的，为死症。这是五色中表现为死症的情况。面色青如翠鸟的羽毛，主生；红如鸡冠的，主生；黄如蟹腹的，主生；白如猪脂的，主生；黑如乌鸦毛的，主生。这是五色中表现有生机而预后良好的情况。心有生机，面色就像细白的薄绢裹着朱砂；肺有生机，面色就像细白的薄绢裹着粉红色的丝绸；肝有生机，面色就像细白的薄绢裹着天青色的丝绸；脾有生机，面色就像细白的薄绢裹着栝楼实；肾有生机，面色就像细白的薄绢裹着紫色的丝绸。这些都是五脏的生机显露于外的荣华。

色味当^①五藏：白当肺，辛，赤当心，苦，青当肝，酸，黄当脾，甘，黑当肾，咸，故白当皮，赤当脉，青当筋，黄当肉，黑当骨。

[注释]

①当：合。

[译文]

色、味与五脏相应：白色和辛味应于肺，赤色和苦味应于心，青色和酸味应于肝，黄色和甘味应于脾，黑色和咸味应于肾。因为五脏外合五体，所以白色应于皮，赤色应于脉，青色应于筋，黄色应于肉，黑色应于骨。

诸脉者皆属于目，诸髓者皆属于脑，诸筋者皆属于节，诸血者皆属于心，诸气者皆属于肺，此四支八谿^①之朝夕^②也。

[注释]

①八谿：左右肘、腕、膝、踝关节，共八个。②朝夕：潮汐。早潮曰潮，晚潮曰汐。

[译文]

人身上的各条脉络都上注于目，而诸髓都属于脑，诸筋都属于骨节，诸血都属于心，诸气都属于肺。这气血筋脉向四肢八谿的灌注就像潮水一样。

故人卧，血归于肝，肝受^①血而能视，足受血而能步，掌受血而能握，指受血而能摄^②。卧出而风吹之，血凝于肤者为痹，凝于脉者为泣，凝于足者为厥。此三者，血行而不得反其空^③，故为痹厥也。人有大谷十二分，小谿三百五十四名，少十二俞，此皆卫气之所留止，邪气之所客也，针石缘^④而去之。

①受：得到。②摄：持取。③空：孔。④缘：因。

［译文］

所以当人睡眠时，血归藏于肝，肝得血而濡养于目，目则能视物，足得血之濡养就能行走，手掌得血之濡养就能握物，手指得血之濡养就能拿取。如果刚刚睡醒就外出受风，血液的循环就要凝滞，凝于肌肤的就会发生痹症；凝于经脉的就会发生气血运行的滞涩；凝于足部的，该部发生厥冷。这三种情况都是由于气血的运行不能返回组织间隙的孔穴之处，所以造成痹厥等症。全身有大谷十二处，小谿三百五十四处，这里面减除了十二脏腑各自的俞穴数目。这些都是卫气留止的地方，也是邪气客居之所。治病时，可循着这些部位施以针石，以祛除邪气。

诊病之始，五决为纪^①，欲知其始，先建其母^②，所谓五决者五脉也。

［注释］

①纪：纲纪。②母：病之根本。

［译文］

诊病应当把五决作为纲纪。想要了解疾病的关键，必先确定病变的原因。所说的五决是什么呢？就是五脏之脉。

是以头痛巅^①疾，下虚上实，过在足少阴，巨阳，甚则入肾。徇^②蒙招^③尤^④，目冥^⑤耳聋，下实上虚，过在足少阳、厥阴，甚则入肝。腹满胀，支^⑥鬲^⑦胠，下厥上冒，过在足太阴，阳明。咳嗽上气^⑧，厥在胸中，过在手阳明，太阴。心烦头痛病在鬲中，过在手巨阳，少阴。

①巅：巅顶。②徇：即眴，眩晕。③招：摇晃。④尤：甚。⑤冥：暗。⑥支：支撑。⑦胠：腋下，肋上的空软部位。⑧上气：喘咳。

［译文］

比如头痛等巅顶部位的疾患，属于下虚上实，病变在足少阴和足太阳经，病甚者，可内传于肾。头晕眼花、身体摇动、目暗耳聋，属下实上虚病变在足少阳和足厥阴经，病甚者，可内传于肝。腹满膜胀，支撑胸膈胁肋，属于下部逆气上犯，病变在足太阴和足阳明经。咳嗽气喘，气机逆乱于胸中，病变在手阳明和手太阳经。心烦头痛、胸膈不适的，病变在手太阳和手少阴经。

夫脉之小大滑涩浮沉，可以指别；五藏之象，可以类推；五藏相音，可以意识；五色微诊，可以目察。能合脉色，可以万全。赤，脉之至也，喘①而坚，诊曰有积气在中，时害于食，名曰心痹②，得之外疾，思虑而心虚，故邪从之。白，脉之至也，喘而浮，上虚下实，惊，有积气在胸中，喘而虚，名曰肺痹，寒热，得之醉而使内③也。青，脉之至也，长而左右弹④，有积气在心下支胠，名曰肝痹，得之寒湿，与疝同法，腰痛足清头痛。黄，脉之至也大而虚，有积气在腹中，有厥气，名曰厥疝，女子同法，得之疾使四支，汗出当风。黑，脉之至也，上坚而大，有积气在小腹与阴⑤，名曰肾痹，得之沐浴清水⑥而卧。

［注释］

①喘：脉搏急疾。②痹：闭塞不通。③使内：行房事。④弹（tán）：搏指有力。⑤阴：前阴。⑥清水：凉水。

［译文］

脉象的小、大、滑、涩、浮、沉等，可以通过医生的手指加以鉴别；五脏功能表现于外，可以通过相类事物的比象加以推测；五脏各自的声音，可以凭意会而识别；五色的微小变化，可以用眼睛来观察。诊病时，如能将色、脉两者合在一起进行分析，就可以万无一失了。外现赤色，脉来急疾而坚实的，可诊为邪气积聚于中脘，常表现为妨害饮食，病名叫做心痹。这种病得之于外邪的侵袭，是由于思虑过度以致心气虚弱，邪气才随之而入。外现白色，脉来急疾而浮，这是上虚下实，故常出现惊骇，病邪积聚于胸中，迫肺而作喘，但肺气本身是虚弱的，这种病叫做肺痹，它有时发寒热，常因醉后行房而诱发。青色外现，脉来长而左右搏击手指，这是病邪积聚于心下，支撑胁肋，这种病叫做肝痹，多因受寒湿而得，与疝的病理相同，它的症状有腰痛、足冷、头痛等。外现黄色，而脉来虚大的，这是病邪积聚在腹中，有逆气产生，病名叫做厥疝，女子也有这种情况，多由四肢剧烈活动后，汗出当风所诱发。外现黑色，脉象尺部坚实而大，这是病邪积聚在小腹与前阴，病名叫做肾痹，多因冷水沐浴后睡卧受凉所引起。

凡相①五色之奇脉②，面黄目青，面黄目赤，面黄目白，面黄目黑者，皆不死也。面青目赤，面赤目白，面青目黑，面黑目白，面赤目青，皆死也。

[注释]

①相：看。②奇脉：脉色之异。

[译文]

大凡观察五色，面黄目青、面黄目赤、面黄目白、面黄目黑的皆为不死，因面带黄色，是尚有土气。如见面青目赤、面赤目白、面青目黑、面黑目白、面赤目青皆为死亡之征象，因面无黄色，是土气已败。

五藏别论篇第十一

黄帝问曰："余闻方士^①，或以脑髓为藏，或以肠胃为藏，或以为府，敢向更相反，皆自谓是，不知其道，愿闻其说。"

[注释]

①方士：懂得方术的人，此处指医生。

[译文]

黄帝问道："我听说方士之中，有人以脑髓为脏，有人以肠胃为脏，也有的把这些都称为腑。如果向他们提出相反的意见，却又都坚持自己的看法，不知哪种理论是对的？希望您谈一谈这个问题。"

岐伯对曰："脑髓骨脉胆女子胞，此六者地气之所生也，皆藏于阴而象于地，故藏而不写，名曰奇恒^①之府。夫胃大肠小肠三焦膀胱，此五者，天气之所生也，其气象天，故写而不藏，此受五藏浊气，名曰传化之府，此不能久留，输泻者也。魄门^②亦为五藏使^③，使水谷不得久藏。所谓五藏者，藏精气而不写也，故满而不能实。六府者，传化物而不藏，故实而不能满也。所以然者，水谷入口，则胃实而肠虚；食下，则肠实而胃虚。故曰：实而不满，满而不实也。"

［注释］

①奇恒：异于正常。奇，异常。恒，正常。②魄门：肛门。③使：役使。

［译文］

岐伯回答说："脑、髓、骨、脉、胆、女子胞，这六种是禀承地气而生的，都能贮藏阴质，就像大地包藏万物一样，所以它们的作用是藏而不泻，叫做奇恒之腑。胃、大肠、小肠、三焦、膀胱，这五者是禀承天气所生的，它们的作用像天一样地健运周转，所以是泻而不藏的，它们受纳五脏的浊气，所以称为传化之腑。这是因为浊气不能久停其间，而必须及时转输和排泄的缘故。此外，肛门也为五脏行使输泄浊气，这样，水谷的糟粕就不会久留于体内了。所谓五脏，它的功能是贮藏精气而不向外发泄的，所以它是经常地保持精气饱满，而不是一时地得到充实。六腑，它的功能是将水谷加以传化，而不是加以贮藏，所以它有时显得充实，但却不能永远保持盛满。所以出现这种情况，是因为水谷入口后就下行，胃充实了，但肠中还是空虚的；食物再下行，肠充实了，而胃中就空虚了，这样依次传递。所以说六腑是一时的充实而不是持续的盛满，五脏则是持续盛满而不是一时的充实。"

帝曰："气口①何以独为五藏主。"岐伯曰："胃者，水谷之海，六府之大源也。五味入口，藏于胃，以养五藏气，气口亦太阴也。是以五藏六府之气味，皆出于胃，变见于气口。故五气入鼻，藏于心肺，心肺有病，而鼻为之不利也。"

［注释］

①气口：寸口。

［译文］

黄帝问道："为什么气口脉可以独主五脏的病变呢？"岐伯说："胃是水谷之海，为六腑的泉源，饮食五味入口，留在胃中，经足太阴脾的运化输转，而能充养五脏之气。脾为太阴经，主输布津液，气口为手太阴肺经过之处，也属太阴经脉，主朝百脉。所以五脏六腑的水谷精微都出自胃，反映于气口。而五气入鼻，藏留于心肺，所以心肺有了病变，则鼻为之不利。"

"凡治病必察其下^①，适^②其脉，观其志意^③与其病也。拘^④于鬼神者，不可与言至德。恶^⑤于针石者，不可与言至巧^⑥。病不许治者，病必不治，治之无功矣。"

[注释]

①下：二阴。②适：测、察。③志意：精神情志。④拘：拘泥。⑤恶：厌恶、害怕。⑥至巧：针刺的技巧。

[译文]

"凡是治病时，首先要问明病人的二便情况，审视其脉的虚实，查看其情志精神的状态以及病情的表现。对那些拘守鬼神迷信观念的人，是不能与其谈论至深的医学理论的；对那些讨厌针石治疗的人，也不可能和他们讲什么专业技巧。有病不让治疗的人，他的病是治不好的，勉强治疗也收不到应有的功效。"

异法方宜论篇第十二

黄帝问曰:"医之治病也,一病而治各不同,皆愈何也?"岐伯对曰:"地势使然也。故东方之域,天地之所始生也,鱼盐之地,海滨傍水,其民食鱼而嗜咸,皆安其处,美其食,鱼者使人热中①,盐者胜血②,故其民皆黑色疏理,其病皆为痈疡,其治宜砭石,故砭石者,亦从东方来。"

[注释]

①热中:热邪淤滞肠胃。②盐者胜血:咸味入血,多食则伤血。

[译文]

黄帝问道:"医生治疗疾病,同病而采取不同的治疗方法,但结果都能痊愈,这是什么道理?"岐伯回答说:"这是因为地理形势不同,而治法各有所宜的缘故。例如东方为天地始生之气,气候温和,是出产鱼和盐的地方。由于地处海滨而接近水,所以该地的人们多吃鱼类而喜欢咸味,他们安居在这个地方,以鱼、盐为美食。但由于多吃鱼类,鱼性属火,会使人热积于中;过多地吃盐,由于咸能走血,又会耗伤血液,所以该地的人们,大都皮肤色黑、肌理松疏,多发痈疡之类的疾病。对其治疗,大都宜用砭石刺法。因此,砭石的治病方法也是从东方传来的。"

"西方者，金玉之域，沙石之处，天地之所收引①也，其民陵居而多风，水土刚强，其民不衣而褐荐②，其民华食而脂肥，故邪不能伤其形体，其病生于内，其治宜毒药③，故毒药者，亦从西方来。"

[注释]

①收引：收敛。②褐荐：粗布和草席。③毒药：攻下疏通之药。

[译文]

"西方地区多山旷野，盛产金玉，遍地沙石，这里的自然环境，像秋令之气，有一种收敛引急的现象。该地的人们，依山陵而住，其地多风，水土的性质又属刚强，而他们生活不考究衣服，穿粗布、睡草席，但饮食都是鲜美肥肉之类，因此体肥，外邪不容易侵犯他们的形体，他们发病，大都属于内伤类疾病。对其治疗，宜用药物。所以药物疗法是从西方传来的。"

"北方者，天地所闭藏之域也，其地高陵居，风寒冰冽，其民乐野处而乳食，藏寒生满病，其治宜灸焫，故灸焫者，亦从北方来。"

[译文]

"北方地区的自然气候如同冬天的闭藏气象，地形较高。人们依山陵而居住，经常处在风寒冰冽的环境中。该地的人们喜好游牧生活，四野临时住宿，吃的是牛羊乳汁，因此内脏受寒，易生胀满的疾病。对其治疗，宜用艾火灸灼。所以艾火灸灼的疗法是从北方传来的。"

"南方者，天地所长养，阳之所盛处也，其地下，水土弱，雾露之所聚也，其民嗜酸而食胕①，故其民皆致理②而赤色，其病挛痹，其治宜微针，故九针者，亦从南方来。"

［注释］

①胕：腐败。指发酵、腐熟过的食物。②致理：腠理致密。

［译文］

"南方地区为自然界万物长养的气候，是阳气最盛的地方，其地势低下、水土薄弱，雾露经常聚集。该地的人们喜欢吃酸类和腐熟的食品，其皮肤腠理致密而带红色，易发生筋脉拘急、麻木不仁等疾病。对其治疗宜用微针针刺，所以九针的疗法是从南方传来的。"

"中央者，其地平以湿，天地所以生万物也众，其民食杂①而不劳，故其病多痿厥②寒热，其治宜导引按跷③，故导引按跷者，亦从中央出也。"

［注释］

①食杂：食品种类繁多。②痿厥：痿弱而逆冷。③按跷：按摩。

［译文］

"中央之地地形平坦而多潮湿，物产丰富，所以人们的食物种类很多，生活比较安逸。这里发生的疾病多是痿弱、厥逆、寒热。这些病的治疗宜用导引按跷的方法，所以导引按跷的治法是从中央地区推广出去的。"

"故圣人杂合以治，各得其所宜，故治所以异而病皆愈者，得病之情，知治之大体也。"

［译文］

"从以上情况来看，一个高明的医生是能够将这许多治病方法综合起来，根据具体情况，随机应变、灵活运用，使患者得到适宜的治疗。所以治法尽管各有不同，而结果是疾病都能痊愈。这是由于医生能够了解病情，并掌握了治疗方法的缘故。"

移精变气论篇第十三

黄帝问曰："余闻古之治病，惟^①其移精变气，可祝由^②而已。今世治病，毒药治其内，针石治其外，或愈或不愈，何也？"

[注释]

①惟：唯有、只有。②祝由：古代用祝说来治疗疾病的办法。

[译文]

黄帝问："我听说古时治病，只要对病人移易精神和改变气的运行，用'祝由'病就可以好了。现在医病要用药物治其内，针石治其外，疾病还是有好或不好，这是为什么呢？"

岐伯对曰："往古人居禽兽之间，动作以避寒，阴居以避暑，内无眷慕^①之累，外无伸宦^②之形，此恬憺之世，邪不能深入也。故毒药不能治其内，针石不能治其外，故可移精祝由而已。当今之世不然，忧患缘其内，苦形伤其外，又失四时之从，逆寒暑之宜，贼风数至，虚邪朝夕，内至五藏骨髓，外伤空窍肌肤，所以小病必甚，大病必死，故祝由不能已也。"

[注释]

①眷慕：眷恋、爱慕。②伸宦：追求名利。伸，屈伸。宦，做官。

岐伯回答说："古时候的人们，生活简单，巢穴居处，在禽兽之间追逐生存。寒冷到了，利用活动以除寒冷；暑热来了，就到阴凉的地方避暑气。在内没有眷恋爱慕的情志牵挂，在外没有奔走求官的劳累形役，即处在一个安静淡泊、不谋势利、精神内守的意境里，邪气是不可能深入侵犯的。所以既不需药物治其内，也不需针石治其外。即使有疾病的发生，亦只要对病人移易精神和改变气的运行，用一种'祝由'的方法，病就可以好了。现在的人就不同了，内则为忧患所牵累，外则为劳苦所形役，又不能顺从四时气候的变化，常常遭受到'虚邪贼风'的侵袭，正气先馁，外邪乘虚而客袭之，内犯五脏骨髓，外伤孔窍肌肤，这样轻病必重，重病必死，所以用'祝由'的方法就不能医好了。"

帝曰："善。余欲临病人，观死生，决嫌疑①，欲知其要，如日月光，可得闻乎。"岐伯曰："色脉者，上帝之所贵也，先师之所传也。上古使僦贷季②，理色脉而通神明，合之金木水火土四时八风六合，不离其常，变化相移，以观其妙，以知其要，欲知其要，则色脉是矣。色以应日，脉以应月，常求其要，则其要也。夫色之变化，以应四时之脉，此上帝之所贵，以合于神明也，所以远死而近生。生道以长，命曰圣王。"

[注释]

①嫌疑：疑似。②僦（jiù）贷季：古时候的医生，岐伯的祖师。

[译文]

黄帝说："很好！我想要临诊病人，能够察其死生，决断疑惑，掌握要领，如同日月之光一样心中明了，这种诊法可以讲给我听吗？"岐伯说："在诊法上，色和脉的诊察方法是上帝所珍重、先师所传授的。上古有位名医叫僦贷季，他研究色和脉的道理，通达神明，能够联系到金、木、水、火、土及四时、八风、六合，从正常的规律和异常的变化来综合分析，观察它的变化奥妙，从而知道其中的要领。我们如果要掌握这些要领，就只有研究色脉。气色像太阳而有阴晴，脉息像月亮而有盈亏，从色、脉中得其要领正是诊病的关键。而气色的变化与四时的脉象是相应的，这是上古帝王所十分珍重的。若能明白原理，心领神会，便可运用无穷。所以他能远离死亡而延续生命达到长寿，被称为'圣王'。"

"中古之治病，至而治之，汤液十日，以去八风五痹①之病，十日不已，治以草苏草荄之枝②，本末为助，标本已得，邪气乃服。暮世③之治病也则不然，治不本四时，不知日月，不审逆从，病形已成，乃欲微针治其外，汤液治其内，粗工④凶凶，以为可攻，故病未已，新病复起。"

［注释］

①五痹：皮痹、肉痹、筋痹、骨痹、脉痹五种痹病。②草苏草荄（gāi）之枝：草的叶、茎、根。苏，叶。荄，根。枝，茎。③暮世：末世。④粗工：医术不高明的医生。

［译文］

"中古时候的医生多在疾病一发生就能及时治疗，先用汤液十天，以祛除'八风'、'五痹'的病邪。如果十天不愈，再用草药治疗。医生还能掌握病情，处理得当，所以邪气就被制服，疾病也就痊愈。至于后世的医生就不是这样了，治病不能根据四时的变化，不知道阴阳色脉的关系，也不能辨别病情的顺逆，等到疾病已经形成，才想用微针治其外、汤液治其内。医术浅薄，以为如此可以攻邪治病。结果原来的疾病没有治好，又增添了新的疾病。"

帝曰："愿闻要道。"岐伯曰："治之要极①，无失色脉，用之不惑，治之大则。逆从到行，标本不得，亡神失国。去故就新②，乃得真人。"帝曰："余闻其要于夫子矣，夫子言不离色脉，此余之所知也。"岐伯曰："治之极于一。"帝曰："何谓一。"岐伯曰："一者，因得之。"帝曰："奈何?"岐伯曰："闭户塞牖，系之病者，数问其情，以从其意，得神③者昌，失神④者亡。"帝曰："善。"

[注释]

①要极：极为重要。②去故就新：先治疗旧病，再治疗新病。③得神：神气充足的表现，如精神饱满、脉象平和有力等。④失神：与得神相反。

[译文]

黄帝说："我愿听听有关临证方面的重要道理。"岐伯说："诊治疾病关键在于不要搞错色脉，能够把握色脉而没有丝毫怀疑，这是临证诊治的最大原则。假使不能掌握色脉的诊法，不能掌握标本，颠倒逆治、从治的治则，就会如神明之失、国家倾覆一样危险。赶快去掉旧习的简陋知识，钻研新的色脉学问，努力进取，才能达到上古真人的水平。"黄帝说："我已听到您讲的这些重要道理，您说的不离色脉我已知道。"岐伯说："诊治疾病的关键还有一个。"黄帝说："是什么?"岐伯说："就是从与病人接触中问得病情。"黄帝说："怎样问?"岐伯说："选择一个安静的环境，关好门窗，关心他的病，耐心询问，使病人毫无顾虑，尽情倾诉，从而得知其中的真情，并观察病人的神色。有神气的，预后良好；没有神气的，预后不良。"黄帝说："讲得很好。"

汤液醪醴论篇第十四

黄帝问曰："为五谷汤液及醪醴①奈何?"岐伯对曰："必以稻米，炊之稻薪，稻米者完②，稻薪者坚③。"帝曰："何以然。"岐伯曰："此得天地之和，高下之宜，故能至完，伐取得时，故能至坚也。"

[注释]

①醪（láo）醴：浊酒和甜酒。②完：完备。③坚：坚劲。

[译文]

黄帝问道："怎样用五谷来做成汤液及醪醴?"岐伯回答说："必须要用稻米作原料，以稻秆作燃料。因为稻米之气完备，稻秆又有坚劲。"黄帝问道："何以见得?"岐伯说："稻禀天地之和气，生长于高下适宜的地方，所以得气最全；收割在秋时，故其秆坚实。"

帝曰："上古圣人作汤液醪醴，为而不用①，何也?"岐伯曰："自古圣人之作汤液醪醴者，以为备耳，夫上古作汤液，故为而弗②服也。中古之世，道德③稍衰，邪气时至，服之万全。"帝曰："今之世不必已何也。"岐伯曰："当今之世，必齐④毒药攻其中，镵石⑤针艾⑥治其外也。"

[注释]

①为而不用：制作出来而不应用。②弗：不。③道德：养生之道。④齐(jì)：通"剂"，汤剂。⑤镵（chán）石：石针。⑥艾：艾灸。

[译文]

黄帝问道："上古时代的圣人制作汤液和醪醴，虽然制好，却备在那里不用，这是什么道理？"岐伯说："古代圣人做好的汤液和醪醴是以备万一的。因为上古太和之世，人们身心康泰，很少得病，所以虽制成了汤液还是不用的。到了中古代，养生之道稍衰，人们的身体比较虚弱，因此外界邪气时常能够乘虚伤人，但只要服些汤液、醪醴，病就可以好了。"黄帝问道："现在的人，即使服了汤液、醪醴，而病不一定好，这是什么缘故呢？"岐伯说："现在的养生之道更衰，一有疾病，必定要用药物内服，砭石、针灸外治，其病才能痊愈。"

帝曰："形弊血尽①而功不立者何。"岐伯曰："神不使②也。"帝曰："何谓神不使。"岐伯曰："针石道也。精神不进，志意不治，故病不可愈。今精坏神去，荣卫不可复收。何者，嗜欲无穷，而忧患不止，精气弛③坏④，荣泣卫除⑤，故神去之而病不愈也。"

[注释]

①形弊血尽：形体衰败，血脉枯竭。弊，衰败。②神不使：病情严重，脏腑机能衰败，药物不能吸收，针灸治疗无效。神，脏腑筋脉的生理机能。使，作用。③弛：松弛。④坏：败坏。⑤荣泣卫除：荣血凝泣，卫气的作用消除。

[译文]

黄帝问道："病情发展到了形体弊坏、气血竭尽的地步，治疗就无法见效，这里有什么道理？"岐伯说："这是因为病人的神气已

92　黄帝内经素问

经不能发挥它应有作用的关系。"黄帝问道："什么是神气不能发挥它应有作用？"岐伯说："针石治病不过是一种方法而已。现在病人的神气已经散越，志意已经散乱，纵然有好的方法，神气不起应有作用，而病不能好。况且病人的情况严重，已经达到精神败坏、神气离去，荣卫不可以再恢复的地步了。为什么病情会发展到这样的地步呢？这是由于不懂得养生之道，嗜好欲望没有穷尽，忧愁患难又没有止境，以致一个人的经气败坏、容血枯涩、卫气作用消失，所以神气失去应有的作用，对治疗上的方法已失去反应，当然他的病就不会好。"

帝曰："夫病之始生也，极微极精^①，必先入结于皮肤。今良工皆称曰：病成，名曰逆^②，则针石不能治，良药不能及也。今良工皆得其法，守其数^③，亲戚兄弟远近音声日闻于耳，五色日见于目，而病^④不愈者，亦何暇不早乎？"岐伯曰："病为本，工^⑤为标，标本不得，邪气不服，此之谓也。"

[注释]

①极微极精：疾病早期，病情轻浅。微，轻浅。精，单一。②逆：病情较重，难以治疗。③数：术数，指治疗的方术。④病：病人。⑤工：医生。

[译文]

黄帝说："凡病初起，是极其轻浅而单纯的，病邪只是浅留在皮肤里。现在经过医生一看，都说是病已成形，而且发展和预后很不好，用针石不能治愈，吃汤药亦不能达到病所。现在的医生都懂得法度，操守术数，与病人像亲戚兄弟一样亲近，声音的变化每日都能听到，五色的变化每日都能看到，然而却医不好病，这是不是治疗的不早呢？"岐伯说："这是因为病人为本，医生为标，病人与医生不能很好地合作，病邪就不能制服，道理就在这里。"

帝曰："其有不从毫毛①而生，五藏阳以竭②也，津液充郭③，其魄独居，孤精于内，气耗于外，形④不可与衣相保⑤，此四极⑥急而动中⑦，是气拒于内，而形施于外，治之奈何？"岐伯曰："平治于权衡⑧，去宛陈莝⑨，微动四极，温衣，缪刺⑩其处，以复其形。开鬼门，洁净府⑪，精以时服，五阳已布，疏涤五藏，故精自生，形自盛，骨肉相保，巨气⑫乃平。"帝曰："善。"

[注释]

①毫毛：皮毛。②阳以竭：阳气衰竭。③郭：同"廓"，指胸廓。④形：形体。⑤保：适合。⑥四极：四肢。⑦动中：扰动内脏。⑧权衡：称量工具。权，秤砣。衡，秤杆。⑨去宛陈莝（cuò）：去除淤积已久的病邪。宛，淤积。陈，陈旧之物。莝，腐败之物。⑩缪刺：刺治络脉，左病刺右，右病刺左的针刺方法。⑪开鬼门，洁净府：指发汗、利小便的治疗方法。鬼门，汗孔。净府，膀胱。⑫巨气：正气。

[译文]

黄帝说："有的病不是从外表毫毛而生的，是由于五脏的阳气衰竭，以致水气充满胸廓阴独居于内，则阳气更耗于外，形体浮肿，不能穿原来的衣服，四肢肿急而影响到内脏，这是阴气格拒于内，而水气弛张于外，这种病的治疗方法是什么呢？"岐伯说："要平复水气，当根据病情衡量轻重，驱除体内的积水，并叫病人做些四肢轻微运动，令阳气渐次宣行，穿衣要温暖一些，助其肌表之阳，而阴凝易散。用缪刺之法，针刺肿处，去水以恢复原来的形态。用发汗和利小便的方法，开汗孔、泻膀胱，使阴精归于平复，五脏阳气输布，以疏通五脏的郁积。这样，精气自会生成，形体也强盛，骨骼与肌肉保持着常态，正气也就恢复正常了。"黄帝说："讲得很好。"

玉版论要篇第十五

黄帝问曰："余闻揆度奇恒，所指不同，用之奈何？"岐伯对曰："揆度者，度病之浅深也。奇恒者，言奇病也。请言道之至数^①，五色脉变，揆度奇恒，道在于一^②。神转不回^③，回则不转，乃失其机，至数之要，迫近于微^④，著之玉版，命曰合玉机。"

[注释]

①至数：重要理论，此处指色、脉的理论内容。②一：即上文所说之神。③回：回转。④迫近于微：色、脉的诊察，虽属迫近之事，然其中含有微妙的道理。

[译文]

黄帝问道："我听说《揆度》、《奇恒》所指的内容各不相同，应当怎样运用呢？"岐伯回答说："《揆度》是权衡和度量疾病深浅的，《奇恒》是说明异常疾病的。请允许我谈谈其中最重要的道理，《五色》、《脉变》、《揆度》虽然所指不同，但道理只有一个，就是观察色、脉之间有无神气。人体神机的运转是不回折的，若回折就不能运转，人也就失去了生机！这个道理是极其重要的。色、脉的诊察虽然浅近，而微妙之处却在于察神机。把它记录在玉版上，以便与《玉机真脏论》参合应用。"

"容色①见上下左右，各在其要。其色见浅者，汤液主治，十日已。其见深者，必齐②主治，二十一日已。其见大深者，醪酒主治，百日已。色夭面脱，不治，百日尽已。脉短③气绝死，病温虚甚死。色见上下左右，各在其要。上为逆，下为从。女子右为逆，左为从；男子左为逆，右为从。易，重阳死，重阴死。阴阳反他④，治在权衡相夺，奇恒事也，揆度事也。"

[注释]

①容色：应为"客色"。②齐：通"剂"。③脉短：脉象衰微。④反他：违反常态。

[译文]

"面色的变化，表现在上下左右不同的部位，应分别审察其主病的要领。若病色浅的，说明病情尚轻，可用五谷汤液调治，十天可以治愈；若病色深的，说明病情较重，须用药剂治疗，二十一天可以治愈；若病色过深的，说明病情更重，必须用药酒治疗，一百天才能治愈；若面色枯槁不泽、颜面瘦削，为不治之症，到一百天就要死亡。若脉象短促而阳气虚脱的，是死症；温热病而正气极虚的，也是死症。病色表现在面部上下左右不同的部位，应分别审察其主病的要领。病色上移为逆，下移为顺；女子病色在右侧为逆，在左侧为顺；男子病色在左侧为逆，在右侧为顺。如果病色变更，变顺为逆，在男子则为重阳，是死症；在女子则为重阴，也是死症。若阴阳相反，应尽快权衡病情的轻重，采取适当的治疗措施，使阴阳趋于平衡，这就是《奇恒》、《揆度》的目的。"

"搏脉痹躄①，寒热之交。脉孤为消气，虚泄②为夺血。孤为逆，虚为从。行奇恒之法，以太阴③始。行所不胜曰逆，逆则死；行所胜曰从，从则活。八风四时之胜，终而复始，逆行一过④，不复可数，论要毕矣。"

[注释]

①躄（bì）：下肢痿弱不能行走。②虚泄：脉搏虚弱无力。③太阴：手太阴肺经。④逆行一过：四时气候失常。

[译文]

"脉象强劲、搏指有力，肢体疼痛沉重或痿软不能行走，这是寒热之邪侵犯人体、邪气亢盛所致。脉孤而无胃气说明化源将绝，元气耗散；脉见虚弱而又兼泄利，为阴血损伤。凡脉见孤绝为逆，脉见虚弱为顺。运用《奇恒》的方法，从手太阴肺经寸口脉来研究，出现'所不胜'的脉象叫做逆，预后多不良；出现'所胜'的脉象叫做从，预后良好。自然界八风、四时之间的相互胜复是循环无端、终而复始的，一旦失常，就不能用常理来推断了。至此，则《揆度》、《奇恒》的要点都论述完毕了。"

诊要经终论篇第十六

黄帝问曰："诊要何如？"岐伯对曰："正月二月，天气始方①，地气始发，人气在肝。三月四月，天气正方，地气定②发，人气在脾。五月六月，天气盛，地气高，人气在头。七月八月，阴气始杀，人气在肺。九月十月，阴气始冰，地气始闭，人气在心。十一月十二月，冰复③，地气合，人气在肾。"

[注释]

①方：旺盛。②定：同"正"。③复：通"腹"，厚。

[译文]

黄帝问道："诊病的关键是什么？"岐伯回答说："在于天、地、人相互之间的关系。如正月、二月，天气开始有一种生发的气象，地气也开始萌动，这时候的人气在肝；三月、四月，天气正当明盛，地气也正是华茂而欲结实，这时候的人气在脾；五月、六月，天气盛极，地气上升，这时候的人气在头部；七月、八月，阴气开始发生肃杀的现象，这时候的人气在肺；九月、十月，阴气渐盛，开始冰冻，地气也随之闭藏，这时候的人气在心；十一月、十二月，冰冻更甚而阳气伏藏，地气闭密，这时候的人气在肾。"

"故春刺散俞①，及与分理②，血出而止，甚者传气，间者环也。夏刺络俞，见血③而止，尽气闭环，痛病必下。秋刺皮肤，循理，上下同法，神变而止④。冬刺俞窍⑤于分理，甚者直下，间者散下。春夏秋冬，各有所刺，法其所在。"

[注释]

①散俞：散在各经的一般俞穴。②分理：指黑白分肉之理。③见血：出血。④神变而止：患者神气变化时停止针刺。⑤俞窍：俞穴。

[译文]

"由于人气与天地之气皆随顺阴阳之升沉，所以春天的刺法应刺经脉俞穴，及于分肉腠理，使之出血而止。如病比较重的应久留其针，其气传布以后才出针；较轻的可暂留其针，候经气循环一周，就可以出针了。夏天应刺孙络的俞穴，使其出血而止，使邪气尽去，就以手指扪闭其针孔伺其气行一周之顷，凡有痛病，必退下而愈。秋天应刺皮肤，顺着肌肉之分理而刺，不论上部或下部，同样用这个方法，观察其神色转变而止。冬天应深取俞窍于分理之间，病重的可直刺深入，较轻的可左右或上下散布其针，而稍宜缓下。春、夏、秋、冬各有所宜的刺法，须根据气之所在而确定刺的部位。"

"春刺夏分，脉乱气微，入淫骨髓，病不能愈，令人不嗜食，又且少气。春刺秋分，筋挛逆气，环为咳嗽，病不愈，令人时惊，又且哭。春刺冬分，邪气著藏，令人胀，病不愈，又且欲言语。夏刺春分，病不愈，令人解堕。夏刺秋分，病不愈，令人心中欲无言，惕惕如人将捕之。夏刺冬分，病不愈，令人少气，时欲怒。秋刺春分，病不已，令人惕然，欲有所为，起而忘之。秋刺夏分，病不已，令人益嗜卧，又且善梦。秋刺冬分，病不已，令人洒洒时寒。冬刺春分，病不已，令人欲卧不能眠，眠而有见。冬刺夏分，病不愈，气上，发为诸痹。冬刺秋分，病不已，令人善渴。"

[译文]

"如果春天刺了夏天的部位，伤了心气，可使脉乱而气微弱，邪气反而深入浸淫于骨髓之间，病就很难治愈，心火微弱，火不生土，使人不思饮食，而且少气；春天刺了秋天的部位，伤了肺气，春病在肝，发为筋挛，邪气因误刺而环周于肺，则又发为咳嗽，病不能愈，肝气伤，将使人时惊，肺气伤，且又使人欲哭；春天刺了冬天的部位，伤了肾气，以致邪气深着于内脏，使人胀满，其病不但不愈，肝气日伤，而且使人多言语。夏天刺了春天的部位，伤了肝气，病不能愈，反而使人身体倦怠；夏天刺了秋天的部位，伤了肺气，病不能愈，反而使人肺气伤而声不出，心中不欲言，心慌好像被逮捕的样子；夏天刺了冬天的部位，伤了肾气，病不能愈，反而使精不化气而少气，水不涵木而时常发怒。秋天刺了春天的部位，伤了肝气，病不能愈，反而使人血气上逆，惕然不宁且又善忘；秋天刺了夏天的部位，伤了心气，病不能愈，心气伤，火不生土，使人嗜卧，心不藏神且又多梦；秋天刺了冬天的部位，伤了肾气，病不能愈，使肾不闭藏，血气内散，时时发冷。冬天刺了春天的部位，伤了肝气，病不能愈，肝气少，魂不藏，使人困倦而又不得安眠，即便得眠，睡中常见怪异物等；冬天刺了夏天的部位，伤了心气，病不能愈，反使人脉气发泄而邪气闭痹于脉，发为诸痹；冬天刺了秋天的部位，伤了肺气，病不能愈，化源受伤，使人常常作渴。"

"凡刺胸腹者，必避五藏。中心者，环死；中脾者，五日死；中肾者，七日死；中肺者，五日死；中鬲^①者，皆为伤中，其病虽愈，不过一岁必死。刺避五藏者，知逆从也。所谓从者，鬲与脾肾之处，不知者反之。刺胸腹者，必以布憿②著之，乃从单布上刺，刺之不愈，复刺。刺针必肃，刺肿摇针，经刺勿摇，此刺之道也。"

[注释]

①鬲：膈膜。②憿（jiǎo）：缠绕。

[译文]

"凡针刺于胸腹之间，必须注意避免刺伤五脏。假如中伤了心脏，经气环身一周便死；假如中伤了脾脏，五日便死；假如中伤了肾脏，七日便死；假如中伤了肺脏，五日便死；假如中伤膈膜，皆为伤中，当时病虽然似乎好些，但不过一年其人必死。刺胸腹注意避免中伤五脏，主要是要知道下针的逆从。所谓从，就是要明白膈和脾、肾等处，应该避开；如不知其部位不能避开，就会刺伤五脏，那就是逆了。凡刺胸腹部位，应先用布巾覆盖其处，然后从单布上进刺。如果刺之不愈，可以再刺，这样就不会把五脏刺伤。在用针刺治病的时候，必须注意安静严肃，以候其气；刺脓肿的病可以用摇针手法以出脓血，刺经脉的病就不要摇针。这是刺法的一般规矩。"

帝曰："愿闻十二经脉之终，奈何？"岐伯曰："太阳之脉，其终也，戴眼反折，瘛疭，其色白，绝汗乃出，出则死矣。少阳终者，耳聋，百节皆纵，目睘绝系，绝系一日半死，其死也，色先青白，乃死矣。阳明终者，口目动作，善惊妄言，色黄，其上下经盛，不仁，则终矣。少阴终者，面黑齿长而垢，腹胀闭，上下不通而终矣。太阴终者，腹胀闭不得息，善噫善呕，呕则逆，逆则面赤，不逆则上下不通，不通则面黑皮，皮毛焦而终矣。厥阴终者，中热嗌干，善溺心烦，甚则舌卷卵上缩而终矣。此十二经之所败也。"

[译文]

黄帝问道："请您告诉我十二经气绝的情况是怎样的。"岐伯回答说："太阳经脉气绝的时候，病人两目上视、身背反张、手足抽掣、面色发白、出绝汗，绝汗一出，便要死亡了。少阳经脉气绝的时候，病人耳聋，遍体骨节松懈，两目直视如惊，到了目珠不转，一日半便要死了；临死的时候，面色先见青色，再由青色变为白色，就死亡了。阳明经脉气绝的时候，病人口眼牵引歪斜而颤动，时发惊惕，言语胡乱失常，面色发黄，其经脉上下所过的部分都表现出盛躁的症状，由盛躁而渐至肌肉麻木不仁，便死亡了。少阴经脉气绝的时候，病人面色发黑，牙龈萎缩而牙齿似乎变长并积满污垢，腹部胀闭，上下不相通，便死亡了。太阴经脉气绝的时候，腹胀闭塞、呼吸不利，常欲嗳气并且呕吐，呕则气上逆，气上逆则面赤，假如气不上逆，又变为上下不通，不通则面色发黑，皮毛枯焦而死。厥阴经脉气绝的时候，病人胸中发热，咽喉干燥，时时小便，心胸烦躁，渐至舌卷，睾丸上缩，便要死了。以上就是十二经脉气绝败坏的症候。"

脉要精微论篇第十七

黄帝问曰："诊法何如?"岐伯对曰："诊法常以平旦,阴气未动,阳气未散,饮食未进,经脉未盛,络脉调匀,气血未乱,故乃可诊有过之脉。切脉动静而视精明①,察五色,观五藏有余不足,六府强弱,形之盛衰,以此参伍②,决死生之分。"

[注释]

①精明:目之精光。②参伍:相互参照。

[译文]

黄帝问道:"诊脉的方法是什么?"岐伯回答说:"诊脉通常在清晨的时候进行,因为那时人还没有活动,阴气未被扰动,阳气也未曾耗散。同时,由于还没有进食,所以人体中的经脉之气平而未亢盛,络脉之气和而调匀,气血未受其他因素的影响而处于平静的状态。因此这个时候才容易诊察出来异常的脉象。在诊察病人脉搏动静变化的同时,还要看他眼睛的明暗、面部的五色表现,从而了解五脏之气的有余或不足、六腑功能的强弱、形体的盛衰,把这些诊察所得的材料互相参照,进行综合分析,用来诊断疾病的轻重,判断疾病预后的凶吉。"

"夫脉者,血之府①也,长则气治,短则气病,数则烦心,大则病进，上盛则气高，下盛则气胀，代则气衰，细则气少，涩则心痛，浑浑革至如涌泉，病进而色弊②，绵绵③其去如弦绝，死。"

[注释]

①府：聚集之处。②弊：败坏之意。③绵绵：指脉象似有若无。

[译文]

"脉是血液汇聚的地方，又是血液流通的隧道。脉象长，反映气血调和，运行通畅，是健康无病的表现；脉象短，反映气不足而血液运行无力；脉象数，反映体内有热邪，所以会出现心中烦热的症状；脉象大，反映邪气过盛，说明病情正在发展。若上部脉象充盛，反映有邪气壅滞于人体上部，会有呼吸急促的症状；下部脉象充盛，就反映邪气壅滞在人体的下部，会有腹中胀满等症状。若见到脉象缓慢，或两动一停，或三跳一止，停止有一定次数的，这叫做代脉，是五脏之气衰弱的表现。脉象细，反映气血虚少。脉象涩而不畅，反映气滞血淤，会有心痛的病症。脉来滚滚而急，好像涌出的泉水，反映气血非常紊乱，是病势垂危的现象。脉象细小，似有似无而又忽然像琴弦断了那样再也按不到，反映阴阳脱离，是死亡的征象。"

"夫精明五色者，气之华也。赤欲如白裹朱，不欲如赭①；白欲如鹅羽，不欲如盐；青欲如苍璧②之泽，不欲如蓝；黄欲如罗裹雄黄，不欲如黄土；黑欲如重漆色，不欲如地苍③。五色精微象见矣，其寿不久也。夫精明者，所以视万物，别白黑，审短长。以长为短，以白为黑，如是则精衰矣。"

[注释]

①赭：代赭石的暗红色。②璧：玉。③地苍：苍黑的泥土。

[译文]

　　"眼睛的神采和面部的五色都是五脏精气在外部的表现。就面部的五色来说，若是赤色，就要像帛绢裹着朱砂那样，隐现着红润而有光泽，不要像代赭石那样暗红带紫而干枯。若是白色，就要像鹅的羽毛那样白而光洁，不要像食盐那样白而灰暗。若是青色，就要像碧玉那样莹润光泽，不要像靛蓝那样青而滞暗。若是黄色，就要像用罗绢包裹着雄黄那样黄中透红、明润含蓄，不要像黄土那样黄而干枯。若是黑色，就要像重漆那样黑而透亮，不要像泥土那样枯暗如炭灰。不论是哪种颜色，只要具有含蓄而明润的特点，就是精气未衰的表现，预后良好；如果五色暴露而不含蓄，又无光泽，那就是五脏精气外泄的表现，寿命就不会长久了。就两眼神采和视觉来说，如果五脏精气充足，能够灌注滋养，那么眼睛就精明而能够准确地观察万物、辨别各种颜色、审察物体的长短等形状；如果视觉障碍，以至于发展到长短不分、黑白颠倒的程度，这就表明五脏的精气已经衰竭了。"

　　"五藏者，中之守①也，中盛藏满，气胜伤恐者，声如从室中言，是中气之湿也。言而微，终日乃复言者，此夺气也。衣被不敛，言语善恶，不避亲疏者，此神明之乱也。仓廪②不藏者，是门户不要也。水泉③不止者，是膀胱不藏也。得守者生，失守者死。"

[注释]

①守：职责。②仓廪：脾和胃。③水泉：小便。

[译文]

　　"五脏的功能特点是守护精气，使它不外泄散失。假若见到脘腹胀满、喘息气急、容易恐惧、说话的声音重浊而不清亮，好像从密室中发出来的那样瓮声瓮气的，这是中焦有湿邪的表现，反映出脾脏的功能失常。如果说话的声音低微、说话重复或者大半天才说一句话，是气虚的表现，反映出肺脏的功能失常。如果病人不知穿衣盖被，不懂羞耻，言语好坏不分，又不辨亲疏远近，这是精神错乱的表现，反映出心脏的功能失常。如果肠胃不能贮藏水谷，大便泄泻不止，这是肛门不能约束的表现，反映脾脏的功能失常。如果小便失禁，这是膀胱不能贮藏津液的表现，反映出肾脏的功能失常。总之，如果五脏能守护精气，而不过分失泄，那么即使有病，也有好转和痊愈的希望；相反，则不能守护精气，那就难免死亡了。"

　　"夫五藏者，身之强①也，头者精明之府，头顷视深，精神将夺矣。背者胸中之府，背曲肩随，府将坏矣。腰者肾之府，转摇不能，肾将惫矣。膝者筋之府，屈伸不能，行则偻附②，筋将惫矣。骨者髓之府，不久立，行则振掉③，骨将惫矣。得强则生，失强则死。"岐伯曰："反四时者，有余为精④，不足为消。应太过，不足为精；应不足，有余为消。阴阳不相应，病名曰关格⑤。"

　　[注释]

　　①强：强健。②偻附：背部弯曲而头颅下垂。③振掉：震颤摇晃。④精：体内精气。⑤关格：阴阳格拒，不相适应。关，关闭。格，格拒。

　　[译文]

　　"五脏精气充沛，是保持身体强壮的根本。具体地说：头是藏精神的地方，所以称为'精明之府'，如果见到头倾斜低垂而不能抬起、眼睛凹陷而没有神采，这是精神将要衰败的表现。肩背是构成胸腔的主要支柱，所以称为'胸中之府'，如果出现背部弯曲、两肩部下垂，便可知道是位于胸中的心脏与肺脏之气行将败坏了。腰部是肾脏所在的地方，所以称为'肾之府'，如果见到腰部运转不灵、身躯不能转摇，便可知道是肾脏的精气将要衰惫了。膝关节的周围是筋会聚的地方，所以称为'筋之府'，如果见到下肢屈伸不便、走路时需要依扶他物的，便可知道是筋气将要衰惫，也反映出肝脏的精气已经很虚弱了。骨是藏髓的地方，所以称为'髓之府'，如果见到站立不能持久、行走时摇晃不稳，就是骨气将要衰惫的表现，也反映出肾脏的精气已经很虚弱了。所以在临床上，见到形体强壮的，说明五脏精气未衰，虽然有病，预后也良好；而形体极度困惫衰弱，说明五脏精气衰败，就有死亡的可能。"岐伯说："脉气与四时阴阳之气相反，如相反的形象有余，皆为邪气盛于正气；相反的形象不足，为血气先已消损。根据时令变化，脏气当旺、脉气应有余却反见不足的，这是邪气盛于正气；脉气应不足却反见有余的，这是正不胜邪，邪气盛，而血气消损。这种阴阳不相顺从、气血不相营运、邪正不相适应而发生的疾病叫关格。"

帝曰："脉其四时动奈何，知病之所在奈何，知病之所变奈何，知病乍在内奈何，知病乍在外奈何，请问此五者，可得闻乎。"岐伯曰："请言其与天运转大也。万物之外，六合之内，天地之变，阴阳之应，彼春之暖，为夏之暑，彼秋之忿，为冬之怒，四变之动，脉与之上下，以春应中①规，夏应中矩，秋应中衡②，冬应中权③。是故冬至四十五日，阳气微上，阴气微下；夏至四十五日，阴气微上，阳气微下。阴阳有时，与脉为期④，期而相失，知脉所分，分之有期，故知死时。微妙在脉，不可不察，察之有纪⑤，从阴阳始，始之有经，从五行生，生之有度，四时为宜，补写勿失，与天地如一，得一之情，以知死生。是故声合五音，色合五行，脉合阴阳。"

[注释]

①中：合乎。②衡：秤杆。③权：秤砣。④阴阳有时，与脉为期：脉象

与四时相应，也有变化。⑤纪：纲领。

[译文]

黄帝说："四时的脉象有什么不同的变动？怎样通过脉象而知道疾病的部位？怎样通过脉象来了解疾病的发展变化？怎样通过鉴别脉象来判断疾病在内，又怎样判断疾病在外？请问能把这五个问题讲给我听听吗？"岐伯回答说："那就请允许我先讲一下天体运转规律与脉象变化相应这个广大而微妙的道理吧。万物之外，宇宙之内，天地间的一切变化，都是和阴阳的变化规律相应的，而不单纯是人体的脉象问题。例如从春天的温暖发展到夏天的暑热，从秋天的清风劲急发展到冬天的寒风怒号，四时气候的这种转变，正反映了自然界阴阳的变化规律。人体的脉象也随着四时而相应地上下浮沉。所以春季的脉象如同圆规所画的弧线那样圆滑，夏季的脉象如同用矩画出的有棱有角的正方形那样充盛和明显，秋季的脉象如同秤杆那样轻轻飘浮，冬季的脉象如同秤锤那样沉下而不浮动。四时阴阳变化的关键时刻在冬至后四十五天，也就是立春日，表现出阳气微微上升、阴气微微下降；夏至后的四十五天，也就是立秋日，表现出阴气微微上升、阳气微微下降。由于阴阳之气的升降有这样一定的时期，因而脉象也相应地发生有规律的改变。假如脉象的改变和这个时期不一致了，那么就可以从它的特殊变化上分析疾病到底在哪个内脏。再根据四时和五行、五脏相应的关系，应用五行生克的规律来推求，便可以知道死亡的时期。可见，对脉象的微妙变化不可不细心地体察。诊察脉象的最大原则是先从辨别脉象属于阴或阳开始，而辨别脉象阴阳的方法就是要根据五行生克的规律来分析，从而测度出脉象属虚属实、是盛是衰，再看它与四时阴阳变化是否一致。若是脉象属于不足的虚症，就要用补法来治疗；若是脉象属于有余的实症，就应该用泻法来治疗。一定要注意，不能把补法与泻法用错才能促使人体的阴阳与自然界的阴阳恢复一致。掌握了人与天地阴阳相一致的道理以及分析脉象的方法，就能判断疾病的预后吉凶。所以说，诊断疾病时，要把病人发出的声音与五行联系起来，以分析病在何脏；看到病人的面色，要把五色与五行联系起来，应用生克的规律，预测疾病的发展变化；切按病人的脉象，要把脉象与四时阴阳联系起来，以判断疾病部位在外还是在里。"

"是知阴盛则梦涉大水恐惧，阳盛则梦大火燔灼，阴阳俱盛则梦相杀毁伤；上盛则梦飞，下盛则梦堕；甚饱则梦予，甚饥则梦取；肝气盛则梦怒，肺气盛则梦哭；短虫多则梦聚众，长虫多则梦相击毁伤。"

[译文]

"不仅分析脉象首先要辨别阴阳，即使是梦幻，在一定程度上也可以反映体内的阴阳盛衰。例如，阴气过盛的人，可以梦见涉渡大水而恐惧；阳气过盛的人，可以梦见有大火烧灼；阴阳气都盛的人，可以梦见相互残杀而毁坏受伤。气盛于上部的，可以梦见飞腾；气盛于下部的，可以梦见向下堕坠。如果吃得过饱，可以梦见送给别人东西；如果饥饿，可以梦见取来食品自用。肝气过盛的，可以梦见发怒；肺气过盛的，可以梦见悲哀哭泣。腹中蛲虫过多，可以梦见众人聚会；腹中蛔虫过多，可以梦见相互打击而受伤。"

"是故持脉有道，虚静为保。春日浮，如鱼之游在波；夏日在肤，泛泛乎万物有余；秋日下肤，蛰虫将去；冬日在骨，蛰虫周密，君子居室。故曰：知内者按而纪之，知外者终而始之。此六者，持脉之大法。"

[译文]

"所以诊脉是有一定法则的，但其中最根本的一条是平心静气、精神集中，才能保证诊察的正确。四时的脉象是：春季的脉浮而滑利，好像鱼儿游在水中；夏季的脉在皮肤上，那充满旺盛的样子，如同夏天所有的植物都繁荣茂盛；秋季的脉象在皮肤之下，好像蛰虫将要伏藏而有下趋之势；冬季的脉象沉伏在骨的附近，犹如蛰虫伏藏得已经很周密，又好像人们深居在密室之中。因此，从脉象的变化中要想知道深藏在体内的五脏虚实，必须重按才能得到要领；要想知道在外部的经脉之气盛衰，必须按照次序，先轻按浮取，再重按沉取，如果沉取时脉象不足，而浮取时脉象有余，那就是疾病在外的表现。以上春、夏、秋、冬、内、外这六个方面就是诊脉时必须注意的重要法则。"

"心脉搏坚①而长，当病舌卷不能言；其耎②而散者，当消环自已。肺脉搏坚而长，当病唾血；其耎而散者，当病灌汗③，至今不复散发也。肝脉搏坚而长，色不青，当病坠若搏，因血在胁下，令人喘逆；其耎而散色泽④者，当病溢饮⑤，溢饮者喝暴多饮，而易入肌皮肠胃之外也。胃脉搏坚而长，其色赤，当病折髀；其耎而散者，当病食痹。脾脉搏坚而长，其色黄，当病少气；其耎而散色不泽者，当病足胻肿，若水状也。肾脉搏坚而长，其色黄而赤者，当病折腰；其而散者，当病少血，至今不复也。"

[注释]

①搏坚：搏指坚实。②耎：软弱无力。③灌汗：自汗或者盗汗。④色泽：面色润泽。⑤溢饮：水液停留于皮肤四肢。

[译文]

"心脉坚而长，搏击指下，为心经邪盛，火盛气浮，当病舌卷而不能言语；其脉软而散的，当病消渴，待其胃气来复，病自痊愈。肺脉坚而长，搏击指下，为火邪犯肺，当病痰中带血；其脉软而散的，为肺脉不足，当病汗出不止，在这种情况下，不可再用发散的方法治疗。肝脉坚而长，搏击指下，其面色当青，不青则非由内生，当为跌坠或搏击所伤，因瘀血积于胁下，阻碍肺气升降，所以使人喘逆；如其脉软而散，加之面目颜色鲜泽，当发溢饮病，口渴暴饮，因水不化气，而水气容易流入肌肉皮肤之间、肠胃之外所引起。胃脉坚而长，搏击指下，面色赤，当病髀痛如折；如脉软而散，则胃气不足，当病食痹。脾脉坚而长，搏击指下，面部色黄，乃脾气不运，当病少气；如其脉软而散，面色不泽，为脾虚，不能运化水湿，当病足胫浮肿如水状。肾脉坚而长，搏击指下，面部黄而带赤，是心脾之邪盛侵犯于肾，肾受邪伤，当病腰痛如折；如其脉软而散，当病精血虚少，使身体不能恢复健康。"

帝曰："诊得心脉而急^①，此为何病，病形何如？"岐伯曰："病名心疝^②，少腹当有形也。"帝曰："何以言之？"岐伯曰："心为牡^③藏，小肠为之使，故曰少腹当有形也。"帝曰："诊得胃脉，病形何如？"岐伯曰："胃脉实则胀，虚则泄。"

［注释］

①急：绷急。②心疝：下腹肿块突起。③牡：阳。

［译文］

黄帝说："诊脉时，其心脉劲急，这是什么病？病的症状是怎样的呢？"岐伯说："这种病名叫心疝，少腹部位一定有形征出现。"黄帝说："这是什么道理呢？"岐伯说："心为阳脏，心与小肠为表里，今其病传于腑，小肠受之，为疝而痛，小肠居于少腹，所以少腹当有病形。"黄帝说："诊察到胃脉有病，会出现什么病变呢？"岐伯说："胃脉实则邪气有余，将出现腹部胀满；胃脉虚则胃气不足，将出现泄泻。"

帝曰："病成而变^①何谓？"岐伯曰："风成为寒热，瘅^②成为消中③，厥成为巅④疾，久风为飨泄，脉风成为疠⑤，病之变化，不可胜数。"

①病成而变：疾病形成之后发生变化。②瘅（dān）：热邪。③消中：善食易饥。④巅：上部，此处指头部。⑤疠：麻风病。

[译文]

黄帝说："疾病的形成及其发展变化又是怎样的呢？"岐伯说："因于风邪，可变为寒热病；瘅热既久，可成为消中病；气逆上不已，可成为癫痫病；风气通于肝，风邪经久不愈，木邪侮土，可成为飨泄病；风邪客于脉，留而不去则成为疠风病。疾病之变化，不可胜数。"

帝曰："诸痈肿筋挛骨痛，此皆安生。"岐伯曰："此寒气之肿，八风之变也。"帝曰："治之奈何？"岐伯曰："此四时之病，以其胜治之，愈也。"

[译文]

黄帝说："各种痈肿、筋挛、骨痛的病变是怎样产生的呢？"岐伯说："这都是因为寒气聚集和八风邪气侵犯人体后而发生的变化。"黄帝说："怎样进行治疗呢？"岐伯说："由于四时偏胜之邪气所引起的病变，根据五行相克的规律确定疗法治疗就会痊愈。"

帝曰："有故病五藏发动，因伤脉色，各何以知其久暴至之病乎？"岐伯曰："悉乎哉问也！徵其脉小色不夺者，新病也；徵其脉不夺其色夺者，此久病也；徵其脉与五色俱夺者，此久病也；徵其脉与五色俱不夺者，新病也。肝与肾脉并至，其色苍赤，当病毁伤，不见血，已见血，湿若中水也。"

黄帝说："无论是五脏久病，还是触动了邪气而生的新病，都会使面部气色和脉象发生变化，那么怎样区别它们是新病还是久病呢？"岐伯说："您问得真详细呀！这只要验看他们的气色和脉象就可以知道了。如果脉象虽小而气色正常，那就是新病；如果脉象虽无明显变化而气色已经失常，那就是久病；如果脉象和气色都不好，那也是久病；如果脉象和气色都改变不大，那是新病。假如沉脉和弦脉同时出现，而皮肤出现青紫色，那是由于外伤而使筋骨血脉受损的反映，在这种情况下，无论有没有出血，形体都会发生肿胀，肿胀的样子好像受湿邪引起的水肿。"

"尺内两傍，则季胁①也，尺外以候肾，尺里以候腹。中附上，左外以候肝，内以候鬲；右，外以候胃，内以候脾。上附上，右外以候肺，内以候胸中；左，外以候心，内以候膻中。前以候前，后以候后。上竟上②者，胸喉中事也；下竟下③者，少腹腰股膝胫足中事也。"

［注释］

①季胁：胁肋下部。②上竟上：上端之尽端，即鱼际部。竟，尽。③下竟下：下端之尽端，即尽于尺部。

［译文］

"前臂从腕至肘的长度是一尺，这段内侧的皮肤叫尺肤，观察尺肤的变化，具有诊断意义。尺肤可以分为三段，每段又各有左右手的不同，还分为外侧也就是桡侧、内侧也就是尺侧。各段的不同部位，分别和身体中的各部位有对应关系：在接近肘部的下段，它的两旁反映两胁肋的情况，外侧反映肾脏的情况，内侧反映腹部的情况。再向上移到尺肤的中段，左臂外侧反映肝脏的情况，内侧反映膈肌的情况；右臂外侧反映胃脏的情况，内侧反映脾脏的情况。

到接近于腕部的上段，右臂外侧反映肺脏的情况，内侧反映胸中的情况；左臂外侧反映心脏的情况，内侧反映膻中的情况。总的说来，尺肤部的前面，也就是阴经所循行的部位，反映身前胸腹的情况；尺肤部的后面，也就是阳经所循行的部位，反映身后背部的情况。上部超过腕横纹而接近鱼际的部位，反映胸部以及喉咙等身体上部的情况；下部紧挨着肘横纹的部位，反映腰、大腿、小腿、足等人体下部的情况。"

"粗大者，阴不足阳有余，为热中①也。来疾去徐②，上实下虚，为厥巅疾；来徐去疾，上虚下实，为恶风③也。故中恶风者，阳气受也。有脉俱沉细数者，少阴厥也；沉细数散者，寒热也；浮而散者为眴仆④。诸浮不躁⑤者皆在阳，则为热，其有躁者在手。诸细而沉者皆在阴，则为骨痛；其有静⑥者在足。数动一代者，病在阳之脉也，泄及便脓血。诸过者，切之，涩者阳气有余也，滑者阴气有余也。阳气有余，为身热无汗，阴气有余，为多汗身寒，阴阳有余，则无汗而寒。推而外之，内而不外，有心腹积也。推而内之，外而不内，身有热也。推而上之，上而不下，腰足清也。推而下之，下而不上，头项痛也。按之至骨，脉气少者，腰脊痛而身有痹也。"

[注释]

①热中：内热。②来疾去徐：脉象来时急速去时徐缓。③恶风：感受风邪。④眴（xuàn）仆：眩晕而昏倒。⑤躁：脉象躁动。⑥静：脉象缓和。

[译文]

"脉象洪大者，是阴不足而阳有余的反映，多为里热之病。脉象来时急速而去时徐缓的，是上部邪气壅滞而下部正气不足的反映，多为气逆上冲而引起的巅顶部的疾患；若脉搏起来时徐缓而伏去时急速的，是上部正气虚而下部邪气壅滞的反映，多为厉害的风邪引起的疾病。因为遭受风邪的侵袭，人体上部的阳气先受伤害，所以出现上部正气虚的脉象。若脉象沉细而数的，是足少阴经脉之气逆乱的反映；若脉象沉细数而且散乱的，是阴盛阳虚或阴虚火旺的反映，多为虚劳寒热之病。若脉象浮而散乱，是气血不足的反映，多为眩晕仆倒的疾病。若脉象浮而不躁疾的，是病邪在表的反映，病在足三阳经，多为发热性疾病；若脉象浮而躁疾的，也是病邪在表的反映，但疾病属于手三阳经。若脉象细而沉的，是病在里的反映，多为骨节疼痛，疾病在手三阴经；若脉象沉细而静的，也是病在里的反映，但疾病在足三阴经。若脉搏跳动几次便歇止一次的，那是邪气阻滞在三阳经的反映，多为腹泻以及大便脓血之类的疾病。若脉象异常，又有尺肤部涩而不润的，是阳邪有余的反映；若脉象异常，又见到尺肤滑润的，是阴邪有余的反映。阳邪有余的，就会有发烧而无汗的症状；阴邪有余的，就会有多汗怕冷、身凉的症状；若阴有余，阳也有余的，就会出现无汗而且怕冷、身凉的症状。若手指轻按而不见脉动，重按才见脉象沉而不浮，是疾病在里的反映，多为心腹有积聚的里证；若手指重按而不见脉动，轻按时才见脉象浮而不沉的，这是邪气在表的反映，多为发热恶寒的表证。若切按脉的上部有搏动，但搏动只在上部才有而下部却没有的，是人体下部气虚的反映，所以多为腰部及足清冷的疾病；若切按脉的下部有搏动，但搏动只在下部才有上部却没有的，是人体上部阳气不足的反映，所以多为人体头项部疼痛的疾病。若手指重按至骨才能感到脉动，而脉象微弱似要断绝不来，是阳气虚弱的反映，多为腰部、脊背疼痛或者肢体有麻木不仁的症状。"

平人气象论篇第十八

　　黄帝问曰："平人何如?"岐伯对曰："人一呼脉再动，一吸脉亦再动，呼吸定息①脉五动，闰以太息②，命曰平人。平人者，不病也。常以不病调③病人，医不病，故为病人平息以调之为法。人一呼脉一动，一吸脉一动，曰少气。人一呼脉三动，一吸脉三动而躁，尺热曰病温，尺不热脉滑曰病风，脉涩曰痹。人一呼脉四动以上曰死，脉绝不至曰死，乍疏乍数曰死。"

　　[注释]

　　①呼吸定息：一呼一吸的时间。②闰以太息：间或出现一呼一吸的时间内脉搏跳动超过五次的情况，是因为深呼吸的缘故。③调：衡量、计算。

　　[译文]

　　黄帝问道："正常人的脉象是怎样的呢?"岐伯回答说："人一呼脉跳动两次，一吸脉也跳动两次，呼吸之余，是为定息。若一吸终了到一呼开始的时间内脉跳动五次，是因为有时呼吸较长已尽脉跳余数的缘故，这是平人的脉象。平人就是无病之人，通常以无病之人的呼吸为标准，来测量病人的呼吸次数及脉跳次数，医生无病，就可以用自己的呼吸来计算病人脉搏的次数，这是诊脉的法则。人呼出一口气的时间脉搏跳动一次，吸入一口气的时间脉搏跳动一次，一呼一吸之间脉搏跳动两次，这种情况是病人少气的表现。如果一呼与一吸脉各跳动三次而且急疾，尺之皮肤发热，是温病的表现；如尺肤不热，脉象滑，为感受风邪而发生的病变；如脉象涩，是为痹症。人一呼一吸脉跳动八次以上是精气衰夺的死脉；脉气断绝不至，乃死脉；脉来忽迟忽数，为气血已乱，亦是死脉。"

"平人之常气禀于胃，胃者，平人之常气也，人无胃气^①曰逆，逆者死。"

[注释]

①胃气：脉来和缓，便是有胃气之脉。

[译文]

"健康人的正常脉气来源于胃，胃为水谷之海，乃人体气血生化之源，所以胃气为平人脉息的正常之气。人的脉息若没有胃气，叫做逆，逆象是可以致死的。"

"春胃^①微弦曰平^②，弦多胃少曰肝病，但弦无胃曰死，胃而有毛^③曰秋病，毛甚曰今病。藏真散于肝，肝藏筋膜之气也。夏胃微钩曰平，钩^④多胃少曰心病，但钩无胃曰死，胃而有石^⑤曰冬病，石甚曰今病。藏真通于心，心藏血脉之气也。长夏胃微软弱曰平，弱多胃少曰脾病，但代无胃曰死，软弱有石曰冬病，弱甚曰今病。藏真濡于脾，脾藏肌肉之气也。秋胃微毛曰平，毛多胃少曰肺病，但毛无胃曰死，毛而有弦曰春病，弦甚曰今病。藏真高于肺，以行荣卫阴阳也。冬胃微石曰平，石多胃少曰肾病，但石无胃曰死，石而有钩曰夏病，钩甚曰今病。藏真下于肾，肾藏骨髓之气也。"

[注释]

①胃：胃气。②平：平和之脉。③毛：毛脉，其象轻虚而浮。④钩：脉来洪大，来盛去衰，如钩端微曲之象。⑤石：坚而沉的脉象。

"春天有胃气的脉应该是弦而柔和的微弦脉，乃是无病之平脉；如果弦象很明显而缺少柔和之胃气，则肝脏有病；脉见纯弦而无柔和之象的真脏脉，主死；若虽有胃气而兼见轻虚以浮的毛脉，是春见秋脉，故预测其到了秋天就要生病，如毛脉太甚，则木被金伤，现时就会发病。肝旺于春，春天脏真之气散于肝，以养筋膜之气。夏天有胃气的脉应该是钩而柔和的微钩脉，乃是无病之平脉；如果钩象明显而缺少柔和之胃气，为心脏有病；脉见纯钩而无柔和之象的真脏脉，主死；若虽有胃气而兼见沉象的石脉，是夏见冬脉，故预测其到了冬天就要生病；如石脉太甚，则火被水伤，现时就会发病。心旺于夏，故夏天脏真之气通于心，心主血脉，而心之所藏则是血脉之气。长夏有胃气的脉应该是微软弱的脉，乃是无病之平脉，如果若甚无力而缺少柔和之胃气，为脾脏有病；如果见无胃气的代脉，主死；若软弱脉中兼见沉石，是长夏见冬脉，这是火土气衰而水反侮的现象，故预测其到了冬天就要生病；如弱火甚，现时就会发病。脾旺于长夏，故长夏脏真之气濡养于脾，脾主肌肉，故脾藏肌肉之气。秋天有胃气的脉应该是轻虚以浮而柔和的微毛脉，乃是无病之平脉；如果是脉见轻虚以浮而缺少柔和之胃气，为肺脏有病；如见纯毛脉而无胃气的真脏脉，就要死亡；若毛脉中兼见弦象，这是金气衰而木反侮的现象，故预测其到了春天就要生病；如弦脉太甚，现时就会发病。肺旺于秋而居上焦，故秋季脏真之气上藏于肺，肺主气而朝百脉，乃是无病之平脉；如果脉见沉石而缺少柔和的胃气，为肾脏有病；如脉见纯石而不柔和的真脏脉，主死；若沉石脉中兼见钩脉，是水气衰而火反侮的现象，故预测其到了夏天就要生病；如钩脉太甚，现时就会发病。肾旺于冬而居人体的下焦，冬天脏真之气下藏于肾，肾主骨，故肾藏骨髓之气。"

"胃之大络，名曰虚里^①，贯鬲络肺，出于左乳下，其动应衣，脉宗气^②也。盛喘数绝^③者，则病在中；结而横^④，有积^⑤矣；绝不至曰死。乳之下其动应衣，宗气泄也。"

[注释]

①虚里：穴位名，位于左乳心尖搏动处。②脉宗气：诊断出宗气强弱。脉，诊断。③盛喘数绝：虚里搏动之甚如气急之喘促且有中止现象。④结而横：结脉并且搏动横直有力。⑤积：积滞。

[译文]

"胃经的大络名叫虚里，其络从胃贯膈而上络于肺，其脉出现于左乳下，搏动时手可以感觉到，这是积于胸中的宗气鼓舞其脉跳动的结果。如果虚里脉搏动急速而兼有短时中断之象，这是中气不守的现象，是病在膻中的征候；搏动粗实有力，横格于指下，则是腹内有积聚的征象；若搏动断绝不续，宗气衰败，预后不良；如脉来跳动甚剧而外见于衣，这是宗气失藏而外泄的现象。"

"欲知寸口太过与不及，寸口之脉中手短者，曰头痛。寸口脉中手长者，曰足胫痛。寸口脉中手促上击^①者，曰肩背痛。寸口脉沉而坚者，曰病在中。寸口脉浮而盛者，曰病在外。寸口脉沉而弱，曰寒热及疝瘕少腹痛。寸口脉沉而横^②，曰胁下有积，腹中有横积痛。寸口脉沉而喘，曰寒热。脉盛滑坚者，曰病在外。脉小实而坚者，病在内。脉小弱以涩，谓之久病。脉滑浮而疾者，谓之新病。脉急者，曰疝瘕少腹痛。脉滑曰风。脉涩曰痹。缓而滑曰热中。盛而紧曰胀。"

[注释]

①上击：搏动应指有力。②横：脉象数急弦劲。

[译文]

"切脉要知道寸口脉的太过和不及。寸口脉象应指而短，主头痛。寸口脉应指而长，主足胫痛。寸口应指急促而有力，上搏指下，主肩背痛。寸口脉沉而坚硬，主病在内。寸口脉浮而盛大，主病在外。寸口脉沉而弱，主寒热、疝少腹疼痛。寸口脉沉而横居，主胁下有积病或腹中有横积而疼痛。寸口脉沉而急促，主病寒热。脉盛大滑而坚，主病在外。脉小实而坚，主病在内。脉小弱而涩，是为久病。脉来滑利浮而疾数，是为新病。脉来紧急，主疝瘕少腹疼痛。脉来滑利，主病风。脉来涩滞，主痹症。脉来缓而滑利，为脾胃有热，主病热中。脉来盛紧，为寒气痞满。"

"脉从阴阳，病易已；脉逆阴阳，病难已。脉得四时之顺，曰病无他；脉反四时及不间藏，曰难已。臂多青脉，曰脱血①。尺脉缓涩，谓之解㑊②。安卧脉盛，谓之脱血。尺涩脉滑，谓之多汗。尺寒脉细，谓之后泄③。脉尺粗常热者，谓之热中。肝见庚辛死，心见壬癸死，脾见甲乙死，肺见丙丁死，肾见戊己死，是谓真藏见，皆死。"

[注释]

①脱血：血液衰少。②解㑊：懈怠懒惰。解，懒惰。㑊，特殊、异常。③后泄：泄泻。后，大便。

[译文]

"脉与病之阴阳相一致，如阳病见阳脉、阴病见阴脉，病易痊愈，否则病就难愈了。脉与四时相应为顺，如春弦、夏钩、秋毛、冬石，即使患病，亦无什么危险；如脉与四时相反，及不间脏而传变，则病难愈。臂多青脉乃血少脉空，是由于失血。尺肤缓而脉来涩，主气血不足，多为倦怠懈惰。但欲安卧、尺肤发热而脉象盛大，是火盛于内，主脱血。尺肤涩而脉象滑，阳气有余于内，故为多汗。尺肤寒而脉象细，阴寒之气盛于内，故为泄泻。脉见粗大而尺肤常热的，阳盛于内，为热中。肝的真脏脉出现，至庚辛日死；

心的真脏脉出现，至壬癸日死；脾的真脏脉出现，至甲乙日死；肺的真脏脉出现，至丙丁日死；肾的真脏脉出现，至戊己日死。这说的是真脏脉出现均主死亡。"

"颈脉动喘疾欬，曰水。目裹微肿如卧蚕起之状，曰水。溺黄赤安卧者，黄疸。已食如饥者，胃疸。面肿曰风。足胫肿曰水。目黄者曰黄疸。妇人手少阴脉动甚者，妊子也。"

[译文]

"颈部之脉搏动甚且气喘咳嗽，主水病。眼睑浮肿如卧蚕之状也是水病。小便颜色黄赤而且嗜卧，是黄疸病。进食后很快又觉得饥饿，是胃疸病。风为阳邪，上先受之，面部浮肿，为风邪引起的风水病。水湿为阴邪，下先受之，足胫肿，是水湿引起的水肿病。眼白睛发黄，是黄疸病。妇人手少阴心脉搏动明显，是怀孕的征象。"

"脉有逆从①，四时未有藏形②，春夏而脉瘦，秋冬而脉浮大，命曰逆四时也。风热而脉静，泄而脱血脉实，病在中，脉虚，病在外，脉涩坚者，皆难治，命曰反四时也。"

[注释]

①逆从：偏义复词，取"从"义。②藏形：五脏六腑对应之脉象。

[译文]

"脉与四时有相适应也有不相适应的，如果脉搏不见本脏脉的正常脉象，春、夏不见弦、洪而反见沉、涩，秋、冬不见毛、石而反见浮、大，这都是与四时相反的脉象。风热为阳邪脉应浮大，今反沉静；泄利脱血、津血受伤，脉应虚细，今反实大；病在内，脉应有力，乃正气尚盛足以抗邪，今反脉虚；病在外，脉应浮滑，乃邪气仍在于表，今反见脉强坚，脉症相反，都是难治之病，这就叫做'反四时'。"

"人以水谷为本，故人绝水谷则死，脉无胃气亦死，所谓无胃气者，但得真藏脉^①不得胃气也。所谓脉不得胃气者，肝不弦肾不石也。太阳脉至，洪大以长；少阳脉至，乍数乍疏，乍短乍长；阳明脉至，浮大而短。"

[注释]

①真藏脉：在疾病危重期出现的脉象，又称怪脉、死脉、败脉、绝脉。

[译文]

"人依靠水谷的营养而生存，所以人断绝水谷后就要死亡；胃气化生于水谷，如脉无胃气也要死亡。所谓无胃气的脉，就是只见真脏脉而不见柔和的胃气脉。所谓不得胃气的脉，就是肝脉见不到微弦脉，肾脉见不到微石脉等。太阳主时，脉来洪大而长；少阳主时，脉来不定，忽快忽慢，忽长忽短；阳明主时，脉来浮大而短。"

"夫平心脉来，累累^①如连珠，如循琅玕^②，曰心平，夏以胃气为本，病心脉来，喘喘^③连属，其中微曲，曰心病，死心脉来，前曲后居^④，如操带钩，曰心死。"

[注释]

①累累：连续不断。②琅玕：此处用来形容脉的圆滑。③喘喘：脉来如气喘急促的样子。④前曲后居：形容心脉失去冲和之象。

[译文]

"正常的心脉来时，圆润像珠子一样，相贯而至，又像按抚琅玕美玉一样的柔滑，这是心脏的平脉。夏天以胃气为本，脉当柔和而微钩。如果脉来时喘急促，连串急数之中带有微曲之象，这是心的病脉。将死的心脉来时，脉前曲回，后则端直，如摸到革带之钩一样的坚硬而全无和缓之意，这是心的死脉。"

"平肺脉来，厌厌①聂聂②，如落榆荚③，曰肺平，秋以胃气为本。病肺脉来，不上不下，如循鸡羽，曰肺病。死肺脉来，如物之浮，如风吹毛，曰肺死。"

［注释］

①厌厌：安静缓慢。②聂聂：飞动翻转之象。③榆荚：榆钱。

［译文］

"正常的肺脉来时，轻虚而浮，像榆荚下落一样的轻浮和缓，这是肺的平脉。秋天以胃气为本，脉当柔和而微毛。有病的肺脉来时，不上不下，如抚摩鸡毛一样，这是肺的病脉。将死的肺脉来时，轻浮而无根，如物之漂浮，如风吹毛一样，飘忽不定，散动无根，这是肺的死脉。"

"平肝脉来，软弱招招，如揭长竿末梢，曰肝平，春以胃气为本。病肝脉来，盈实而滑，如循长竿，曰肝病。死肝脉来，急益劲，如新张弓弦，曰肝死。"

［译文］

"正常的肝脉来时，柔软而弦长，如长竿之末梢一样的柔软摆动，这是肝的平脉。春天以胃气为本，脉当柔和而微弦。有病的肝脉来时，弦长硬满而滑利，如用手摸长竿一样的长而不软，这是肝的病脉。将死的肝脉来时，弦急而坚劲，如新张弓弦一样紧绷而强劲，这是肝的死脉。"

"平脾脉来，和柔相离，如鸡践①地，曰脾平，长夏以胃气为本。病脾脉来，实而盈数，如鸡举足，曰脾病。死脾脉来，锐坚如乌之喙，如鸟之距②，如屋之漏，如水之流，曰脾死。"

［注释］

①践：踏行。②距：鸟爪。

［译文］

"正常的脾脉来时，从容和缓，至数匀净分明，好像鸡足缓缓落地一样的轻缓而从容不迫，这是脾的平脉。长夏以胃气为本，脉当和缓。有病的脾脉来时，充实硬满而急数，如鸡举足一样急疾，这是脾的病脉。将死的脾脉来时，或锐坚而无柔和之气，如乌之嘴、鸟爪那样坚硬而锐，或时动复止而无规律，或脉去而无不至，如屋之漏水点滴无伦，或如水之流逝，去而不返，这是脾的死脉。"

"平肾脉来，喘喘累累如钩，按之而坚，曰肾平，冬以胃气为本。病肾脉来，如引葛①，按之益坚，曰肾病。死肾脉来，发如夺索，辟辟②如弹石，曰肾死。"

［注释］

①引葛：牵引葛藤。引，牵引。葛，葛藤。②辟辟：促且坚。

［译文］

"正常的肾脉来时，沉石滑利连续不断而又有曲回之象，按之坚实，有如心之钩脉，这是肾的平脉。冬天以胃气为本，脉当柔软而微石。有病的肾脉来时，坚搏牵连如牵引葛藤一样，愈按愈坚硬，这是肾的病脉。将死的肾脉来时，像夺索一般，长而坚硬劲急，或坚实如以指弹石，这是肾的死脉。"

玉机真藏论篇第十九

　　黄帝问曰："春脉如弦，何如而弦？"岐伯对曰："春脉者肝也，东方木也，万物之所以始生也，故其气来，软弱轻虚而滑，端直以长，故曰弦，反此者病。"帝曰："何如而反？"岐伯曰："其气来实而强，此谓太过，病在外；其气来不实而微，此谓不及，病在中。"帝曰："春脉太过与不及，其病皆何如？"岐伯曰："太过则令人善忘，忽忽①眩冒而巅疾；其不及，则令人胸痛引背，下则两胠②胁满。"帝曰："善。"

　　[注释]

　　①忽忽：精神恍惚。②胠（qū）：腋下的胁肋部位。

　　[译文]

　　黄帝问道："春时的脉象如弦，怎样才算弦？"岐伯回答说："春脉主应肝脏，属东方之木。在这个季节里，万物开始生长，因此脉气来时，软弱轻虚而滑、端直而长，所以叫做弦。假如违反了这种现象，就是病脉。"黄帝问："怎样才称反呢？"岐伯说："其脉气来应指实而有力，这叫做太过，主病在外；如脉来不实而微弱，这叫做不及，主病在里。"黄帝问："春脉太过与不及，发生的病变怎样？"岐伯说："太过会使人记忆力衰退，精神恍惚，头昏而两目视物眩转，发生巅顶疾病；其不及会使人胸部作痛，牵连背部，往下则两侧胁肋部位胀满。"黄帝说："讲得好！"

"夏脉如钩，何如而钩？"岐伯曰："夏脉者心也，南方火也，万物之所以盛长①也，故其气来盛去衰，故曰钩，反此者病。"帝曰："何如而反。"岐伯曰："其气来盛去亦盛，此谓太过，病在外；其气来不盛去反盛，此谓不及，病在中。"帝曰："夏脉太过与不及，其病皆何如？"岐伯曰："太过则令人身热而肤痛，为浸淫②；其不及，则令人烦心，上见咳唾，下为气泄③。"帝曰："善。"

[注释]

①盛长：生长茂盛。②浸淫：火邪炽盛的疮疡。③气泄：失气。

[译文]

"夏时的脉象如钩，怎样才算钩？"岐伯说："夏脉主应心脏，属南方之火，在这个季节万物生长茂盛，因此脉气来时充盛去时轻微，犹如钩之形象，所以叫做钩脉。假如违反了这种现象就是病脉。"黄帝说："怎样才称反呢？"岐伯说："其脉气来盛去亦盛，这叫做太过，主病在外；如脉气来时不盛去时反充盛有余，这叫做不及，主病在里。"黄帝问："夏脉太过与不及发生的病变怎样？"岐伯说："太过会使人身体发热、皮肤痛，热邪侵淫成疮；不及会使人心虚作烦，上部出现咳嗽涎沫，下部出现失气下泄。"黄帝说："好！"

"秋脉如浮，何如而浮？"岐伯曰："秋脉者肺也，西方金也，万物之所以收成也，故其气来，轻虚以浮，来急去散，故曰浮，反此者病。"帝曰："何如而反？"岐伯曰："其气来，毛而中央坚，两傍虚，此谓太过，病在外；其气来，毛而微，此谓不及，病在中。"帝曰："秋脉太过与不及，其病皆何如？"岐伯曰："太过则令人逆气而背痛，愠愠①然；其不及，则令人喘，呼吸少气而咳，上气见血，下闻病音②。"帝曰："善。"

[注释]

①愠愠：郁闷而不舒畅的样子。②病音：喘息的时候喉中发出的声音。

[译文]

"秋天的脉象如浮，怎样才算浮？"岐伯说："秋脉主应肺脏，属西方之金，在这个季节万物收获，因此脉气来时轻虚以浮，来急去散，所以叫做浮。假如违反了这种现象就是病脉。"黄帝说道："怎样才称反呢？"岐伯说："其脉气来浮软而中央坚、两旁虚，这叫做太过，主病在外；其脉气来浮软而微，这叫做不及，主病在里。"黄帝说道："秋脉太过与不及发生的病变怎样？"岐伯说："太过会使人气逆，背部作痛，郁闷而不舒畅；不及会使人呼吸短气，咳嗽气喘，其上逆而出血，喉间有喘息声音。"黄帝说："讲得好！"

"冬脉如营，何如而营①？"岐伯曰："冬脉者肾也，北方水也，万物之所以合藏也，故其气来，沉以搏，故曰营，反此者病。"帝曰："何如而反？"岐伯曰："其气来如弹石者，此谓太过，病在外；其去如数者，此谓不及，病在中。"帝曰："冬脉太过与不及，其病皆何如？"岐伯曰："太过，则令人解㑊，脊脉痛而少气不欲言；其不及，则令人心悬如病饥，䏏②中清，脊中痛，少腹满，小便变。"帝曰："善。"

[注释]

①营：兵营。②䏏：季胁下夹脊两旁空软处。

[译文]

"冬时的脉象如营，怎样才算营？"岐伯说："冬脉主应肾脏，属北方之水，在这个季节万物闭藏，因此脉气来时沉而搏手，所以叫做营。假如违反了这种现象就是病脉。"黄帝说："怎样才称反呢？"岐伯说："其脉来如弹石一般坚硬，这叫做太过，主病在外；如脉去虚数，这叫做不及，主病在里。"黄帝说："冬脉太过与不及发生的病变怎样？"岐伯说："太过会使人精神不振、身体懈怠，脊骨疼痛、气短、懒于说话；不及则使人心如悬，如同腹中饥饿之状，季胁下空软部位清冷，脊骨作痛、少腹胀满、小便异常。"黄帝说："讲得好！"

帝曰："四时之序，逆从之变异也，然脾脉独何主。"岐伯曰："脾脉者土也，孤①藏以灌四傍者也。"帝曰："然则脾善恶，可得见之乎。"岐伯曰："善者不可得见，恶者可见。"帝曰："恶者何如可见。"岐伯曰："其来如水之流者，此谓太过，病在外；如鸟之喙者，此谓不及，病在中。"帝曰："夫子言脾为孤藏，中央土以灌四傍，其太过与不及，其病皆何如？"岐伯曰："太过，则令人四支不举；其不及，则令人九窍不通，名曰重强②。"

[注释]

①孤：孤独。②重强：脏气重叠逆乱。重，重叠。强，逆乱。

[译文]

黄帝说："春夏秋冬四时的脉象有逆有从，其变化各异，但独未论及脾脉，究竟脾脉主何时令？"岐伯说："脾脉属土，位居中央为孤脏，以灌溉四旁。"黄帝说："脾脉的正常与异常可以看得出来吗？"岐伯说："正常的脾脉看不出来，有病的脾脉可以看得出来。"黄帝说："有病的脾脉怎样？"岐伯说："其来如水之流散，这叫做太过，主病在外；其来尖锐如鸟之啄食，这叫做不及，主病在中。"黄帝说："先生说脾为孤脏，位居中央属土，以灌溉四旁，它的太过和不及各发生什么病变？"岐伯说："太过会使人四肢不能举动；

不及则使人九窍不通，名叫重强。"

帝瞿然①而起，再拜而稽首曰："善。吾得脉之大要，天下至数②，五色脉变，揆度奇恒，道在于一，神转不回，回则不转，乃失其机，至数之要，迫近以微，著之玉版，藏之藏府，每旦读之，名曰玉机。"

[注释]

①瞿然：惊悟的样子。②至数：至理。

[译文]

黄帝惊异地站了起来，拜了两次躬身叩头施礼说："很好！我懂得诊脉的要领了，这是天下极其重要的道理。《五色》、《脉变》、《揆度》、《奇恒》等书，阐述的道理都是一致的，总的精神在于一个'神'字。神的功用运转不息，向前而不能回却，倘若回而不转，就失掉它的生机了。极其重要的道理，往往迹象不显而尽于微妙，把它著录在玉版上面，藏于枢要内府，每天早上诵读，称它为《玉机》。"

"五藏受①气于其所生，传之于其所胜，气舍②于其所生，死于其所不胜。病之且死，必先传行至其所不胜，病乃死。此言气之逆行也，故死。肝受气于心，传之于脾，气舍于肾，至肺而死。心受气于脾，传之于肺，气舍于肝，至肾而死。脾受气于肺，传之于肾，气舍于心，至肝而死。肺受气于肾，传之于肝，气舍于脾，至心而死。肾受气于肝，传之于心，气舍于肺，至脾而死。此皆逆死也。一日一夜五分之③，此所以占④死生之早暮也。"

[注释]

①受：接受。②舍：给予。③一日一夜五分之：一日一夜划分为五个阶

段，分别配属于五脏。④占：推测。

[译文]

"五脏疾病的传变，是受病气于其所生之脏，传于其所胜之脏，病气留舍于生我之脏，死于我所不胜之脏。当病到将死时，必先传行于相克之脏，病者乃死。这是病气的逆传，所以会死亡。例如，肝受病气于心脏而又传行于脾脏，其病气留舍于肾脏，传到肺脏而死；心受病气于脾脏，传行于肺脏，其病气留舍于肝脏，传到肾脏而死；脾受病气于肺脏，传行于肾脏，其病气留舍于心脏，传到肝脏而死；肺受病气于肾脏，传行于肝脏，病气留舍于脾脏，传到心脏而死；肾受病气于肝脏，传行于心脏，其病气留舍于肺脏，传到脾脏而死。凡此都是病气之逆传，所以死。以一日一夜分为五个阶段，分属五脏，就可以推测死生的早晚时间。"

黄帝曰："五藏相通，移皆有次，五藏有病，则各传其所胜。不治，法三月若六月，若三日若六日，传五藏而当死，是顺传所胜之次。故曰：别于阳者，知病从来；别于阴者，知死生之期。言知至其所困而死。"

[译文]

黄帝说："五脏是相通连的，病气的转移都有一定的次序。假如五脏有病，则各传其所胜；若不能掌握治病的时机，那么三个月或六个月，或三天，或六天，传遍五脏就当死了，这是相克的顺传次序。所以说能辨别三阳的，可以知道病从何经而来；能辨别三阴的，可以知道病的死生日期。这就是说，知道它至其所不胜而死。"

"是故风者百病之长也，今风寒客①于人，使人毫毛毕直②，皮肤闭而为热，当是之时，可汗而发也；或痹③不仁肿痛，当是之时，可汤熨及火灸刺而去之。弗治，病入舍于肺，名曰肺痹，发欬上气。弗治，肺即传而行之肝，病名曰肝痹，一名曰厥，胁痛出食，当是之时，可按④若刺耳。弗治，肝传之脾，病名曰脾风，发瘅⑤，腹中热，烦心出黄，当此之时，可按可药可浴。弗治，脾传之肾，病名曰疝瘕，少腹冤⑥热而痛，出白⑦，一名曰蛊⑧，当此之时，可按可药。弗治，肾传之心，病筋脉相引而急，病名曰瘛，当此之时，可灸可药。弗治，满十日，法当死。肾因传之心，心即复反传而行之肺，发寒热，法当三岁死，此病之次也。"

［注释］

①客：入侵。②毕直：竖直。③痹：麻痹。④按：按摩。⑤瘅（dān）：热。⑥冤：烦闷。⑦出白：出汗。⑧蛊：此处指病邪深入阴血。

［译文］

"风为六淫之首，所以说它是百病之长。风寒中人，使人毫毛直竖，皮肤闭而发热，在这个时候，可用发汗的方法治疗；至风寒入于经络，发生麻痹不仁或肿痛等症状，此时可用汤熨（热敷）及火罐、艾灸、针刺等方法来祛散。如果不及时治疗，病气内传于肺，叫做肺痹，又叫做肝厥，会发生胁痛、吐食的症状，在这个时候，可用按摩、药物或热汤沐浴等方法。如不及时治疗，就会传行于脾，叫做脾风，发生黄疸、腹中热、烦心、小便黄色等症状，在这个时候，可用按摩、药物或热汤沐浴等方法。如再不治，就会传行于肾，叫做疝瘕，就会出现少腹烦热疼痛、出汗等症状，又叫做蛊病，在这个时候，可用按摩或用药物。如再不治，病就由肾传心，发生筋脉牵引拘挛，叫做瘛病，在这个时候，可用灸法或药物。如再不治，十日之后，就要死亡。倘若病邪由肾传心，心又复反传于肺脏，发为寒热，发当三日即死。这是疾病传行的一般次序。"

"然其卒发者，不必治于传，或其传化有不以次，不以次入者，忧恐悲喜怒，令不得以其次，故令人有大病矣。因而喜大虚则肾气乘矣，怒则肝气乘矣，悲则肺气乘矣，恐则脾气乘矣，忧则心气乘矣，此其道也。故病有五，五五二十五变，及其传化。传，乘之名也。"

[译文]

"假如骤然爆发的病，就不必根据这个相传的次序来治。有些病不依这个次序传变，如忧、恐、悲、喜、怒等情志之病，病邪就不能依照这个次序相传，因而使人生了大病。如因喜极伤心，心虚则肾气相乘；或因大怒，则肝气乘脾；或因悲伤，则肺气乘肝；或因惊恐，则肾气虚，脾气乘肾；或因大忧，则肺气内虚，心气乘肺。这是情志激动，使病邪不以次序传变的道理。所以病虽有五，及其传化，就有五五二十五变。所谓传化，就是相乘的名称。"

"大骨①枯槁②，大肉③陷下，胸中气满，喘息不便④，其气动形⑤，期六月死，真藏脉见，乃予之期日。大骨枯槁，大肉陷下，胸中气满，喘息不便，内痛引肩项，期一月死，真藏见，乃予之期日。大骨枯槁，大肉陷下，胸中气满，喘息不便，内痛引肩项，身热脱肉⑥破，真藏见，十月之内死。大骨枯槁，大肉陷下，肩髓内消，动作益衰，真藏来见，期一岁死，见其真藏，乃予之期日。大骨枯槁，大肉陷下，胸中气满，腹内痛，心中不便，肩项身热，破脱肉，目匡⑦陷，真藏见，目不见人，立死，其见人者，至其所不胜之时则死。急虚身中卒至，五藏绝闭，脉道不通，气不往来，譬如堕溺，不可为期。其脉绝不来，若人一息五六至，其形肉不脱，真藏虽不见，犹死也。"

[注释]

①大骨：主要骨骼。②枯槁：干枯。③大肉：较肥厚的肌肉。④喘息不

便：呼吸不通利。便，通利。⑤形：形体。⑥脱肉：肌肉结实之处。⑦匡：目眶。

[译文]

"大骨软弱，大肉瘦削，胸中气满，呼吸困难，呼吸时身体振动，为期六个月就要死亡。见了真脏脉，就可以预知死日。大骨软弱，大肉瘦削，胸中气满，呼吸困难，胸中疼痛牵引肩项，一个月之内就要死亡。见了真脏脉，就可以预知死日。大骨软弱，大肉瘦削，胸中气满，呼吸困难，胸中疼痛牵引肩项，全身发热，脱肉破，真脏脉现，十个月之内就要死亡。大骨软弱，大肉瘦削，两肩下垂，骨髓内消，动作衰颓，真脏脉未出现，为期一年就会死亡，若见到真脏脉，就可以预知死日。大骨软弱，大肉瘦削，胸中气满，腹中痛，心中气郁不舒，肩项身上俱热，破脱肉，目眶下陷，真脏脉出现，精脱目不见人，会立即死亡；如尚能见人，是精未全脱，到了它所不胜之时，便死亡了。如果正气暴虚，外邪陡然中人，仓促获病，五脏气机闭塞，周身脉道不通，气不往来，譬如从高处堕下或落水淹溺一样，猝然病变就无法预测死期了。其脉息绝而不至或跳动异常疾速，一呼脉来五六次，虽然形肉不脱，真脏不见，仍然要死亡的。"

"真肝脉至，中外急①，如循刀刃责责然②，如按琴瑟弦，色青白不泽，毛折③，乃死。真心脉至，坚而搏，如循薏苡子累累然，色赤黑不泽，毛折，乃死。真肺脉至，大而虚，如以毛羽中人肤，色白赤不泽，毛折，乃死。真肾脉至，搏而绝，如指弹石辟辟然，色黑黄不泽，毛折，乃死。真脾脉至，弱而乍数乍疏，色黄青不泽，毛折，乃死。诸真藏脉见者，皆死，不治也。"

[注释]

①中外急：脉的浮沉都弦劲有力。②责责然：坚劲有力。③毛折：皮毛

易折断。

"肝脏之真脏脉至，中外劲急，如按在刀口上一样的锋利或如按在琴弦上一样硬直，面部显青白颜色而不润泽、毫毛枯焦，乃死。心脏的真脏脉至，坚硬而搏指明显，如循薏苡仁那样短而固实，面部显赤黑色而不润泽，毫毛焦枯乃死。肺脏的真脏脉至，大而空虚，好像毛羽抚人皮肤一般地轻虚，面部显白赤颜色而不润泽、毫毛枯焦，就要死亡。肾脏的真脏脉至，搏手若索欲断或如以指弹石一样坚实，面部显黑黄颜色而不润泽、毫毛枯焦，就要死亡。脾脏的真脏脉至，软弱无力、快慢不匀，面部显黄青颜色而不润泽、毫毛枯焦，就要死亡。凡是见到五脏真脏脉，皆为不治的死候。"

黄帝曰："见真藏曰死，何也？"岐伯曰："五藏者，皆禀气于胃，胃者，五藏之本也，藏气者，不能自致于手太阴，必因于胃气，乃至于手太阴也，故五藏各以其时①，自为而至于手太阴也。故邪气胜者，精气衰也，故病甚者，胃气不能与之俱至于手太阴，故真藏之气独见，独见者病胜藏也，故曰死。"帝曰："善。"

[注释]

①五藏各以其时：五脏之气各从四时，没有胃气结合，而独自出现在寸口。时，天气四时。

[译文]

黄帝说："见到真脏脉象就要死亡，是什么道理？"岐伯说："五脏的营养都赖于胃腑水谷之精微，因此胃是五脏的根本。故五脏之脏脉气不能自行到达手太阴寸口，必须借胃气的敷布才能达于手太阴。所以五脏之气能够在其所主之时出现于手太阴寸口，就是有了胃气。如果邪气胜，必定使精气衰。所以病气严重时，胃气就不能与五脏之气一起到达手太阴，而为某一脏真脏脉象单独出现。真脏独见，是邪气胜而脏气伤，所以说要死亡。"黄帝说："好！"

黄帝曰："凡治病，察其形气色泽，脉之盛衰，病之新故①，乃治之无后其时②。形气相得③，谓之可治；色泽以浮④，谓之易已；脉从四时，谓之可治；脉弱以滑，是有胃气，命曰易治，取之以时。形气相失，谓之难治；色夭⑤不泽，谓之难已；脉实以坚，谓之益甚；脉逆四时，为不可治。必察四难⑥，而明告之。"

[注释]

①故：陈旧。②无后其时：不要错过有利的时机。③形气相得：正气和形体相称。④浮：鲜明。⑤夭：晦暗。⑥四难：指以上四种难治的脉象。

[译文]

黄帝说："大凡治病，必先诊察形体盛衰、气之强弱、色之润枯、脉之虚实、病之新久，然后及时治疗，不能错过时机。病人形气相称，是可治之症；面色光润鲜明，病亦易愈；脉搏与四时相适应，亦为可治；脉来弱而流利，是有胃气的现象，病亦易治，必须抓紧时间进行治疗。形气不相称，此谓难治；面色枯槁，没有光泽，病亦难愈；脉实而坚，病必加重；脉与四时相逆，为不可治。必须审察这四种难治之症，清楚地告诉病家。"

"所谓逆四时者，春得肺脉，夏得肾脉，秋得心脉，冬得脾脉，其至皆悬绝沉涩者，命曰逆。四时未有藏形，于春夏而脉沉涩，秋冬而脉浮大，名曰逆四时也。病热脉静，泄而脉大，脱血而脉实，病在中脉实坚，病在外，脉不实坚者，皆难治。"

[译文]

"所谓脉与四时相逆，是春见到肺脉，夏见到肾脉，秋见到心脉，冬见到脾脉，其脉皆悬绝无根，或沉涩不起，这就叫做逆四时。如五脏脉气不能随着时令表现于外，在春夏的时令反见沉涩的脉象，秋冬的时令，反见浮大的脉象，这也叫做逆四时。热病脉宜洪大而反静，泄泻脉应小而反大，脱血脉应虚而反实，病在中而脉实坚，病在外而脉反不实坚，这些都是脉证相反，皆为难治。"

黄帝曰："余闻虚实以决死生，愿闻其情。"岐伯曰："五实死，五虚死。"帝曰："愿闻五实五虚。"岐伯曰："脉盛①，皮热②，腹胀，前后不通③，闷瞀④，此谓五实。脉细，皮寒，气少，泄利前后，饮食不入，此谓五虚。"帝曰："其时有生者，何也?"岐伯曰："浆粥入胃，泄注止，则虚者活；身汗得后利，则实者活。此其候也。"

[注释]

①脉盛：脉象盛大有力，为心实。②皮热：皮肤烘热，为肺实。③前后不通：二便不通畅，为肾实表现。④闷瞀：心中昏闷而神志不清。

[译文]

黄帝说："我听说根据虚实的病情可以预决死生，希望您告诉我其中的道理！"岐伯说："五实死，五虚亦死。"黄帝说："请问什么叫做五实、五虚?"岐伯说："脉盛是心受邪盛，皮热是肺受邪盛，腹胀是脾受邪盛，二便不通是肾受邪盛，闷瞀是肝受邪盛，这叫做五实。脉细是心气不足，皮寒是肺气不足，气少是肝气不足，泄利前后是肾气不足，饮食不入是脾气不足，这叫做五虚。"黄帝说："五实、五虚有时亦有痊愈的，又是什么道理?"岐伯说："能够吃些粥浆，慢慢地恢复胃气，大便泄泻停止，则虚者也可以痊愈。如果能够出汗，二便能够通利，则实者也可以痊愈。这就是五虚、五实能够痊愈的转机。"

三部九候论篇第二十

　　黄帝问曰："余闻九针于夫子，众多博大，不可胜数。余愿闻要道，以属①子孙，传之后世，着之骨髓，藏之肝肺②，歃③血而受，不敢妄泄，令合天道，必有终始，上应天光④星辰历纪⑤，下副⑥四时五行，贵贱更互，冬阴夏阳，以人应之奈何？愿闻其方。"岐伯对曰："妙乎哉问也！此天地之至数。"

[注释]

①属：通"嘱"，嘱咐。②着之骨髓，藏之肝肺：形容记忆深刻而不忘。③歃（shà）：以血涂口盟誓。④天光：日月之光。⑤纪：标志。⑥副：合。

[译文]

　　黄帝问道："我听先生讲了九针道理后，觉得丰富广博不可尽述。我想了解其中的主要道理，以嘱咐子孙，传于后世，铭心刻骨，并严守誓言，不敢妄泄。如何使这些道理符合天体运行的规律，有始有终，上应于日月星辰周历天度之标志，下符合四时五行阴阳盛衰的变化，人是怎样适应这些自然规律的呢？希望您讲解一下。"岐伯回答说："问得多好啊！这是天地间至为深奥的道理。"

　　帝曰："愿闻天地之至数，合于人形，血气通，决死生，为之奈何？"岐伯曰："天地之至数，始于一，终于九焉。一者天，二者地，三者人，因而三之，三三者九，以应九野①。故人有三部，部有三候，以决死生，以处百病，以调虚实，而除邪疾。"

[译文]

黄帝说："我愿闻天地的至数与人的形体气血相通，以决断死生，是怎样回事？"岐伯说："天地的至数，开始于一，终止于九。一奇数为阳代表天，二偶数为阴代表地，人生天地之间，故以三代表人；天地人合而为三，三三为九，以应九野之数。所以人的脉有三部，每部各有三候，可以用它来判决死生、诊断百病，从而调治虚实，祛除病邪。"

帝曰："何谓三部？"岐伯曰："有下部，有中部，有上部，部各有三候，三候者，有天有地有人也，必指而导之，乃以为真。上部天，两额之动脉；上部地，两颊之动脉；上部人，耳前之动脉。中部天，手太阴也；中部地，手阳明也；中部人，手少阴也。下部天，足厥阴也；下部地，足少阴也；下部人，足太阴也。故下部之天以候肝，地以候肾，人以候脾胃之气。"

[译文]

黄帝说："什么叫做三部呢？"岐伯说："有下部、中部、上部。每部各有三候，所谓三候，是以天、地、人来代表的。必须有老师的当面指导，方能懂得部候准确之处。上部天，即两额太阳脉处动脉；上部地，即两颊大迎穴处动脉；上部人，即耳前耳门穴处动脉。中部天，即两手太阴气口、经渠穴处动脉；中部地，即两手阳明经合谷处动脉；中部人，即两手少阴经神门处动脉。下部天，即足厥阴经五里穴或太冲穴处动脉；下部地，即足少阴经太溪穴处动脉；下部人，即足太阴经箕门穴处动脉。因此下部天可以候肝脏之病变，下部地可以候肾脏之病变，下部人可以候脾胃之病变。"

帝曰："中部之候奈何？"岐伯曰："亦有天，亦有地，亦有人。天以候肺，地以候胸中之气，人以候心。"帝曰："上部以何候之？"岐伯曰："亦有天，亦有地，亦有人，天以候头角之气，地以候口齿之气，人以候耳目之气。三部者，各有天，各有地，各有人。三而成天，三而成地，三而成人，三而三之，合则为九，九分为九野，九野为九藏。故神藏五，形藏①四，合为九藏。五藏已败，其色必夭，夭必死矣。"

［注释］

①形藏：张志聪说："胃与小肠、大肠、膀胱，藏有形之物也。"

［译文］

黄帝说："中部之候怎样？"岐伯说："中部亦有天、地、人三候。中部天可以候肺脏之病变，中部地可以候胸中之病变，中部人可以候心脏之病变。"黄帝说："上部之候又怎样？"岐伯说："上部也有天、地、人三候。上部天可以候头角之病变，上部地可以候口齿之病变，上部人可以候耳目之病变。三部之中，各有天、地、人。三候为天，三候为地，三候为人，三三相乘，合为九候。脉之九候，以应地之九野、人之九脏。所以人有肝、肺、心、脾、肾五神脏和膀胱、胃、大肠、小肠四形脏，合为九脏。如果五脏败坏，必见神色枯槁，枯槁者是病情危重，乃至死亡征象。"

帝曰："以候奈何？"岐伯曰："先度其形之肥瘦，以调其气之虚实，实则写之，虚则补之。必先去其血脉①而后调之，无问其病，以平为期。"

［注释］

①血脉：血中淤滞。

黄帝说："诊察的方法怎样?"岐伯说:"必先度量病人的身形肥瘦,了解他的正气虚实,实证用泻法,虚证用补法。在此之前首先祛除血脉中的凝滞,而后调补气血的不足,不论治疗什么病都是以达到气血平调为准则。"

帝曰:"决死生奈何?"岐伯曰:"形盛脉细,少气不足以息①者,危。形瘦脉大,胸中多气者,死。形气相得者,生。参伍②不调者,病。三部九候皆相失者,死。上下左右之脉相应如参春③者,病甚。上下左右相失不可数者,死。中部之候虽独调,与众藏相失者,死。中部之候相减者,死。目内陷者死。"

[注释]

①息:呼吸。②参伍:错综复杂。③参春(chōng):用石臼捣五谷,此处指参差不齐。春,杵。

[译文]

黄帝说:"怎样决断死生?"岐伯说:"形体盛,脉反细,气短,呼吸困难,危险;如形体瘦弱,脉反大,胸中喘满而多气的是死亡之症。一般而论,形体与脉一致的主生;若脉来三五不调者主病,三部九候之脉与疾病完全不相适应的主死;上下左右之脉,相应鼓指如春杵捣谷,参差不齐,病必严重;若见上下左右之脉相差甚大而又息数错乱不可计数的,是死亡征候;中部之脉虽然独自调匀却与其他众脏不相协调的,也是死候;中部脉象虚弱无力或脉象消失的,是死候。目内陷的为精气衰竭现象,也是死候。"

帝曰:"何以知病之所在?"岐伯曰:"察九候,独小者病,独大者病,独疾者病,独迟者病,独热者病,独寒者病,独陷下①者病。以左手足上,去踝五寸按之,庶右手足当踝而弹之,其应过五寸以上，蠕蠕然者，不病；其应疾，中手浑浑然者，病；中手徐徐②然者，病；其应上不能至五寸，弹之不应者，死。是以脱肉身不去者，死。中部乍疏乍数者，死。其脉代而钩者，病在络脉。九候之相应也，上下若一，不得相失。一候后则病，二候后则病甚，三候后则病危。所谓后者，应不俱也。察其府藏，以知死生之期。必先知经脉③，然后知病脉，真藏脉见者胜死。足太阳气绝者，其足不可屈伸，死必戴眼④。"

[注释]

①陷下：脉象沉伏不起。②徐徐：似有似无。③经脉：正常之脉。④戴眼：目睛上视而不能动。

[译文]

黄帝说："怎样知道病的部位呢？"岐伯说："从诊察九候脉的异常变化就能知病变部位。九候有一部独小或独大，或独疾，或独迟，或独热，或独寒，或独沉伏，均是有病的现象。以左手加于病人的左足上距离内踝五寸处按着，以右手指在病人足内踝上弹之，医者之左手即有振动的感觉，如其振动的范围超过五寸以上，蠕蠕而动，为正常现象；如其振动急剧而大，应手快速而浑乱不清，为病态；若振动微弱，应手迟缓，应为病态；如振动不能上及五寸，用较大的力量弹之仍没有反应，是为死候。身体极度消瘦，体弱不能行动，是死亡之征。中部之脉或快或慢，无规律，为气脉败乱之兆，亦为死征。如脉代而钩，为病在络脉。九候之脉应相互适应、上下如一，不应该有参差。如九候之中有一候不一致，就是病态；二候不一致，则病重；三候不一致，则病必危险。所谓不一致，就是九候之间脉动的不相适应。诊察病邪所在的脏腑以知死生的时间。临症诊察，必先知道正常之脉，然后才能知道有病之脉。若见到真脏脉象而病邪又胜，就会死亡。足太阳经脉气绝，则两足不能屈伸，死亡之时必目睛上视。"

帝曰："冬阴夏阳奈何？"岐伯曰："九候之脉，皆沉细悬绝①者为阴，主冬，故以夜半死。盛躁喘数者为阳，主夏，故以日中死。是故寒热病者，以平旦死。热中及热病者，以日中死。病风者，以日夕死。病水者，以夜半死。其脉乍疏乍数乍迟乍疾者，日乘四季死。形肉已脱，九候虽调，犹死。七诊虽见，九候皆从者不死。所言不死者，风气之病，及经月之病②，似七诊之病而非也，故言不死。若有七诊之病，其脉候亦败者死矣，必发哕噫。必审问其所始病，与今之所方病，而后各切循其脉，视其经络浮沉，以上下逆从循之，其脉疾者不病，其脉迟者病，脉不往来者死，皮肤著③者死。"

[注释]

①悬绝：形容脉象弦急断绝。悬，通"弦"。②经月之病：月经病。③皮肤著：指病久肉脱，皮肤贴附于骨。著，附着。

[译文]

黄帝说："冬为阴，夏为阳，脉象与之如何相应？"岐伯说："九候的脉象都是沉细悬绝的，为阴，冬令死于阴气极盛之夜半；如脉盛大躁动喘而疾数，为阳，主夏令，所以死于阳气旺盛之日中；寒热交作的病死于阴阳交会的平旦之时；热中及热病死于日中阳极之时；病风死于傍晚阳衰之时；病水死于夜半阴极之时。脉象忽疏忽数、忽迟忽急，乃脾气内绝，死于辰戌丑未之时，也就是平旦、日中、日夕、夜半、日乘四季的时候；若形坏肉脱，虽九候协调，仍是死亡的征象；假使七诊之脉虽然出现而九候都顺于四时，就不一定是死候。所说不死的病，指心感风病或月经病，虽见类似七诊之病脉而实不相同，所以说不是死候。若七诊出现脉候有败坏现象，这是死征，死的时候，必发呃逆等证候。所以治病之时，必须详细询问他的起病情形和现在症状，然后按各部分切其脉搏，以观察其经络的浮沉以及上下逆顺。如其脉来流利的，不病；脉来迟缓的，是病；脉不往来的，是死候；久病肉脱、皮肤干枯贴附于筋骨的，亦是死候。"

帝曰："其可治者奈何？"岐伯曰："经病者治其经，孙络^①病者治其孙络血，血病身有痛者，治其经络。其病者在奇邪^②，奇邪之脉则缪刺之。留瘦不移，节而刺之。上实下虚，切而从之，索其结络脉，刺出其血，以见通之。瞳子高^③者，太阳不足，戴眼者，太阳已绝，此决死生之要，不可不察也。手指及手外踝上五指，留针。"

[注释]

①孙络：细小的络脉。②奇邪：停留于大络之邪。③瞳子高：双目上视。

[译文]

黄帝说："那些可治的病应怎样治疗呢？"岐伯说："病在经的，刺其经；病在孙络的，刺其孙络使它出血；血病而有身痛症状的，则治其经络。若病邪留在大络，则用右病刺左、左病刺右的缪刺法治之。若邪气久留不移，当于四肢八溪之间、骨节交会之处刺之。上实下虚，当切按气脉而探索气脉络郁结的所在，刺出其血，以通其气。如目上视的，是太阳经气不足。目上视而又定直不动的，是太阳经气已绝。这是判断死生的要诀，不可不认真研究。针刺手指以及手外踝上的第五个手指，留针（此句与上下文不相符，应为错插）。"

经脉别论篇第二十一

黄帝问曰："人之居处动静勇怯^①，脉亦为之变乎？"岐伯对曰："凡人之惊恐恚^②劳动静，皆为变也。是以夜行则喘出于肾，淫气^③病肺。有所堕^④恐，喘出于肝，淫气害脾。有所惊恐，喘出于肺，淫气伤心。度水跌仆，喘出于肾与骨，当是之时，勇者气行则已，怯者则着而为病也。故曰：诊病之道，观人勇怯，骨肉皮肤，能知其情，以为诊法也。"

[注释]

①居处动静勇怯：居住环境、运动或安静、勇敢或怯懦的不同。②恚：急怒。③淫气：太过之邪气。④堕：跌扑损伤。

[译文]

黄帝问道："人们的居住环境、运动或安静、勇敢或怯懦不同，其经脉气血也随着变化吗？"岐伯说："人在惊恐、忿怒、劳累、活动或安静的情况下，经脉血气都要受到影响。所以夜间运行劳累就会扰动肾气，使肾气不能闭藏而外泄，则气喘出于肾脏，其偏胜之气，就会侵犯肺脏。若因坠堕而受到恐吓就会扰动肝气，而喘出于肝，其偏胜之气就会侵犯脾脏，或有所惊恐，惊则神气乱，扰动肺气，喘出于肺，其偏胜之气就会侵犯心脏。渡水而跌扑伤骨，肾主骨，水湿之气通于肾，致肾气和骨气受到扰动，气血畅行，不会出现什么病变。在这种情况下，如果身体强壮，气血畅行，病就自愈；假如身体虚弱，气血滞留，则邪气留着而为病也。所以说：诊病的道理，必须观察人的身体强弱、骨肉和皮肤的形态，从而了解病情，这是诊断上的大法。"

"故饮食饱甚，汗出于胃。惊而夺精，汗出于心。持重远行，汗出于肾。疾走恐惧，汗出于肝。摇体劳苦，汗出于脾。故春秋冬夏，四时阴阳，生病起于过用，此为常也。食气入胃，散精于肝，淫①气于筋。食气入胃，浊气②归心，淫精于脉。脉气流经，经气归于肺，肺朝百脉，输精于皮毛。毛脉合精，行气于府③。府精神明④，留于四藏，气归于权衡。权衡以平，气口成寸，以决死生。"

[注释]

①淫：淫溢滋养。②浊气：浓厚的食物精华。③府：大的经脉。④府精神明：经脉中气血充盈，运行正常而不乱。

[译文]

"饮食过饱时，则食气蒸发而汗出于胃。惊则神气浮越，心气受伤而汗出于心。负重而远行时，则骨劳气越，肾气受伤而汗出于肾。疾走而恐惧时，由于疾走伤筋恐惧伤魂，则肝气受伤而汗出于肝。劳力过度时，由于脾主肌肉四肢，则脾气受伤而汗出于脾。春、夏、秋、冬四季阴阳的变化都有常度，人在这些变化中所发生疾病，就是因为对身体的劳用过度所致，这是通常的道理。食物入胃，经过消化把一部分精微输散到肝脏，浸淫满溢的精气滋养筋。食物入胃，另一部分浓厚的精气注入心，浸淫的精气输送到血脉。血气流行在经脉里，经脉中的血气流归于肺；肺又将其送到全身百脉，把精气输送到皮毛；皮毛和经脉的精气会合，仍流入脉；脉中精气的循环周流于四脏，精气的敷布要维持平衡；其平衡的变化，就能从气口的脉象上表现出来，可以判断病人的死生。"

"饮①入于胃，游溢②精气，上输于脾。脾气散精，上归于肺，通调水道③，下输膀胱。水精四布④，五经并行，合于四时五藏阴阳，揆度⑤以为常也。"

[注释]

①饮：水饮。②游溢：充满精气。③通调水道：疏通调节水液的通道。④四布：布散于四肢百骸。⑤揆度：揣度、测度。

[译文]

"水液进入胃，流动的精气进一步输送到脾，脾气散布精液，向上输送到肺；肺气通调水道，下行输入膀胱；水精四布，流行于五脏经脉，并随着四时寒暑的变迁和五脏阴阳的规律作出适当的调节，这就是经脉的正常现象。"

"太阳藏独至①，厥喘虚气逆，是阴不足阳有余也，表里②当俱写，取之下俞③，阳明藏独至，是阳气重并也，当写阳补阴，取之下俞。少阳藏独至，是厥气也，跷④前卒大，取之下俞，少阳独至者，一阳⑤之过也。太阴藏搏者，用心省真，五脉气少，胃气不平，三阴也，宜治其下俞，补阳写阴。一阳独啸⑥，少阳厥也，阳并于上，四脉争张，气归于肾，宜治其经络，写阳补阴。一阴至，厥阴之治也，真阴心，厥气留薄，发为白汗，调食和药，治在下俞。"

[注释]

①独至：偏盛。②表里：经脉之表里，此处指少阴和太阳。③下俞：足经之俞穴。④跷：阳跷，属太阳经之申脉。⑤一阳：少阳。⑥啸：充盛。

"太阳经脉偏盛就要发生厥逆、喘息、虚气上逆等症状，这是阴不足、阳有余的缘故，应该表里都用泻法，取足太阳经的束骨穴和足少阴经的太溪穴。阳明经脉偏盛是太阳、少阳重并于阳明，当泻足阳明经的陷谷穴，补足太阴经的太白穴。少阳经脉偏盛就要发生厥气，厥气必从足下开始，所以阳跷脉前的少阳脉猝然而大，当取足少阳本经的临泣穴。少阳经脉的偏盛就是少阳太过。太阴经脉的鼓搏应该用心省察真脏脉，若非真脏，是五脏脉气减少、胃气不能平和、太阴太过的缘故，当取足阳明的陷谷穴行补法，取足太阴的太白穴行泻法。二阴经脉的偏盛是少阴热厥，虚阳并越于上部，心、肺、肝、脾四脉都受到影响，其病气在于肾脏，应该治其表里的经络，泻足太阳的经穴昆仑、络穴飞扬，补足少阴的经穴复溜、络穴大钟。一阴经脉的偏盛是厥阴经脉所主，真气虚弱，心为酸疼，厥气留于经脉，可以发为白汗，应该注意饮食调养和药饵来治疗，若针则取下俞。"

帝曰："太阳藏何象?"岐伯曰："象三阳而浮也。"帝曰："少阳藏何象?"岐伯曰："象一阳也，一阳藏者，滑而不实也。"帝曰："阳明藏何象?"岐伯曰："象大浮也，太阴藏搏，言伏鼓也。二阴搏至，肾沉不浮也。"

黄帝说："太阳经脉象怎样?"岐伯说："太阳象三阳之气极盛，所以脉浮。"黄帝说："少阳经脉象怎样?"岐伯说："少阳象一阳的阳气初生，所以脉象滑而不实。"黄帝说："阳明经脉象怎样?"岐伯说："是一种大而浮的形象，太阴经脉搏动是脉虽伏而指下仍鼓动有力；二阴经脉搏动，是沉而不浮的形象。"

藏气法时论篇第二十二

　　黄帝问曰："合人形以法①四时五行而治，何如而从？何如而逆？得失之意，愿闻其事。"岐伯对曰："五行者，金木水火土也，更贵更贱，以知死生，以决成败，而定五藏之气，间甚②之时，死生之期也。"

[注释]

①法：效法。②间甚："间"谓之病愈，"甚"谓之病剧。

[译文]

　　黄帝问道："结合人体五脏之气的具体情况，取法四时五行的生克制化规律，作为救治疾病的法则，怎样是从？怎样是逆呢？我想了解治法中的从逆和得失是怎么一回事。"岐伯回答说："五行就是金、木、水、火、土，配合时令气候，有衰旺盛克的变化，从这些变化中可以测知疾病的死生、分析医疗的成败，并能确定五脏之气的盛衰、疾病轻重的时间以及死生的日期。"

　　帝曰："愿卒①闻之。"岐伯曰："肝主春，足厥阴少阳主治②，其日甲乙③，肝苦④急，急食甘以缓之。心主夏，手少阴太阳主治，其日丙丁⑤，心苦缓⑥，急食酸以收之。脾主长夏，足太阴阳明主治，其日戊己⑦，脾苦湿⑧，急食苦以燥之。肺主秋，手太阴阳明主治，其日庚辛⑨，肺苦气上逆，急食苦以泄之。肾主冬，足少阴太阳主治，其日壬癸⑩，肾苦燥，急食辛以润之，开腠理，致津液，通气也。"

[注释]

①辛：完全。②治：治理。③甲乙：甲，阳木，属胆。乙，阴木，属肝。④苦：困苦、惧怕。⑤丙丁：丙，阳火，属小肠。丁，阴火，属心。⑥心苦缓：心火缓散不收。⑦戊己：戊，阳土，属胃。己，阴土，属脾。⑧脾苦湿：湿为土气，热能生湿，故夏热则脾易为湿所困。⑨庚辛：庚，阳金，属大肠。辛，阴金，属肺。⑩壬癸：壬，阴水，属膀胱。癸，阳水，属肾。

[译文]

黄帝说："我想听你详尽地讲一讲。"岐伯说："肝属木，旺于春，肝与胆为表里，春天是足厥阴肝和足少阳胆主治的时间，甲乙属木，足少阳胆主甲木、足厥阴肝主乙木，所以肝胆旺日为甲乙；肝在志为怒，怒则气急，甘味能缓急，故宜急食甘以缓之。心属火，旺于夏，心与小肠为表里，夏天是手少阴心和手太阳小肠主治的时间，丙丁属火，手少阴心主丁火、手太阳小肠主丙火，所以心与小肠的旺日为丙丁；心在志为喜，喜则气缓，心气过缓则心气虚而散，酸味能收敛，故宜急食酸以收之。脾属土，旺于长夏（六月），脾与胃为表里，长夏是足太阴脾和足阳明胃主治的时间，戊己属土，手太阴脾主己土、手阳明胃主戊土，所以脾与胃的旺日为戊己；脾性恶湿，湿盛则伤脾，苦味能燥湿，故宜急食苦以燥之。肺属金，旺于秋，肺与大肠为表里，秋天是手太阴肺和手阳明大肠主治的时间，庚辛属金，手太阴肺主辛金、手阳明大肠主庚金，所以肺与大肠的旺日为庚辛；肺主气，其性清肃，若气上逆则肺病，苦味能泄，故宜急食苦以泄之。肾属水，旺于冬，肾与膀胱为表里，冬天是足少阴肾与足太阳膀胱主治的时间，壬癸属水，足少阴肾主癸水、足太阳膀胱主壬水，所以肾与膀胱的旺日为壬癸；肾为水脏，喜润而恶燥，故宜急食辛以润之。如此可以开发腠理，运行津液，宜通五脏之气。"

"病在肝，愈于夏，夏不愈，甚于秋，秋不死，持^①于冬，起于春，禁当风。肝病者，愈在丙丁，丙丁不愈，加于庚辛，庚辛不死，持于壬癸，起于甲乙。肝病者，平旦慧^②，下晡^③甚，夜半静。肝欲散，急食辛以散之，用辛补之，酸写之。"

[注释]

①持：持续。②慧：好转。③下晡：酉时之末。

[译文]

"肝脏有病，在夏季当愈，若至夏季不愈，到秋季病情就要加重；如秋季不死，至冬季病情就会维持稳定不变，到来年春季病即好转。因风气通于肝，故肝病最忌受风。有肝病的人，愈于丙丁日；如果丙丁日不愈，到庚辛日病就加重；如果庚辛日不死，到壬癸日病情就会维持稳定不变，到了甲乙日病即好转。患肝病的人，在早晨的时候精神清爽，傍晚的时候病就加重，到半夜时便安静下来。肝木性喜条达而恶抑郁，故肝病急用辛味以散之，若需要补以辛味补之，若需要泻以酸味泻之。"

"病在心，愈在长夏，长夏不愈，甚于冬，冬不死，持于春，起于夏，禁温食热衣。心病者，愈在戊己，戊己不愈，加于壬癸，壬癸不死，持于甲乙，起于丙丁。心病者，日中慧，夜半甚，平旦静。心欲软，急食咸以软之，用咸补之，甘写之。"

[译文]

"心脏有病，愈于长夏；若至长夏不愈，到了冬季病情就会加重；如果在冬季不死，到了明年的春季病情就会维持稳定不变，到了夏季病即好转。心有病的人应忌温热食物，衣服也不能穿得太暖。有心病的人，愈于戊己日；如果戊己日不愈，到壬癸日病就加重；如果在壬癸日不死，到甲乙日病情就会维持稳定不变，到丙丁日病即好转。心脏有病的人，在中午的时候神情爽慧，半夜时病就加重，早晨便安静了。心病欲柔软，宜急食咸味以软之，需要补则以咸味补之，以甘味泻之。"

"病在脾，愈在秋，秋不愈，甚于春，春不死，持于夏，起于长夏，禁温食饱食湿地濡衣。脾病者，愈在庚辛，庚辛不愈，加于甲乙，甲乙不死，持于丙丁，起于戊己。脾病者，日昳慧，日出甚，下晡静。脾欲缓，急食甘以缓之，用苦写之，甘补之。"

[译文]

"脾脏有病，愈于秋季；若至秋季不愈，到春季病就加重；如果在春季不死，到夏季病情就会维持稳定不变，到长夏时病即好转。脾病应忌吃温热性食物，忌饮食过饱、居湿地、穿湿衣等。脾有病的人，愈于庚辛日；如果在庚辛日不愈，到甲乙日加重；如果在甲乙日不死，到丙丁日病情就会维持稳定不变，到了戊己日病即好转。脾有病的人，在午后的时间精神清爽，日出时病就加重，傍晚便安静了。脾脏病需要缓和，甘能缓中，故宜急食甘味以缓之，需要泻则用苦味药泻脾，以甘味补脾。"

"病在肺，愈在冬，冬不愈，甚于夏，夏不死，持于长夏，起于秋，禁寒饮食寒衣。肺病者，愈在壬癸，壬癸不愈，加于丙丁，丙丁不死，持于戊己，起于庚辛。肺病者，下晡慧，日中甚，夜半静。肺欲收，急食酸以收之，用酸补之，辛写之。"

[译文]

"肺脏有病，愈于冬季；若至冬季不愈，到夏季病就加重；如果在夏季不死，至长夏时病情就会维持稳定不变，到了秋季病即好转。肺有病应忌寒冷饮食及穿得太单薄。肺有病的人，愈于壬癸日；如果在壬癸日不愈，到丙丁日病就加重；如果在丙丁日不死，到戊己日病情就会维持稳定不变；到了庚辛日病即好转。肺有病的人，傍晚的时候精神爽慧，到中午时病就加重，半夜时变安静。肺气欲收敛，宜急食酸味以收敛，需要补的用酸味补肺，需要泻的用辛味泻肺。"

"病在肾，愈在春，春不愈，甚于长夏，长夏不死，持于秋，起于冬，禁犯焠热食温灸衣①。肾病者，愈在甲乙，甲乙不愈，甚于戊己，戊己不死，持于庚辛，起于壬癸。肾病者，夜半慧，四季②甚，下晡静。肾欲坚，急食苦以坚之，用苦补之，咸写之。"

[注释]

①禁犯焠热食温灸衣：过热的食物和烘烤过的衣服。焠，烧。②四季：指辰、戌、丑、未四个时辰，为土旺的时间。

[译文]

"肾脏有病，愈于春季；若至春季不愈，到长夏时病就加重；如果在长夏不死，到秋季病情就会维持稳定不变，到冬季病即好转。肾病禁食过热的食物和穿经火烘烤过的衣服。肾有病的人，愈于甲乙日；如果在甲乙日不愈，到戊己日病就加重；如果在戊己日不死，到庚辛日病情就会维持稳定不变，到壬癸日病即好转。肾有病的人，在半夜的时候精神爽慧，在一日当中辰、戌、丑、未四个时辰病情加重，傍晚时便安静了。肾主必藏，其气欲坚，需要补的宜急食苦味以坚之、用苦味补之，需要泻的用咸味泻之。"

"夫邪气之客于身也，以胜相加①，至其所生而愈，至其所不胜而甚，至于所生而持，自得其位而起。必先定五藏之脉，乃可言间甚之时，死生之期也。"

[注释]

①以胜相加：以胜相凌，如木病由金胜，土病由木胜之类。

[译文]

"凡是邪气侵袭人体，都是以胜相加，病至其所生之时而愈，至其所不胜之时而甚，至其所生之时而病情稳定不变，至其自旺之时病情好转。但必须先明确五脏之平脉，然后才能推测疾病的轻重、时间及死生的日期。"

"肝病者，两胁下痛引少腹，令人善怒，虚则目无所见，耳无所闻，善恐，如人将捕之，取其经，厥阴与少阳，气逆，则头痛耳聋不聪颊肿，取血者。心病者，胸中痛，胁支满，胁下痛，膺背肩甲间痛，两臂内痛；虚则胸腹大，胁下与腰相引而痛，取其经，少阴太阳，舌下血者。其变病，刺郄①中血者。脾病者，身重善肌②肉痿，足不收行，善瘈，脚下痛；虚则腹满肠鸣，飧泄食不化，取其经，太阴阳明少阴血者。肺病者，喘咳逆气，肩背痛，汗出，尻③阴股膝髀腨④胻⑤足皆痛；虚则少气不能报⑥息，耳聋嗌干，取其经，太阴足太阳之外厥阴内血者。肾病者，腹大胫肿，喘咳身重，寝汗出，憎风；虚则胸中痛，大腹小腹痛，清厥意不乐，取其经，少阴太阳血者。"

[注释]

①郄：阴郄穴。②肌：通"饥"。③尻：尾骨。④腨（zhuān）：小腿肚。⑤胻（háng）：脚胫。⑥报：复。

[译文]

"肝脏有病，则两肋下疼痛牵引少腹，使人多怒，这是肝气实的症状；如果肝气虚，则出现两眼昏花而视物不明，两耳也听不到声音，多恐惧，好像有人要逮捕他一样。治疗时，取用厥阴肝经和少阳胆经的经穴。如肝气上逆，则头痛、耳聋而听觉失灵、颊肿，应取厥阴、少阳经脉，刺出其血。心脏有病，则出现胸中痛，肋部支撑胀满，肋下痛，胸膺部、背部及肩胛间疼痛，两臂内侧疼痛，这是心实的症状。心虚，则出现胸腹部胀大，肋下和腰部牵引作痛。治疗时，取少阴心经和太阳小肠经的经穴，并刺舌下之脉出血。如病情有变化，与初起不同，刺委中穴出血。脾脏有病，则出现身体沉重，易饥，肌肉痿软无力，两足弛缓不收，行走时容易抽搐，脚下疼痛，这是脾实的症状；脾虚则腹部胀满、肠鸣，泄下而食物不化。治疗时，取太阴脾经、阳明胃经和少阴肾经的经穴，刺出其血。肺脏有病，则喘咳气逆，肩背部疼痛，出汗，尻、阴、股、膝、髀骨、足等部皆疼痛，这是肺实的症状；如果肺虚，就出现少气，呼吸困难而难于接续，耳聋，咽干。治疗时，取太阴肺经的经穴，更取足太阳经的外侧及足厥阴内侧，即少阴肾经的经穴，刺出其血。肾脏有病，则腹部胀大，胫部浮肿，气喘，咳嗽，身体沉重，盗汗，恶风，这是肾实的症状；如果肾虚，就会出现胸中疼痛，大腹和小腹疼痛，足冷，心中不乐。治疗时，取足少阴肾经和足太阳膀胱经的经穴，刺出其血。”

"肝色青，宜食甘，粳米牛肉枣葵皆甘。心色赤，宜食酸，小豆犬肉李韭皆酸。肺色白，宜食苦，麦羊肉杏薤皆苦。脾色黄，宜食咸，大豆豕肉栗藿皆咸。肾色黑，宜食辛，黄黍鸡肉桃葱皆辛。辛散，酸收，甘缓，苦坚，咸软。"

[译文]

"肝合青色，宜食甘味，粳米、牛肉、枣、葵菜都属于味甘。心合赤色，宜食酸味，小豆、狗肉、李、韭都属于酸味。肺合白色，宜食苦味，小麦、羊肉、杏、薤都属于苦味。脾合黄色，宜食咸味，大豆、猪肉、栗、藿都属于咸味。肾合黑色，宜食辛味，黄黍、鸡肉、桃、葱都属于辛味。五味的功用：辛味能发散，酸味能收敛，甘味能缓急，苦味能坚燥，咸味能软坚。"

"毒药攻邪，五谷为养，五果为助，五畜为益，五菜为充，气味合而服之，以补精益气。此五者，有辛酸甘苦咸，各有所利，或散，或收，或缓，或急，或坚，或软，四时五藏，病随五味所宜也。"

[译文]

"凡毒药都可用来攻逐病邪，五谷用以充养五脏之气，五果帮助五谷以营养人体，五肉用以补益五脏，五菜用以充养脏腑，将谷、果、肉、菜的气味和合服食，可以补益精气。这五类食物各有辛、酸、甘、苦、咸的不同气味，各有利于某一脏气，或散或收，或缓或急，或坚或软，在运用时，要根据春、夏、秋、冬四时和五脏之气的偏盛偏衰等具体情况，恰当地选择利用药物食品的五味属性。"

宣明五气篇第二十三

　　"五味所入：酸入肝，辛入肺，苦入心，咸入肾，甘入脾，是谓五入。五气所病：心为噫①，肺为咳，肝为语②，脾为吞③，肾为欠④为嚏⑤，胃为气逆，为哕为恐，大肠小肠为泄，下焦溢为水⑥，膀胱不利为癃⑦，不约为遗溺，胆为怒，是谓五病。"

[注释]

①噫：嗳气。②语：多言。③吞：吞酸。④欠：呵欠。⑤嚏：喷嚏。⑥水：水肿。⑦癃：癃闭，小便不通。

[译文]

　　"饮食五味进入胃之后，其气各进入与其有亲和关系的脏腑：酸味入肝、辛味入肺、苦味入心、咸味入肾、甘味入脾。这就是所说的'五入'。五脏之气失调后所发生的病变：心气失调则嗳气，肺气失调则咳嗽，肝气失调则多言，脾气失调则吞酸，肾气失调则呵欠、喷嚏，胃气失调则气逆为哕或有恐惧感，大肠、小肠病则不能泌别清浊、传送糟粕而为泄泻，下焦不能通调水道则水液泛溢于皮肤而为水肿，膀胱之气化不利则为癃闭，不能约制而遗尿，胆气失调则易发怒。这就是所说的'五病'。"

　　"五精①所并：精气并于心则喜，并于肺则悲，并于肝则忧，并于脾则畏，并于肾则恐，是谓五并，虚而相并者也。五藏所恶：心恶热，肺恶寒，肝恶风，脾恶湿，肾恶燥，是谓五恶。五藏化液：心为汗，肺为涕，肝为泪，脾为涎，肾为唾，是谓五液。"

[注释]

①五精：五脏精气。

[译文]

"五脏之精气相并所发生的疾病：精气并与心则喜，精气并于肺则悲，精气并于肝则忧，精气并于脾则畏，精气并于肾则恐。这就是所说的'五并'，都是由于五脏乘虚相并所致。人体五脏各有其所厌恶的东西：心厌恶热，肺厌恶寒，肝厌恶风，脾厌恶湿，肾厌恶燥。这就是所说的'五恶'。五脏化生的液体：心之液化为汗，肺之液化为涕，肝之液化为泪，脾之液化为涎，肾之液化为唾。这就是所说的'五液'。"

"五味所禁：辛走气，气病无多食辛；咸走血，血病无多食咸；苦走骨，骨病无多食苦；甘走肉，肉病无多食甘；酸走筋，筋病无多食酸；是谓五禁，无令多食。五病所发：阴病发于骨，阳病发于血，阴病发于肉，阳病发于冬，阴病发于夏，是谓五发。五邪所乱①：邪入于阳则狂，邪入于阴则痹，搏②阳则为巅疾，搏阴则为瘖③，阳入之阴则静，阴出之阳则怒，是谓五乱。五邪所见：春得秋脉，夏得冬脉，长夏得春脉，秋得夏脉，冬得长夏脉，名曰阴出之阳，病善怒不治，是谓五邪。皆同命，死不治。"

[注释]

①乱：扰乱。②搏：入侵。③瘖（yīn）：喑哑。

"五味所禁：辛味走气，气病不可多食辛味；咸味走血，血病不可多食咸味；苦味走骨，骨病不可多食苦味；甜味走肉，肉病不可多食甜味；酸味走筋，筋病不可多食酸味。这就是'五禁'，不可多食。五病各有它所发生的部位和季节：阴病发生在骨，阳病发生在血，阴病发生在肉，阳病发生在冬，阴病发生在夏。这就是所说的'五发'。五邪所乱：邪入于阳分则阳偏盛，发为狂病；邪入于阴分则阴偏盛，发为痹病；邪搏于阳则阳气受伤，发为癫疾；邪搏于阴则阴气受伤，发为喑哑之疾；邪由阳而入于阴则从阴而为静；邪由阴而出于阳则从阳而为怒。这就是所谓'五乱'。五脏克贼之邪所表现的脉象：春天见到秋天的毛脉是金克木，夏天见到冬天的石脉是水克火，长夏见到春天的弦脉是木克土，秋天见到夏天的洪脉是火克金，冬天见到长夏的濡缓脉是土克水。这就是所谓的'五邪脉'。其预后相同，都属于不治的死症。"

"五藏所藏：心藏神，肺藏魄，肝藏魂，脾藏意，肾藏志，是谓五藏所藏。五藏所主[①]：心主脉，肺主皮，肝主筋，脾主肉，肾主骨，是谓五主。五劳所伤：久视伤血，久卧伤气，久坐伤肉，久立伤骨，久行伤筋，是谓五劳所伤。五脉应象：肝脉弦，心脉钩，脾脉代[②]，肺脉毛，肾脉石，是谓五藏之脉。"

[注释]

①主：主宰。②脾脉代：张介宾说："代，更代。脾脉和软，分主四季。如春当和软而兼弦，夏当和软而兼钩……随时相代，故曰代。此非中止之谓。"

[译文]

"人体的五脏分别有其相关的精神活动：心脏主管并蕴藏'神'这一精神活动，肺脏主管并蕴藏'魄'这一精神活动，肝脏主管并蕴藏'魂'这一精神活动，脾脏主管并蕴藏'意'这一精神活动，肾脏主管并蕴藏'志'这一精神活动。这就是所说的'五脏所藏'。人体的五脏分别有其所主宰的对象：心脏主宰血脉，肺脏主宰皮毛，肝脏主宰经筋，脾脏主宰肌肉，肾脏主宰骨骼。这就是所说的'五主'。五种过度的疲劳可以伤耗五脏的精气：如久视则劳于精气而伤血，久卧则阳气不伸而伤气，久坐则血脉灌输不畅而伤肉，久立则劳于肾及腰、膝、胫等而伤骨，久行则劳于筋脉而伤筋。这就是'五劳所伤'。五脏应四时的脉象：肝脏应春，端直而长，其脉象弦；心脉应夏，来盛去衰，其脉象钩；脾旺于长夏，其脉弱，随长夏而更代；肺脉应秋，轻虚而浮，其脉象毛；肾脉应冬，其脉沉坚像石。这就是所谓的应于四时的'五脏平脉'。"

血气形志篇第二十四

"夫人之常数，太阳常多血少气，少阳常少血多气，阳明常多气多血，少阴常少血多气，厥阴常多血少气，太阴常多气少血，此天之常数。"

[译文]

"人身各经气血多少是有一定常数的。如太阳经常多血少气，少阳经常少血多气，阳明经常多气多血，少阴经常少血多气，厥阴经常多血少气，太阴经常多气少血。这是先天禀赋之常数。"

"足太阳与少阴为表里，少阳与厥阴为表里，阳明与太阴为表里，是为足阴阳也。手太阳与少阴为表里，少阳与心主^①为表里，阳明与太阴为表里，是为手之阴阳也。今知手足阴阳所苦^②，凡治病必先去其血，乃去其所苦，伺之所欲^③，然后写有余，补不足。"

[注释]

①心主：心包络，手厥阴经。②苦：病苦，疾病。③伺之所欲：观察病人所好，并根据其不同属性，以判断病情或决定治疗。伺，观察。

[译文]

"足太阳膀胱经与足少阴肾经为表里，足少阳胆经与足厥阴肝经为表里，足阳明胃经与足太阴脾经为表里，这是足三阳经和足三阴经之间的表里配合关系。手太阳小肠经和手太阴心经为表里，手少阳三焦经与手厥阴心包经为表里，手阳明大肠经与手太阴肺经为表里，这是手三阳经和手三阴经之间的表里配合关系。现已知道，疾病发生在手足阴阳使二经脉，其治疗方法，血脉壅盛的必须先刺出其血，以减轻病苦；再诊察其所欲，根据病情的虚实，然后泻其有余之实邪，补其不足之虚。"

"欲知背俞①，先度其两乳间，中折之，更以他草度②去半已，即以两隅③相拄也，乃举以度其背，令其一隅居上，齐脊大椎，两隅在下，当其下隅者，肺之俞也。复下一度，心之俞也。复下一度，左角肝之俞也，右角脾之俞也。复下一度，肾之俞也。是谓五藏之俞，灸刺之度也。"

[注释]

①背俞：五脏之俞。②度：量度。③两隅：两边相交处。

[译文]

"要想知道背部五脏俞穴的位置，先用一根草度量两乳之间的距离，再从正中对折，另一草与前草同样长度，折掉一半之后来支撑第一根草的两头，就成了一个三角形，然后用它量病人的背部，使其一个角朝上和脊背部大椎穴相平，另外两个角在下，其下边左右两个角所指部位就是肺俞穴所在。再把上角移下一度，放在两肺俞连线的中点，则其下左右两角的位置是心俞的部位。再移下一度，左角是肝俞，右角是脾俞。再移下一度，左右两角是肾俞。这就是五脏俞穴的部位，为刺灸取穴的法度。"

"形乐志苦，病生于脉，治之以灸刺。形乐志乐，病生于肉，治之以针石。形苦志乐，病生于筋，治之以熨①引②。形苦志苦，病生于咽嗌，治之以百药。形数惊恐，经络不通，病生于不仁，治之以按摩醪药。是谓五形志也。"

[注释]

①熨：用药物的热敷疗法。②引：导引法。

[译文]

"形体安逸但精神苦闷的人，病多发生在经脉，治疗时宜用针灸。形体安逸而精神也愉快的人，病多发生在肌肉，治疗时宜用针刺或砭石。形体劳苦但精神愉快的人，病多发生在筋，治疗时宜用热熨或导引法。形体劳苦而精神又很苦恼的人，病多发生在咽喉部，治疗时宜用药物。屡受惊恐的人，经络因气机紊乱而不通畅，病多为麻木不仁，治疗时宜用按摩和药酒。以上是形体和精神方面发生的五种类型的疾病。"

"刺阳明出血气，刺太阳，出血恶①气，刺少阳，出气恶血，刺太阴，出气恶血，刺少阴，出气恶血，刺厥阴，出血恶气也。"

[注释]

①恶：不宜。

[译文]

"刺阳明经，可以出血出气；刺太阳经，可以出血而不宜伤气；刺少阳经，只宜出气不宜出血；刺太阴经，只宜出气不宜出血；刺少阴经，只宜出气不宜出血；刺厥阴经，只宜出血不宜伤气。"

宝命全形论篇第二十五

黄帝问曰："天覆地载，万物悉备，莫贵于人，人以天地之气生，四时之法成，君王众庶，尽欲全形，形之疾病，莫知其情，留淫①日深，著②于骨髓，心私虑之，余欲针除其疾病，为之奈何？"

[注释]

①留淫：积渐。②著：与"贮"同，有"藏"义。

[译文]

黄帝问："天地之间，万物俱备，没有一样东西比人更宝贵了。人依靠天地之大气和水谷之精气生存，并随着四时生长收藏的规律而生活，上至君主，下至平民，任何人都愿意保全形体的健康，但是往往有了病，却因病轻而难于察知，让病邪稽留，逐渐发展，日益深沉，乃至深入骨髓，我甚感忧虑。我要想解除他们的痛苦应该怎样办才好？"

岐伯对曰："夫盐之味咸者，其气令器津泄；弦绝者，其音嘶败；木敷者，其叶发；病深者，其声哕。人有此三者，是谓坏府①，毒药无治，短针无取，此皆绝皮伤肉，血气争黑。"

①坏府：内脏损伤。

岐伯回答说："比如盐味是咸的，当贮藏在器具中的时候有水渗出来，这就是盐气外泄；琴弦将要断的时候就会发出嘶败的声音；内部已溃的树木，其枝叶好像很繁茂，实际上外盛中空，极容易萎谢；人在疾病深重时，就会产生呃逆，人要有了这样的现象，说明内脏已严重损坏，药物和针灸都失去治疗作用，因为皮肤肌肉受伤败坏、血气枯槁，就很难挽回了。"

帝曰："余念其痛，心为之乱惑，反甚其病，不可更代，百姓闻之，以为残贼，为之奈何？"岐伯曰："夫人生于地，悬命于天，天地合气，命之曰人。人能应四时者，天地为之父母；知万物者，谓之天子。天有阴阳，人有十二节；天有寒暑，人有虚实。能经天地阴阳之化者，不失四时；知十二节之理者，圣智不能欺也；能存八动之变①，五胜更立②；能达虚实之数者，独出独入，呿吟③至微，秋毫④在目。"

①八动之变：八风的变动。②五胜更立：五行相胜，各有衰旺的时间。③呿吟：开闭。④秋毫：喻事物之微细者。

黄帝说："我很同情病人的痛苦，但思想上有些慌乱疑惑，因治疗不当反使病势加重，又没有更好的方法来替代，人们认为我看起来残忍粗暴，究竟怎么好呢？"岐伯说："一个人的生活和自然界是密切相关的。人能适应四时变迁，则自然界的一切都成为他生命的泉源。能够知道万物生长收藏的道理的人，就有条件承受和运用万物。所以天有阴阳，人有十二经脉；天有寒暑，人有虚实盛衰。

能够顺应天地阴阳的变化，不违背四时的规律，了解十二经脉的道理，就能明达事理，不会被疾病现象弄糊涂。掌握八风的演变、五行的衰旺，通达病人虚实的变化，就一定有独到的见解。哪怕病人的呵欠、呻吟极微小的动态，也能够明察秋毫、洞明底细。"

帝曰："人生有形，不离阴阳，天地合气，别为九野，分为四时，月有小大，日有短长，万物并至，不可胜量，虚实呿吟①，敢问其方。"岐伯曰："木得金而伐，火得水而灭，土得木而达，金得火而缺，水得土而绝，万物尽然，不可胜竭。故针有悬布天下者五，黔首共余食，莫知之也。一曰治神，二曰知养身，三曰知毒药为真，四曰制砭石小大，五曰知府藏血气之诊。五法俱立，各有所先。今末世之刺也，虚者实之，满者泄之，此皆众工所共知也。若夫法天则地，随应而动，和之者若响，随之者若影，道无鬼神，独来独往。"

[注释]

①虚实呿吟：呿吟这样细小的声音就能判断虚实。

[译文]

黄帝说："人生而有形体，离不开阴阳的变化；天地二气相合，从经纬上可以分为九野，从气候上可以分为四时；月行有小大，日行有短长，这都是阴阳消长变化的体现。天地间万物的生长变化更是不可胜数，根据患者微细呵欠及呻吟就能判断疾病的虚实变化。请问运用什么方法，能够提纲挈领来加以认识和处理呢？"岐伯说："可根据五行变化的道理来分析：木遇到金，就能折伐；火受到水，就能熄灭；土被木植，就能疏松；金遇到火，就能熔化；水遇到土，就能遏止。这种变化，万物都是一样，不胜枚举。所以用针刺来治疗疾病，能够嘉惠天下人民的有五大关键，但人们都弃之不顾，不懂得这些道理。所谓五大关键：一要精神专一，二要了解养身之道，三要熟悉药物真正的性能，四要注意制取砭石的大小，五要懂得脏腑血气的诊断方法。能够懂得这五项要道，就可以掌握缓急先后。近世运用针刺，一般的用补法治虚、泻法制满，这是大家都知道的。若能按照天地阴阳的道理，随机应变，那疗效就能更好，如响之应，如影随形。医学的道理并没有什么神秘，只要懂得这些道理，就能运用自如了。"

帝曰："愿闻其道。"岐伯曰："凡刺之真，必先治神，五藏已定，九候已备，后乃存针，众脉不见①，众凶弗闻②，外内相得，无以形先，可玩往来，乃施于人。人有虚实，五虚勿近，五实勿远，至其当发，间不容瞚③。手动若务，针耀而匀，静意视义④，观适之变，是谓冥冥⑤，莫知其形，见其乌乌，见其稷稷，从见其飞，不知其谁，伏如横弩⑥，起如发机⑦。"

[注释]

①众脉不见：无真脏脉出现。②众凶弗闻：没有五脏败绝的现象。③瞚：一眨眼的时间。④静意视义：很冷静地观察针刺的变化情况。⑤冥冥：幽隐。⑥弩：用机栝发箭的弓。⑦机：弩箭上的发动机关。

[译文]

黄帝说："希望听您讲讲用针刺的道理。"岐伯说："凡用针的关键，必先集中思想，了解五脏的虚实、三部九候脉象的变化，然后下针。还要注意有没有真脏脉出现、五脏有无败绝现象、外形与内脏是否协调，不能单独以外形为依据，更要熟悉经脉血气往来的情况才可施针于病人。病人有虚实之分，见到五虚，不可草率下针治疗；见到五实，不可轻易放弃针刺治疗。应该掌握针刺的时机，不然在瞬息之间就会错过机会。针刺时手的动作要专一协调，针要洁净而均匀，平心静意，看适当的时间，好像鸟一样集合；气盛之时，好像稷一样繁茂。气之往来，正如见鸟之飞翔，而无从捉摸它形迹的起落。所以用针之法，当气未至的时候应该留针候气，正如横弩待发；气应的时候则当迅速起针，正如弩箭之疾出。"

帝曰："何如而虚？何如而实？"岐伯曰："刺虚者须其实，刺实者须其虚，经气已至，慎守勿失，深浅在志，远近若一^①，如临深渊，手如握虎，神无营于众物。"

[注释]

①远近若一：吴崑说："穴在四肢者为远，穴在腹背者为近，取气一也。"

[译文]

黄帝说："怎样治疗虚症？怎样治疗实症？"岐伯说："刺虚症，须用补法，刺实症，须用泻法；当针下感到经气至，则应慎重掌握，不失时机地运用补泻之法。针刺无论深浅，全在灵活掌握，取穴无论远近，候针取气的道理是一致的，针刺时必须精神专一，好像面临万丈深渊，小心谨慎，又好像手中捉着猛虎那样坚定有力，全神贯注，不为其他事物所分心。"

八正神明论篇第二十六

黄帝问曰："用针之服①，必有法则焉，今何法何则?"岐伯对曰："法天则地，合以天光②。"帝曰："愿卒闻之。"岐伯曰："凡刺之法，必候日月星辰，四时八正③之气，气定乃刺之。是故天温日明，则人血淖液④而卫气浮，故血易泻，气易行；天寒日阴，则人血凝泣而卫气沉。月始生，则血气始精⑤，卫气始行；月郭满，则血气实，肌肉坚；月郭空，则肌肉减，经络虚，卫气去，形独居。是以因天时而调血气也。是以天寒无刺，天温无疑。月生无泻，月满无补，月郭空无治，是谓得时而调之。因天之序，盛虚之时，移光定位⑥，正立而待之。故日月生而泻，是谓脏虚，月满而补，血气扬溢，络有留血，命曰重实⑦；月郭空而治，是谓乱经。阴阳相错，真邪不别，沉以留止，外虚内乱，淫邪乃起。"

[注释]

①服：事，指针刺技术。②天光：日月星辰的运行规律。③八正：指二分（春分和秋分）、二至（夏至和冬至）、四立（立春、立夏、立秋、立冬）。④淖液：滑润濡泽。⑤精：旺盛流通。⑥移光定位：根据日光、月光变化移动的位置，来确定时令的更换。光，日光、月光。⑦重实：实上加实。重，重叠。

黄帝问道："用针的技术必然有一定的方法准则，究竟有什么方法、什么准则呢？"岐伯回答说："要在一切自然现象的演变中去体会。"黄帝说："愿详尽地了解一下！"岐伯说："针刺方法，必须观察日月星辰盈亏消长及四时八正之气候变化，方可运用针刺。所以气候温和、日色晴朗，则人的血液流行滑润，而卫气浮于表，血容易泻，气容易行；气候寒冷、天气阴霾，则人的血行也滞涩不畅，而卫气沉于里。月亮初生的时候，血气开始流利，卫气开始畅行；月圆的时候，则人体血气充实、肌肉坚实；月黑无光时，肌肉减弱、经络空虚、卫气衰减、形体独居。所以要顺应天时而调血气。因此天气寒冷时不要针刺；天气温和时当然宜行针刺，不要犹豫；月亮初生时不可用泻法；月亮正圆时不可用补法；月黑无光时不要针刺。这就是所谓顺应天时而调治气血的法则。因天体运行有一定的规律，月亮有盈亏盛虚，通过观察日影的长短，可以定四时八正之气。所以说：月初生时用泻法，就会使内脏虚弱；月正圆时用补法，则血气充溢于表，致使络脉中血液留滞，这叫做重实；月黑无光的时候用针刺，就会扰乱经气的正常运行，叫做乱经。这都是因为不能正确辨别阴和阳、真气与邪气，致使邪气深伏入里，卫外的络脉外虚、机体内经气运行错乱，则疾病就要发生了。"

帝曰："星辰八正何候？"岐伯曰："星辰者，所以制日月之行也。八正者，所以候八风①之虚邪以时至者也。四时者，所以分春秋冬夏之气所在②，以时调之也，八正之虚邪，而避之勿犯也。以身之虚，而逢天之虚，两虚相感，其气至骨，入则伤五脏，工③候救之，弗能伤也，故曰：'天忌不可不知也。'"

［注释］

①八风：东方之婴儿风、南方之大弱风、西方之刚风、北方之大刚风、

东北方之凶风、东南方之弱风、西南方之谋风、西北方之折风。②春秋冬夏之气所在：春气在经脉，夏气在孙络，秋气在皮肤，冬气在骨髓。③工：医生。

[译文]

黄帝说："观察星辰、八正是用来测度什么的呢？"岐伯说："通过观察星辰的方位可以定出日月循行的度数，通过观察八节常气的交替可以测出八方虚邪之风是什么时候来的。通过观察四时，可以明白区分春、夏、秋、冬季节的关键所在，以便顺应四时而摄生调养。应该尽量避免来自八方的虚邪贼风，不受其侵犯。身体虚弱之人若又遭受自然界虚邪贼风的侵袭，则两虚相感，邪气就可以侵犯到筋骨，邪气入里就可以伤害到五脏。如果医生能够很好地测度节气的变化，就能够及时挽救病人，不致使其受到太大的伤害。所以对于良医来说，顺应天时治病的宜忌是不可不了解的。"

帝曰："善。其法星辰者，余闻之矣，愿闻法①往古者。"岐伯曰："法往古者，先知针经②也。验于来今者，先知日之寒温，月之虚盛，以候气之浮沉，而调之于身，观其立有验也。观于冥冥者，言形气荣卫之不形于外，而工独知之，以日之寒温，月之虚盛，四时气之浮沉，参伍相合而调之，工常先见之，然而不形于外，故曰观于冥冥焉。通于无穷者，可以传于后世也，是故工之所以异也，然而不形见于外，故俱不能见也。视之无形，尝之无味，故谓冥冥，若神仿佛。虚邪③者，八正之虚邪气也。正邪者，身形若用力汗出，腠理开，逢虚风，其中人也微，故莫知其情，莫见其形。上工救其萌芽，必先见三部九候之气，尽调不败而救之，故曰上工。下工救其已成，救其已败。救其已成者，言不知三部九候之相失，因病而败之也。知其所在者，知诊三部九候之病脉处而治之，故曰守其门户焉，莫知其情而见邪形也。"

①法：效法。②针经：《灵枢》。③虚邪：与"正邪"相对应，来自正东、正南、正西、正北四个方向的邪气称正邪；反之，邪气来袭方向非起自这四个方向则称虚邪。

［译文］

黄帝说："讲得好！关于取法于星辰的道理，我已经知道了，希望听您讲讲怎样效法于前人的事。"岐伯说："要取法和运用前人的学术，先要懂得《针经》。要想把古人的经验验证于现在，必须先要明白天气之寒温、月之盈亏、四时气候浮沉的规律，再用此规律来调治病人。如果通过这个方法治好了病人，就证明用这个规律来治病是确实有效的。所谓观察其冥冥，就是说荣卫气血的变化虽不显露于外但医生却能感受到它的现状，他从天气之寒温、月之盈亏、四时气候之浮沉等进行综合分析，做出判断，然后进行调治。因此虽然疾病尚未显露，但是医生常常能够预见疾病及其发展，这就叫做观察于冥冥。能够运用这种方法通晓万事万物，这就是他的经验流传于后世的原因，这也是学识经验丰富的医生不同于一般医生的地方。因为病情不显露在表面，所以一般人都不容易发现，看不到形迹、尝不出味道，所以叫做冥冥，好像神灵一般难以捉摸。虚邪，就是异于四时八正之气的虚邪贼风；正邪，就是应时令节气的八正之风。正邪伤人轻微，人在劳累时汗出腠理开，偶尔遭受虚风，没有明显的感觉，也无明显病状表现。一般的医生观察不出病象，而技术高明的医生能够通过三部九候之脉气感知疾病的发生，趁脉象尚调和、气血未衰败时及时救治，从而治病于萌芽状态，称为'上工'。'下工'治病时，是要等气血已衰败、脉象变化已很明显、疾病已形成时才进行治疗，这是因为他们不了解三部九候脉象的细微变化，致使疾病形成和发展。治疗疾病的关键是要从三部九候的脉象中仔细琢磨其细微变化，从而及时治疗疾病，这犹如看守门户一样重要。如果不能正确把握脉象变化则疾病就会迅速形成。"

黄帝曰："余闻补泻，未得其意。"岐伯曰："泻必用方，方者，以气方盛也，以月方满也，以日方温也，以身方定也，以息方吸而内针，乃复候其方吸而转针，乃复候其方呼而徐引针^①，故曰泻必用方，其气乃行焉。补必用员，员者行也，行者移也，刺必中其荣，复以吸排针^②也。故员与方，非针也。故养神者，必知形之肥瘦，荣卫血气之盛衰。血气者，人之神，不可不谨养。"

[注释]

①引针：出针，呼气时出针谓之泻。②排针：出针，吸气时出针谓之补。

[译文]

黄帝说："我听说针刺有补泻二法，但并不懂得它的意义。"岐伯说："泻法必须掌握一个'方'字。所谓方，就是正气方盛、月廓方满、天气正温和、身心尚安定的时候，并且要在病人吸气的时候进针，等到他吸气的时候再转针，还要等他呼气时慢慢地拔出针。此时用针使邪气泻去而正气正常运行，这就是泻必用方的道理。补法必须掌握一个'圆'字。所谓圆，就是行气。行气就是导移其气使至病所，针刺时必须要中荣血，还要在病人吸气时出针。所谓圆与方，并不是指针具的形状。因此善于用针的医生，必然能够根据病人形体的肥瘦、营卫血气的盛衰来施行或补或泻的针法治病。气血是人之神明的物质基础，不可不谨慎地保养啊！"

帝曰："妙乎哉论也！合人形于阴阳四时，虚实之应，冥冥之期，其非夫子孰能通之。然夫子数言形与神，何谓形？何谓神？愿卒闻之。"岐伯曰："请言形，形乎形，目冥冥，问其所病，索之于经，慧然在前，按之不得，不知其情，故曰形。"帝曰："何谓神？"岐伯曰："请言神，神乎神，耳不闻，目明心开而志先①，慧然独悟，口弗能言，俱视独见②，适③若昏，昭然独明，若风吹云，故曰神。三部九候为之原，九针之论不必存也。"

[注释]

①目明心开而志先：形容看问题尖锐、深刻，思维敏捷。②俱视独见：专心观察，全面审视病症，得出独特的见解。③适：刚才。

[译文]

黄帝说道："多么有奥妙的论述啊！把人身的气血变化和阴阳四时、虚实的转化、不可捉摸的疾病紧密结合起来，要不是先生讲解，谁能够弄明白呢？然而先生多次说到形和神，那么究竟什么叫形，什么叫神？我很想现在听您讲一讲。"岐伯说："请让我先讲形。所谓形，就是反映于外表的症状和体征，然而单凭视诊并不能了解发病机理。必然通过问诊得知疾病的痛处所在，再通过按诊仔细诊察经脉及其属络的脏腑变化，就能豁然明白了。若是单用按诊法是不能完全了解疾病的，这就是有形可依的形。"黄帝道："什么叫神？"岐伯说："请让我再讲神。所谓神，就是意会神领，尽管耳朵没有听到病人的主诉，但通过专心观察、全面审视病症，得出独特的见解，忽然明了了疾病的所在及变化，虽然不能用言语来表达，刚才好像还很模糊，此时一下子就明白过来了，就像一阵风吹过所有的乌云都散去了，思绪一下子清晰了，即望而知之谓之神。一般认为诊病时，脉诊三部九候是诊病的根本，若真能达到望而知之的境界，则治病就不必拘泥于九针的理论了。"

离合真邪论篇第二十七

黄帝问曰："余闻九针九篇，夫子乃因而九之，九九八十一篇，余尽通其意矣。经言气之盛衰，左右倾移，以上调下，以左调右①，有余不足，补泻于荣输，余知之矣。此皆荣卫之倾移②，虚实之所生，非邪气从外入于经也。余愿闻邪气之在经也，其病人何如？取之奈何？"

[注释]

①以上调下，以左调右：针灸治疗疾病时，上病刺下，下病刺上；左病刺右，右病刺左。属远部取穴法。②荣卫之倾移：指人体内的阴阳偏胜、偏衰之病理状态。倾移，偏颇失常，偏离常规。

[译文]

黄帝问道："我听说九针有九篇文章，而先生又从九篇上加以发挥，演绎成为九九八十一篇，我已经完全领会了它的精神。《针经》上说的气有盛衰，左右偏盛，治疗选穴位时可以取上以调下，取左以调右，有余不足，在荣输之间进行补泻，我也懂了。这些变化都是由于荣卫之气的异常偏盛、气血或虚或实而形成的，并不是邪气从外侵入经脉之后发生的病变。我现在希望知道邪气侵入经脉之时，病人的症状怎样？又怎样来治疗呢？"

岐伯对曰："夫圣人之起度数^①，必应于天地，故天有宿度^②，地有经水^③，人有经脉。天地温和，则经水安静；天寒地冻，则经水凝泣；天暑地热，则经水沸溢；卒风暴起，则经水波涌而陇起。夫邪之入于脉也，寒则血凝泣，暑则气淖泽，虚邪因而入客，亦如经水之得风也，经之动脉^④，其至也亦时陇起，其行于脉中循循然，其至寸口中手也，时大时小，大则邪至，小则平，其行无常处，在阴与阳，不可为度，从而察之，三部九候，卒然逢之^⑤，早遏其路。吸则内针，无令气忤，静以久留，无令邪布，吸则转针，以得气为故，候呼引针，呼尽乃去，大气^⑥皆出，故命曰泻。"

[注释]

①度数：等之大小。度，法则。②宿度：宿，二十八宿。度，天之三百六十五度。③经水：指十二水系，海水、泾水、渭水、湖水、汭水、汝水、江水、淮水、漯水、河水、漳水、济水。④经之动脉：经脉的搏动。⑤卒然逢之：一旦触到病邪。卒然，一旦。之，代病邪。⑥大气：针下所聚之气。

[译文]

岐伯回答说："一个医术高明的医生，在制定针刺治疗法则时，必定应于自然界的变化。如天上有二十八星宿及三百六十五度、地上有十二经水、人有十二经脉。它们之间互相影响，可以相互比类。如天地之气温和时，则江河之水安静平稳；天气寒冷，则水冰地冻，江河之水凝涩不流；天气酷热，则江河之水沸腾洋溢；要是暴风骤起，则江河之水波涛汹涌。因此病邪侵入经脉时，脉象也必有相似变化，如寒邪使血行滞涩，热邪使血气滑润流利，虚邪贼风入侵就像江河之水遇到暴风一样，经脉的搏动则呈现波涌隆起的现象。虽然血气依然在经脉中流动，但在寸口处按脉，指下会感到脉象时大时小的变化，大表示病邪盛，小表示病邪退。邪气运行时没有固定的位置，或在阴经或在阳经，不可揣度。此时应通过三部九候脉诊全面仔细地辨别，一旦诊察到邪气所在，应及早治疗，阻止它的发展。针刺治疗时应在患者吸气时进针，进针时勿使气逆，进针后要留针静候其气，不让病邪扩散；当吸气时捻转针以达到得气的目的；然后等病人呼气的时候，慢慢地起针，呼气末将针取出。这时针下所聚的邪气随针尽泄于外，所以叫做泻。"

帝曰："不足者补之奈何？"岐伯曰："必先扪而循之，切而散之，推而按之，弹而怒之，抓而下之①，通而取之②，外引其门，以闭其神③，呼尽内针，静以久留，以气至为故，如待所贵，不知日暮，其气以至，适而自护④，候吸引针，气不得出，各在其处，推阖其门，令神气存，大气留止，故命曰补。"

[注释]

①抓而下之：掐正穴位而针刺。②通而取之：通过针刺使气血流通，然后再出针。③外引其门，以闭其神：按闭针孔，不使经气外泄。④其气以至，适而自护：针刺得气后，应该谨慎地守护。

[译文]

黄帝说："不足之虚症怎样用补法？"岐伯说："首先要循经找准穴位，然后用手切按穴位使经气布散，再用手指揉按周围肌肤，进而用手指弹其穴位，令局部脉络怒张，掐着穴位以确定进针的部位，通过针刺使气血畅通，使邪有出路，正气不无害外泄。进针方法是在病人呼气末进针，静留针以候气，达到得气的目的。进针候气要像等待贵客一样，忘掉时间的早晚，当得气时要谨慎守护，病人吸气时出针，正气就不至外出了；出针时，应推阖针孔使紧闭其门而真气存内，正气留于营卫而不泄，这便叫做补。"

帝曰："候气奈何？"岐伯曰："夫邪去络入于经也，舍于血脉之中，其寒温未相得①，如涌波之起也，时来时去，故不常在。故曰方其来也，必按而止之，止而取之^②，无逢其冲^③而泻之。真气者，经气也，经气太虚，故曰其来不可逢，此之谓也。故曰候邪不审，大气已过，泻之则真气脱，脱则不复，邪气复至，而病益蓄，故曰其往不可追，此之谓也。不可挂以发者^④，待邪之至时而发针泻矣，若先若后者，血气已尽，其病不可下，故曰知其可取如发机，不知其取如扣椎^⑤，故曰知机道者不可挂以发，不知机者扣之不发，此之谓也。"

[注释]

①寒温未相得：狭义指机体或寒或温；广义指机体内阴阳偏胜、偏衰，没有达到阴阳平衡。②方其来也，必按而止之，止而取之：邪气方至，尚未强盛时，一定要用手切按阻止其发展，乘邪留止之时针刺泻之。③无逢其冲：邪气方盛之时要避其锐气，不可迎而泻之。无刺熇熇之热，无刺浑浑之脉，无刺辘辘之汗……即是此意。④不可挂以发者：不可有丝毫的差失。⑤扣椎：形容顽钝不灵，扣之如椎不能发出响声而回应。

[译文]

黄帝说："进针之后怎样候气呢？"岐伯说："当邪气从络脉进入经脉，留舍于血脉之中，此时正气奋起抗邪，邪正相争，或寒或温，邪正盛衰难定，所以脉气忽起忽伏、时来时去、无有定处。所以说诊得邪气方来未盛时，一定要用手切按阻止它的发展，乘邪留止于指下时用针泻之，但不要正当邪气势盛时用针泻之，这样会导致真气大伤。因为真气即经脉之气，邪气盛则经气虚，气虚的时候不要用泻法，即是此意。因此，诊候邪气而不能审慎，针下所聚之邪气已盛，再用泻法则使真气虚脱，真气虚脱则不能很快恢复而邪气益甚，病就更加重了。所以说，邪气已经随经而去，不可再用泻法，就是指此而言。阻止邪气，使用泻法，是间不容发的事，须待邪气初到的时候，随即下针即能去邪，而在邪至之前或在邪去之后用泻法都是不适时的，非但不能去邪，反使血气受伤，病邪就不容易消退了。所以说，通晓针刺法度的医生，下针就像拨动弩机一样机智灵活；不懂用针道理的医生顽钝不灵，下针或过早或过迟，就像敲击木椎一样毫无响应。这就是说，识得机宜的医生，针刺时间不容发，没有丝毫的疑虑；不知机宜的医生，纵然时机已到，还在犹豫不能立即下针，即是这个道理。"

帝曰："补泻奈何？"岐伯曰："此攻邪也，疾出以去盛血，而复其真气，此邪新客，溶溶①未有定处也，推之则前，引之则止，逆而刺之②，温血③也。刺出其血，其病立已。"帝曰："善。然真邪以合，波陇不起，候之奈何？"岐伯曰："审扪循三部九候之盛虚而调之，察其左右上下相失及相减者，审其病脏以期之。不知三部者，阴阳不别，天地不分。地以候地，天以候天，人以候人，调之中府④，以定三部，故曰刺不知三部九候病脉之处，虽有大过且至，工不能禁也。诛罚无过，命曰大惑，反乱大经，真不可复，用实为虚，以邪为真，用针无义⑤，反为气贼，夺人正气，以从为逆，荣卫散乱，真气已失，邪独内着，绝人长命，予人天殃，不知三部九候，故不能久长。因不知合之四时五行，因加相胜，释邪攻正，绝人长命。邪之新客来也，未有定处，推之则前，引之则止，逢而泻之，其病立已。"

[注释]

①溶溶：邪气运行于体内尚未有定处。②逆而刺之：反之而用补法。③温血：血热更甚，正邪交争更剧烈，脉象起伏更明显。④中府：脾胃之气血。⑤无义：不能正确掌握用针或补或泻的要义。

[译文]

黄帝道："怎样进行补泻呢？"岐伯说："应以攻邪为主，及时刺出盛血，以恢复真气。因为病邪刚刚侵入，运行尚未有定处，推之则前进，引之则留止，迎其气而泻之，以出其毒血。血出之后病就立即会好。"黄帝道："讲得好！假如到了病邪和真气并合以后，脉气不见波动，那怎样诊察呢？"岐伯说："这就要细心地按寻三部九候的盛衰虚实而调治，再审查其左右、上下各部位有无不相称或特别减弱的地方，就可以知道病在哪个脏腑，待其气至而刺之。假如不懂得三部九候，不能辨别阴阳，不能分清上下，更不知道上部脉以诊察上焦、下部脉以诊察下焦、中部脉以诊察中焦，而这三部九候之脉都是从胃气的多少来查验的道理，茫然而针刺，对病人会造成极大的伤害，即使是高明的医生也没有办法阻止邪气发展了。如果诛罚无度，不当泻而泻之，这就叫做大惑，会扰乱内在脏腑经气，使真气不能恢复，把实症当做虚症、邪气当做真气，用针方法毫无道理，反助邪气为害，戕害病人的正气，使顺症变成逆症，使病人荣卫散乱、真气散失，邪气独存于内，断送病人的性命，对其造成莫大的祸殃。这种不知三部九候的医生，由于得不到患者的信服，行医不可能长久。他不懂得配合四时五行因加相胜的道理，助长了邪气、伤害了真气，以致断绝病人性命。总之，当病邪刚侵入机体时，它还没有固定在一处，此时推它就向前入里发展，引它就向后不深入发展，迎其气而泻之，病很快就好了。"

通评虚实论篇第二十八

黄帝问曰："何谓虚实?"岐伯对曰:"邪气^①盛则实,精气^②夺则虚。"帝曰:"虚实何如?"岐伯曰:"气虚者,肺虚也,气逆者,足寒也,非其时则生,当其时则死。余脏皆如此。"

[注释]

①邪气:各种致病因素。②精气:泛指人体的正气。

[译文]

黄帝问道:"什么叫虚实?"岐伯回答说:"所谓虚实,是指邪气和正气相比较而言的。如邪气盛,是为实症。若精气不足,就为虚症了。"黄帝道:"虚实变化的情况怎样?"岐伯说:"以肺脏为例,肺主气,气虚的人首先表现为肺气虚;肺气上逆的病人,常常是上实下虚症,表现为两足寒冷。五脏发病不在'克我'的时令,其病可愈;若遇'克我'的时令,则其脏死而病难愈。其他各脏的虚实情况可以此类推。"

帝曰:"何谓重实?"岐伯曰:"所谓重实者,言大热病,气热脉满,是谓重实。"帝曰:"经络俱实何如? 何以治之?"岐伯曰:"经络皆实,是寸脉急而尺缓也,皆当治之,故曰滑则从,涩则逆也。夫虚实者,皆从其物类始,故五脏骨肉滑利,可以长久也。"

黄帝说："什么叫重实？"岐伯说："所谓重实，如大热病人，邪气甚热而脉象又盛满，内外俱实，便叫重实。"黄帝说："经络俱实是什么情况？用什么方法治疗？"岐伯说："所谓经络俱实是指寸口脉急而尺肤弛缓，经和络都应该治疗。所以说脉象滑利的就是顺候，涩滞的为逆候。因为一般所论的虚实，人与物类相似，如万物有生发有滑利之象则生，万物枯涩则欲死。若一个人的五脏骨肉滑利，是精气充足、生气旺盛、可以长寿的象征。"

帝曰："络气不足，经气有余，何如？"岐伯曰："络气不足，经气有余者，脉口①热而尺寒也，秋冬为逆，春夏为从，治主病者。"帝曰："经虚络满何如？"岐伯曰："经虚络满者，尺热满脉口寒涩也，此春夏死秋冬生也。"帝曰："治此者奈何？"岐伯曰："络满经虚，灸阴刺阳②；经满络虚，刺阴灸阳。"

［注释］

①脉口：寸口脉。②灸阴刺阳：指灸阴经刺阳经。

［译文］

黄帝说："络气不足、经气有余的情况怎样？"岐伯说："所谓络气不足、经气有余是指寸口脉热满而滑，尺肤脉却迟涩而寒。秋冬之时见这样现象的为逆候，春夏之时就为顺候了，必须结合主病时令治疗疾病。"黄帝说："经虚络满是怎么回事？"岐伯说："所谓经脉虚络脉满是指尺肤热而盛满，寸口脉迟而涩滞。这种现象出现在春夏则死，出现在秋冬则生。"黄帝问："这两种病情应怎样治疗呢？"岐伯说："络脉有余而经脉不足时，应该灸阴经刺阳经；经脉有余络脉不足时，应该刺阴经灸阳经。"

帝曰："何谓重虚？"岐伯曰："脉气上虚尺虚①，是谓重虚。"帝曰："何以治之？"岐伯曰："所谓气虚者，言无常也。尺虚者，行步然。脉虚者，不象阴②也。如此者，滑则生，涩则死也。"

①脉气上虚尺虚：脉虚、气虚、尺虚。②象阴：脉动应指之象。

[译文]

黄帝说："什么叫重虚？"岐伯说："脉虚、气虚、尺虚，合称为重虚。"黄帝道："怎样辨别呢？"岐伯说："所谓气虚，是由于膻中气虚而语言低微，不能接续而失其常态；所谓尺虚，是尺肤脆弱，行动怯弱无力；所谓脉虚，是阴血虚少，表现为脉动不能应指的脉象。总之，脉象滑利的虽病犹可生，而脉象涩滞的就难治了。"

帝曰："寒气暴上，脉满而实何如？"岐伯曰："实而滑则生，实而逆则死。"帝曰："脉实满，手足寒，头热，何如？"岐伯曰："春秋则生，冬夏则死。脉浮而涩，涩而身有热者死。"帝曰："其形尽满①何如？"岐伯曰："其形尽满者，脉急大坚，尺涩而不应也，如是者，故从则生，逆则死。"帝曰："何谓从则生，逆则死？"岐伯曰："所谓从者，手足温也②。所谓逆者，手足寒也。"

[注释]

①其形尽满：肢体面目、五脏六腑、上下内外全都肿胀不堪。②所谓从者，手足温也：阳气足则手足温，病情向愈为顺证；反之，预后不佳。

[译文]

黄帝说："有一种病症，寒气突然上逆、脉象实满，预后又怎样呢？"岐伯说："这种病人，脉象实而滑者可生；脉实而涩滞，这是逆象，主死。"黄帝说："又有一种病症，脉象实满、手足寒冷、头部热的预后又怎样呢？"岐伯说："这种病人，在春秋之时发病可生，若在冬夏发病便难治了。又一种脉象浮而涩，且伴有全身发热的亦主死。"黄帝道："身形肿胀的预后将会怎样呢？"岐伯说："这种身形肿胀的病人脉象常常急而大坚，尺肤却涩滞，与脉不相适应。像这样的病情，从则生，逆则死。"黄帝说："什么叫从则生，逆则死？"岐伯说："所谓从，即症从其脉，就是手足温暖；所谓逆，即症逆其脉，就是手足寒冷。"

帝曰："乳子①而病热，脉悬小②者何如？"岐伯曰："手足温则生，寒则死。"帝曰："乳子中风热，喘鸣肩息者，脉何如？"岐伯曰："喘鸣肩息者，脉实大也，缓则生，急则死。"

[注释]

①乳子：产妇。②悬小：极小而异于平常。

[译文]

黄帝问："产妇患热病，脉象悬小，其预后怎么样？"岐伯说："手足温暖的可生，若手足厥冷就要死亡。"黄帝说："产妇感受风热，出现喘息有声、张口抬肩症状，这种脉象怎样？"岐伯说："出现喘鸣肩息症状者，脉应实大，兼见脉缓说明尚有胃气，可生；兼见弦急脉象，是胃气已绝之象，就要死亡。"

帝曰："肠澼①便血何如？"岐伯曰："身热则死，寒则生。"帝曰："肠澼下白沫何如？"岐伯曰："脉沉则生，脉浮则死。"帝曰："肠澼下脓血何如？"岐伯曰："脉悬绝则死，滑大则生。"帝曰："肠澼之属，身不热，脉不悬绝何如？"岐伯曰："滑大者曰生，悬涩者曰死，以脏期②之。"

[注释]

①肠澼：即今之痢疾。②脏期：克胜。

黄帝问："痢疾中赤痢的预后怎样？"岐伯说："痢疾兼发热的为死症，身寒不发热的则生。"黄帝问："痢疾而下白沫的预后怎样？"岐伯说："脉沉则生，脉浮则死。"黄帝问："痢疾而下脓血的怎样？"岐伯说："脉悬欲绝者死，滑大者生。"黄帝问："痢疾病，身不发热、脉搏也不是悬而欲绝者预后怎么样？"岐伯说："脉搏滑大者生，脉搏悬涩者死。五脏病均以与其相克的时日而推测死期。"

帝曰："癫疾何如？"岐伯曰："脉搏大滑，久自已；脉小坚急，死不治。"帝曰："癫疾之脉，虚实何如？"岐伯曰："虚则可治，实则死。"帝曰："消瘅虚实何如？"岐伯曰："脉实大，病久可治；脉悬小坚，病久不可治。"

黄帝问："癫疾的预后怎样？"岐伯说："脉来有力且大而滑者，病久会自愈；要是脉象小而坚急是不治的死症。"黄帝问："癫疾的脉象虚实变化怎样？"岐伯说："脉虚的可治，脉实的主死。"黄帝问："消渴病脉象的虚实怎样？"岐伯说："脉见实大者，病虽长久仍可以治愈；如脉象悬小而坚，病时较久就不可治愈了。"

帝曰："形度骨度脉度筋度，何以知其度也？"帝曰："春亟治经络，夏亟治经俞，秋亟治六腑，冬则闭塞①。闭塞者，用药而少针石也。所谓少针石者，非痈疽之谓也，痈疽不得顷时回。痈不知所，按之不应手，乍来乍已，刺手太阴旁三痏②与缨脉③各二。掖痈大热，刺足少阳五，刺而热不止，刺手心主三，刺手太阴经络者大骨之会各三。暴痈筋软，随分而痛，魄汗不尽，胞气④不足，治在经俞。"

①闭塞：万物闭藏。②痛：两手外内侧各三，共有十二痛，外侧指少泽、关冲、商阳，内侧指少商、中冲、少冲。③缨脉：足阳明脉。④胞气：膀胱经气。

［译文］

黄帝问："形度、骨度、脉度、筋度，怎样才测量出来呢？"帝说："春季治病多取各经的络穴，夏季治病多取各经的俞穴，秋季治病多取六腑的合穴，冬季主闭藏，人体的阳气也闭藏在内。治病应多用药品，少用针刺砭石。但所谓少用针石，不包括痈疽等病在内。若痈疽等病用针石治疗是一刻也不可徘徊迟疑的。痈毒初起，不知它发在何处，摸又摸不出，疼痛时作时止，此时可针刺手太阴经之旁的痛穴和颈部左右的足阳明胃经穴。生腋痈的病人高热，应该针足少阳经穴，一般五次即愈；针过以后热仍不退，可刺手厥阴心包经穴三次及手太阴经的络穴列缺和骨之会穴大杼各三次。急性的痈肿、筋肉挛缩，随着痈肿的发展而疼痛加剧，痛得厉害，汗出不止，这是由于膀胱经气不足，应该刺该经的俞穴京骨。"

"腹暴满，按之不下，取手太阳经络者，胃之募也，少阴俞①去脊椎三寸傍五，用员利针②。霍乱，刺俞傍五，足阳明及上旁三。刺痫惊脉五，针手太阴各五，刺经太阳五，刺手少阴经络旁者一，足阳明一，上踝五寸刺三针。"

［注释］

①少阴俞：肾俞。②员利针：针具名，属九针之一。

［译文］

"腹部突然胀满，按之不减，应取手太阳经的络穴支正以及胃的募穴中脘和背部肾俞穴、距离脊椎两旁各三寸的志室穴，用员利针各刺五次。霍乱应针肾俞旁志室穴五次、胃俞及胃仓穴各三次。

治疗惊风要针五条经上的穴位，取手太阴的经穴各刺五次，太阳经的穴位各五次，手少阴通里穴旁的手太阳经支正穴一次，足阳明经之解溪穴一次，足踝上五寸的少阴经筑宾穴三次。"

"凡治消瘅、仆击、偏枯、痿厥，气满发逆，甘肥贵人，则高梁之疾也。隔塞闭绝，上下不通，则暴忧之病也。暴厥而聋，偏塞闭不通，内气暴薄也。不从内外中风之病，故瘦留着也。（足庶）跛，寒风湿之病也。"黄帝曰："黄疸暴痛，癫疾厥狂，久逆之所生也。五脏不平，六腑闭塞之所生也。头痛耳鸣，九窍不利，肠胃之所生也。"

[译文]

"凡诊治消渴、突然仆倒、半身不遂、痿证、厥证、气急喘满上逆等病证，多见于肥胖、权贵之人患这种病，常是由于偏嗜膏粱厚味所造成的。凡是出现胸膈闭塞、上下不通的病证，多是由突然的情志刺激而致忧郁思结造成。突然厥逆、不知人事、耳聋、窍道闭塞而大小便不通，都是因为情志骤然激荡、阳气上迫所致。有的病不从内发而是由于外中风邪，因风邪留恋不去，伏而为热，消烁肌肉，留着于肌肉筋骨之间。有的两脚跛行，是由于风寒湿侵袭而成的疾病。"黄帝说："黄疸、骤然的剧痛、癫疾、厥证、狂证，是由于经脉之气长久逆乱，失其和畅所致。五脏不和是由六腑闭塞不通所造成的。头痛耳鸣、九窍不利是肠胃的病变引起的。"

太阴阳明论篇第二十九

　　黄帝问曰："太阴阳明为表里，脾胃脉也，生病而异者何也?"岐伯对曰："阴阳异位^①，更虚更实，更逆更从，或从内，或从外，所从不同，故病异名也。"帝曰："愿闻其异状也。"岐伯曰："阳者，天气也，主外；阴者，地气也，主内。故阳道实，阴道虚^②。故犯贼风虚邪者，阳受之；食饮不节起居不时者，阴受之。阳受之则入六腑，阴受之则入五脏。入六腑则身热不时卧，上为喘呼；入五脏则满闭塞，下为飧泄，久为肠澼。故喉主天气，咽主地气。故阳受风气，阴受湿气。故阴气从足上行至头，而下行循臂至指端；阳气从手上行至头，而下行至足。故曰阳病者上行极而下，阴病者下行极而上。故伤于风者，上先受之；伤于湿者，下先受之。"

[注释]

　　①阴阳异位：阴经、阳经在机体内循行的部位不同。②阳道实，阴道虚：阳气刚主卫外，外邪入侵，正盛邪实而见实症，故曰阳道实；阴气柔而主内，内伤致病，经气损伤而见不足之症，故曰阴道虚。

[译文]

　　黄帝问道："太阴、阳明两经互为表里，是脾胃相互络属的经脉，而二经所生的疾病却不同，这是什么道理呢?"岐伯回答说：

"太阴属阴经，阳明属阳经，两经循行的部位不同，与四时之气相配合，其虚实、顺逆不同，病或从内生或从外入，发病原因也有差异，所以病名也就不同。"黄帝说："我想听您讲讲它们之间的不同。"岐伯说："人身的阳气犹如天气，主卫护机体抵御外邪；阴气犹如地气，主营养于内。所以阳气性刚多实，阴气性柔易虚。凡是贼风虚邪伤人，外表阳气先受侵害；饮食起居失调，内在阴气先受损伤。阳分受邪往往传入六腑阴气受病多累及五脏。邪入六腑可见发热不得安卧，气上逆而喘促；邪入五脏则见脘腹胀满、闭塞不通，在下为大便泄泻，病久而产生痢疾。所以喉通过呼吸而与天气相通，咽主吞咽饮食而连地气。因此阳经易感受风邪，阴经易感受湿邪。足三阴经脉之气从足上行至头，手三阴经气再向下沿臂膊到达指端；手三阳经脉之气从手上行至头，足三阳经气再向下行到足。所以说，阳经的病邪先上行至极点，再向下行；阴经的病邪先下行至极点，再向上行。故风邪为病，上部首先感受；湿邪成疾，下部首先侵害。"

帝曰："脾病而四肢不用何也?"岐伯曰："四肢皆禀气于胃，而不得至经，必因于脾，乃得禀也。今脾病不能为胃行其津液，四肢不得禀水谷气，气日以衰，脉道不利，筋骨肌肉，皆无气以生，故不用焉。"帝曰："脾不主时何也?"岐伯曰："脾者土也，治中央①，常以四时长四脏，各十八日寄治，不得独主于时也。脾脏者常着②胃土之精也，土者生万物而法天地，故上下至头足，不得主时也。"帝曰："脾与胃以膜相连耳，而能为之行其津液何也?"岐伯曰："足太阴者三阴也，其脉贯胃属脾络嗌，故太阴为之行气于三阴。阳明者表也，五脏六腑之海也，亦为之行气于三阳。脏腑各因其经而受气于阳明，故为胃行其津液。四肢不得禀水谷气，日以益衰，阴道不利，筋骨肌肉无气以生，故不用焉。"

［注释］

①治中央：脾在五行中属土，位居中央。②着：得到，附着于。

［译文］

黄帝问："脾病会引起四肢功能丧失是什么道理呢？"岐伯说："四肢都要承受胃中水谷精气以濡养，但胃中精气不能直接到达四肢经脉，必须依赖脾气的传输才能营养四肢。如今脾有病不能为胃输送水谷精气，四肢失去营养则经气一天一天地衰减，经脉不能畅通，筋骨肌肉都得不到濡养，因此四肢便丧失正常的功能了。"黄帝问："脾脏不能主一个时季是什么原因呢？"岐伯说："脾在五行中属土，主管中央之位，分旺于四时以长养四脏，在四季之末各寄旺十八日，故脾不单独主旺于一个时季。由于脾脏经常为胃土传输水谷精气，譬如天地养育万物一样无时或缺。人体从上到下、从头到足都离不开脾气输送水谷之精于全身各部分，故曰脾不专主旺于一个时季。"黄帝问："脾与胃仅有一膜相连，而脾为什么能为胃传输津液呢？"岐伯说："足太阴脾经属三阴，它的经脉贯通到胃，连属于脾，环绕咽喉，故脾能把胃中水谷之精气输送到手足三阴经；足阳明胃经为阳经，与脾经互为表里经，供给五脏六腑营养，故胃也能将太阴经气输送到手足三阳经。五脏六腑各通过脾经以接受阳明经中的水谷精气，所以说脾能为胃运行津液。如四肢得不到水谷精气的滋养，经气便日趋衰减，脉道不通，筋骨肌肉失去营养，因而也就丧失正常的功用了。"

阳明脉解篇第三十

黄帝问曰："足阳明之脉病，恶①人与火，闻木音则惕然而惊，钟鼓不为动，闻木音而惊何也？愿闻其故。"岐伯对曰："阳明者胃脉也，胃者土也，故闻木音而惊者，土恶木也。"帝曰："善。其恶火何也？"岐伯曰："阳明主肉，其脉血气盛，邪客之则热，热甚则恶火。"帝曰："其恶人何也？"岐伯曰："阳明厥则喘而惋②，惋则恶人。"帝曰："或喘而死者，或喘而生者，何也？"岐伯曰："厥逆连脏则死，连经则生。"

[注释]

①恶：厌恶。②惋：通"郁"，胸中烦闷不舒。

[译文]

黄帝问道："足阳明的经脉发生病变，恶见人与火，听到木器响动的声音则惕然惊动，但听到敲打钟鼓的声音却不被惊动。为什么听到木音就惊惕？我希望听听其中的道理。"岐伯说："足阳明是胃的经脉，属土。所以听到木音而惊惕，是因为土恶木克的缘故。"黄帝说："好！那么为什么恶火呢？"岐伯说："足阳明经主肌肉，其经脉多血多气，外邪侵袭入里则发热，热甚则喜凉恶火。"黄帝道："其恶人是何道理？"岐伯说："足阳明经气上逆则呼吸喘促，邪热内郁则烦乱恶人。"黄帝说："有的阳明经气厥逆而发喘促，有的因喘促而死，有的虽喘促而不死，这是为什么呢？"岐伯说："经气厥逆若累及于内脏则病深重而死，若仅连及脏腑外在的经脉则病轻浅可生。"

帝曰："善。病甚则弃衣而走，登高而歌，或至不食数日，逾垣①上屋，所上之处，皆非其素所能也，病反能者何也？"岐伯曰："四肢者诸阳之本也，阳盛则四肢实，实则能登高也。"帝曰："其弃衣而走者何也？"岐伯曰："热盛于身，故弃衣欲走也。"帝曰："其妄言骂詈不避亲疏而歌者何也？"岐伯曰："阳盛则使人妄言骂詈不避亲疏而不欲食，不欲食故妄走也。"

[注释]

①逾垣：翻过墙头。

[译文]

黄帝说："讲得好！有的病人阳明病重之时，把衣服脱掉乱跑乱跳，登上高处高声唱歌，或者数日不进食且能够翻墙上屋，而这些都是其平素所不能做到的，有了病反能这样，这是什么原因？"岐伯说："四肢是阳气的根本，阳气盛则四肢充实，所以能够登高。"黄帝问："其不穿衣服而到处乱跑是为什么呢？"岐伯说："身上热邪偏胜，就会脱掉衣服乱跑啊！"黄帝问："其胡言乱语骂人，不避亲疏，时而又高声唱歌，这是为什么呢？"岐伯说："阳热亢盛而扰动心神，故使其神识混乱、狂妄叫骂、不避亲疏，胃腑饱满，故不欲食，妄行出走。"

热论篇第三十一

　　黄帝问曰："今夫热病者，皆伤寒之类也，或愈或死，其死皆以六七日之间，其愈皆以十日以上者何也？不知其解，愿闻其故。"岐伯对曰："巨阳者，诸阳之属也，其脉连于风府，故为诸阳主气也。人之伤于寒也，则为病热，热虽甚不死；其两感^①于寒而病者，必不免于死。"

[注释]

①两感：阴阳表里二经同时受邪，以致脏腑俱病的危重征候。

[译文]

　　黄帝问道："现在所说的外感发热的疾病都属于伤寒一类，其中有的痊愈，有的死亡，死亡的往往在六七日之间，痊愈的都在十日以上，这是为什么呢？我不知如何解释，想听听其中的道理。"岐伯回答说："巨阳经是一身阳气之大会，统摄阳分，故诸阳皆隶属于太阳。太阳经之脉上连风府，与督脉、阳维相会，循行于巅背之表，所以太阳为诸阳主气，主一身之表。人感受寒邪以后，合于太阳经就要发热，发热虽重，一般不会死亡；如果阴阳表里二经同时感受寒邪而发病，病情较重，就难免于死亡了。"

　　帝曰："愿闻其状。"岐伯曰："伤寒一日，巨阳受之，故头项痛腰脊强。二日阳明受之，阳明主肉，其脉挟鼻络于目，故身热目疼而鼻干，不得卧也。三日少阳受之，少阳主胆，其脉循胁络于耳，故胸胁痛而耳聋。三阳经络皆受其病，而未入于脏者，故可汗而已。四日太阴受之，太阴脉布胃中络于嗌，故腹满而嗌干。五日少阴受之，少阴脉贯肾络于肺，系舌本，故口燥舌干而渴。六日厥阴受之，厥阴脉循阴器而络于肝，故烦满而囊缩。三阴三阳，五脏六腑皆受病，荣卫不行，五脏不通，则死矣。"

[译文]

黄帝说："我想知道伤寒的症状。"岐伯说："伤寒病第一日，为太阳经感受寒邪，足太阳经脉从头下项，挟脊抵腰中，所以头项痛、腰脊强直不舒。第二日阳明经受病，阳明主肌肉，足阳明经脉挟鼻络于目，下行入腹，所以身热目痛而鼻干，不能安卧。三日少阳经受病，少阳主胆，足少阳经脉循胁肋而上络于耳，所以胸胁痛而耳聋。若三阳经络皆受病，尚未入脏入阴的，用发汗的方法可以治愈。四日太阴经受病，足太阴经脉散布于胃中，上络于咽，所以腹中胀满而咽干。五日少阴经受病，足少阴经脉贯肾、络肺，上系舌本，所以口燥舌干而渴。六日厥阴经受病，足厥阴经脉环阴器而络于肝，所以烦闷而阴囊收缩。如果三阴三阳经脉和五脏六腑均受病，以致营卫不能正常运行、五脏精气不通，人就要死亡了。"

"其不两感于寒者，七日巨阳病衰，头痛少愈；八日阳明病衰，身热少愈；九日少阳病衰，耳聋微闻；十日太阴病衰，腹减如故，则思饮食；十一日少阴病衰，渴止不满，舌干已而嚏；十二日厥阴病衰，囊纵①少腹微下，大气②皆去，病日已矣。"帝曰："治之奈何？"岐伯曰："治之各通其脏脉，病日衰已矣。其未满三日者，可汗而已；其满三日者，可泄而已。"帝曰："热病已愈，时有所遗③者何也？"岐伯曰："诸遗者，热甚而强食之，故有所遗也。若此者，皆病已衰而热有所藏，因其谷气相薄，两热相合，故有所遗也。"帝曰："善。治遗奈何？"岐伯曰："视其虚实，调其逆从，可使必已矣。"帝曰："病热当何禁之？"岐伯曰："病热少愈，食肉则复，多食则遗，此其禁也。"

[注释]

①囊纵：阴囊松弛。②大气：致病邪气。③遗：余热遗留不清。

[译文]

"如果病不是阴阳表里两经同时感于寒邪，则第七日太阳经病气衰，头痛稍愈；八日阳明经病气衰，身热稍退；九日少阳经病气衰，耳朵将逐渐能听到声音；十日太阴经病气衰，腹满已消，恢复正常而欲饮食；十一日少阴经病气衰，口不渴，不胀满，舌不干，能打喷嚏；十二日厥阴经病气衰，阴囊松弛，渐渐少腹也舒适。至此，大邪之气已去，病程结束。"黄帝说："怎么治疗呢？"岐伯说："治疗时，应根据病在何脏何经分别予以施治，病邪将日渐衰退而愈。对这类病的治疗原则，一般病未满三日而邪犹在表的，可发汗而愈；病已满三日邪已入里的，可以泻下而愈。"黄帝说："热病已经痊愈，常有余邪不尽，是什么原因呢？"岐伯说："凡是余邪不尽的都是因为在发热较重的时候强进饮食，所以有余热遗留。像这样的病都是病势虽然已经衰退，但尚有余热蕴藏于内，如病人稍微多进食则必因饮食不化而生热，与残存的余热相搏结，则两热相合又重新发热，从而出现余热不尽的情况。"黄帝说："好！怎样治疗余热不尽呢？"岐伯说："应诊察病的虚实，或补或泻，因势利导，可使其病痊愈。"黄帝说："发热的病人在护理上有什么禁忌呢？"岐伯说："当病人热势稍衰的时候吃肉就会复发，如果饮食过多则出现余热不尽，这都是热病患者所应当禁忌的。"

帝曰："其病两感于寒者，其脉应与其病形何如？"岐伯曰：

"两感于寒者，病一日则巨阳与少阴俱病，则头痛口干而烦满；二日则阳明与太阴俱病，则腹满身热，不欲食谵言；三日则少阳与厥阴俱病，则耳聋囊缩而厥，水浆不入，不知人，六日死。"帝曰："五脏已伤，六腑不通，荣卫不行，如是之后，三日乃死何也？"岐伯曰："阳明者，十二经脉之长也，其血气盛，故不知人，三日其气乃尽，故死矣。凡病伤寒而成温者，先夏至日者为病温，后夏至日者为病暑，暑当与汗皆出，勿止。"

[译文]

黄帝说："表里两经同伤于寒邪的两感症，其经脉感传和症状是怎样的呢？"岐伯说："阴阳表里两经同时感受寒邪时，第一日为太阳与少阴两经同时受病，其症状既有太阳病的头痛又有少阴病的口干和烦闷；二日为阳明与太阴两经同时受病，其症状既有阳明病的身热谵言妄语又有太阴病的腹满不欲食；三日为少阳与厥阴两经同时受病，其症状既有少阳病之耳聋又有厥阴病的阴囊收缩和四肢发冷。如果病势发展至水浆不入、神昏不知人的程度，到第六天便死亡了。"黄帝说："病情已发展至五脏已伤、六腑不通、荣卫不行，像这样的病要三天以后死亡，是什么道理呢？"岐伯说："阳明经为十二经之长，此经脉多气多血，此经感邪后热势必重，病人容易神识昏迷。三天以后，阳明的气血已经竭尽，就要死亡。大凡伤于寒邪而成为温热病的，病发于夏至日以前的就称之为温病，病发于夏至日以后的就称之为暑病。暑病汗出可使暑热从汗散泄，所以暑病汗出不要制止。"

刺热篇第三十二

"肝热病者，小便先黄，腹痛多卧身热，热争①则狂言及惊，胁满痛，手足躁，不得安卧，庚辛甚，甲乙大汗，气逆则庚辛死，刺足厥阴少阳，其逆则头痛员员②，脉引冲头也。"

[注释]

①热争：邪热与正气交争。②员员：周转、眩晕。

[译文]

"肝脏发生热病，先出现小便黄、腹痛、多卧、身发热。邪热与正气交争则狂言惊骇、胁部满痛、手足躁扰不得安卧；逢到庚辛日则因木受金克而病重，若逢甲乙日木旺时便大汗出而热退。若正不胜邪、气机逆乱，症见头痛眩晕，因热邪循肝脉上冲于头所致，再逢庚辛日即死亡。治疗时，应刺足厥阴肝经和足少阳胆经。"

"心热病者，先不乐，数日乃热，热争则卒心痛，烦闷善呕，头痛面赤无汗，壬癸甚，丙丁大汗，气逆则壬癸死，刺手少阴太阳。"

[译文]

"心脏发热病，先觉得心中郁闷不愉快，数天后开始发热，当热邪入脏与正气相争时则突然心痛、烦闷、时呕、头痛、面赤、无汗；逢到壬癸日则因火受水克而病重，若逢丙丁日火旺时便大汗出而热退，若邪气胜脏、气机逆乱病更严重者将在下一个壬癸日死亡。治疗时，应刺手少阴心经和手太阳小肠经。"

"脾热病者，先头重颊痛，烦心颜①青，欲呕身热，热争则腰痛不可用俯仰，腹满泄，两颔痛，甲乙甚，戊己大汗，气逆则甲乙死，刺足太阴阳明。"

[注释]

①颜：额部，又称"庭"。

[译文]

"脾脏发生热病，先感觉头重、面颊痛、心烦、额部发青、欲呕、身热。当热邪入脏与正气相争时，则腰痛不能俯仰、腹部胀满而泄泻、两下颔部疼痛，逢到甲乙日木旺时则因土受木克而病重，若逢戊己日土旺时便大汗出而热退，若邪气胜脏、气机逆乱病更严重就会在甲乙日死亡。治疗时，刺足太阴脾经和足阳明胃经。"

"肺热病者，先淅然①厥，起毫毛，恶风寒，舌上黄身热。热争则喘咳，痛走胸膺背，不得大息，头痛不堪，汗出而寒，丙丁甚，庚辛大汗，气逆则丙丁死，刺手太阴阳明，出血如大豆，立已。"

[注释]

①淅然：恶寒怕冷的样子。

[译文]

"肺脏发生热病，先感到体表淅淅然寒冷、毫毛竖立、畏风寒、舌苔黄、全身发热。当热邪入脏与正气相争时，则气喘咳嗽、疼痛走窜于胸膺背部，不能长出一口气，头痛难以忍受，汗出后身上发冷，逢丙丁日火旺时则因金受火克而病重，若逢庚辛日金旺时便大汗出而热退，若邪气胜脏、气机逆乱病更严重就会在下一个丙丁日死亡。治疗时，刺手太阴肺经和手阳明大肠经，点刺出血如大豆样大，则热邪去而经脉和，病可很快缓解。”

"肾热病者，先腰痛胫痠①，苦渴数饮身热，热争则项痛而强，寒且痠，足下热，不欲言，其逆则项痛员员淡淡然②，戊己甚，壬癸大汗，气逆则戊己死，刺足少阴太阳，诸汗者，至其所胜日汗出也。"

[注释]

①痠：同"酸"。②淡淡然：水波晃动的样子，形容摇晃不定。

[译文]

"肾脏发生热病，先觉腰痛和小腿发酸，口渴得很厉害，频频饮水，全身发热。当邪热入脏与正气相争时，则项痛而强直、小腿发冷且酸、足心发热、不欲言语。如果肾气上逆则项痛头眩晕而摇动不定，逢戊己日土旺时则因水受土克而病重，若逢壬癸日水旺时便大汗出而热退，若邪气胜脏、病更严重就会在下个戊己日死亡。治疗时，刺足少阴肾和足太阳膀胱经。以上所说的诸脏之大汗出都是在各脏器旺之日，正胜邪却，即大汗出而热退病愈。"

"肝热病者左颊先赤，心热病者颜先赤，脾热病者鼻先赤，肺热病者右颊先赤，肾热病者颐先赤，病虽未发，见赤色者刺之，名曰治未病。热病从部所①起者，至期而已；其刺之反者，三周②而已；重逆则死。诸当汗者，至其所胜日，汗大出也。"

[注释]

①部所：五脏在面部所属的色部，如心颜、脾鼻、肾颐、肝左颊、肺右颊。②三周：三遇所胜之日。

"肝脏发生热病,左颊部先见赤色;心脏发生热病,额部先见赤色;脾脏发生热病,鼻部先见赤色;肺脏发生热病,右颊部先见赤色;肾脏发生热病,颐部先见赤色。病虽然还没有发作但面部已有赤色出现,就应予以刺治,这叫做治未病。热病只在五脏色部所在出现赤色并未见到其他症状的,为病尚轻浅,若予以及时治疗,至其所胜之日病即可愈;若治疗不当,应泻反补、应补反泻,就会延长病程,需通过三次当旺之日始能病愈;若一再误治,势必使病情恶化而造成死亡。诸脏热病应当汗出的,都是至其当旺之日大汗出而病愈。"

"诸治热病,以饮之寒水,乃刺之;必寒衣之,居止寒处,身寒而止也。热病先胸胁痛,手足躁,刺足少阳,补足太阴,病甚者为五十九刺①。热病始手臂痛者,刺手阳明太阴而汗出止。热病始于头首者,刺项太阳而汗出止。热病始于足胫者,刺足阳明而汗出止。热病先身重骨痛,耳聋好瞑,刺足少阴,病甚为五十九刺。热病先眩冒而热,胸胁满,刺足少阴少阳。"

[注释]

①五十九刺:治疗热病的五十九穴,散泻诸阳经上逆之热邪:上星、囟会、前顶、百会、后顶(计五穴)、五处、承光、通天、络却、玉枕、临泣、目窗、正营、承灵、脑空(左右计二十穴)。泻胸中热邪:大杼、膺俞、缺盆、背俞(左右计八穴)。泻胃中热邪:气街、三里、上巨虚、下巨虚(左右计八穴)。泻四肢之热邪:云门、肩髃、委中、髓空(左右计八穴)。泻五脏之热邪:皆五脏俞旁足太阳经穴,肺俞之旁,魄户也;心俞之旁,神堂也;肝俞之旁,魂门也;脾俞之旁,意舍也;肾俞之旁,志室也(左右计十穴)。以上总计五十九穴。

[译文]

"凡治疗热病,应在喝些清凉的水以解里热之后再进行针刺,并且要病人衣服穿得单薄些，居住于凉爽的地方，以解除表热，如此使表里热退身凉而病愈。热病先出现胸胁痛、手足躁扰不安的，是邪在足少阳经，应刺足少阳经以泻阳分之邪，同时补足太阴经以培补脾土，病重的就用'五十九刺'的方法。热病先出现手臂痛的是病在上而发于阳，刺手阳明、太阴二经之穴，汗出则热止。热病开始发于头部的是太阳为病，刺足太阳经颈项部的穴位，汗出则热止。热病开始发于足胫部的，是病发于阳而始于下，刺足阳明经穴，汗出则热止。热病先出现身体重、骨节痛、耳聋、昏倦嗜睡的是发于少阴的热病，刺足少阴经之穴，病重的用'五十九刺'的方法。热病先出现头眩晕昏冒而后发热、胸胁满的是病发于少阳，并将传入少阴使阴阳枢机失常，刺足少阴和足少阳二经使邪从二经枢转而外出。"

　　"太阳之脉，色荣颧骨①，热病也，荣未交②，曰今且得汗，待时而已。与厥阴脉争见者，死期不过三日。其热病内连肾，少阳之脉色也。少阳之脉，色荣颊前，热病也，荣未交，曰今且得汗，待时而已，与少阴脉争见者，死期不过三日。"

[注释]

①色荣颧骨：赤色见于两颧骨。②荣未交：说明邪气在卫分，未交于荣，邪入不深，荣色鲜明而不晦暗。

[译文]

　　"太阳经脉之病，赤色出现于颧骨部的是热病，若色泽尚未暗晦，病尚轻浅，至其当旺之时，可以得汗出而病愈。若同时又见厥阴经的脉症，此为木盛水衰的死症，死期不过三日。如果热病及于肾，又出现少阳经之色脉，赤色出现于面颊的前方，这是少阳经脉热病，若色泽尚未暗晦，是病邪尚浅，至其当旺之时，可以得汗出而病愈。若同时又见少阴经的脉症，亦为木盛水衰的死症，死期不过三日。"

"热病气穴①：三椎②下间主胸中热，四椎下间主膈中热，五椎下间主肝热，六椎下间主脾热，七椎下间主肾热，荣在骶也。项上三椎③，陷者中也。颊下逆颧为大瘕④，下牙车为腹满，颧后为胁痛，颊上者膈上也。"

[注释]

①气穴：孔穴，俞穴。②三椎：名曰身柱穴，在后背胸椎骨，从上到下数第三胸椎椎骨棘突下凹陷处取穴。以下依次取穴同此。③项上三椎：大椎穴，第七颈椎棘突下凹陷处取穴。④大瘕：即大瘕泄，为五泄之一，似痢疾，特点是里急后重且茎中痛。

[译文]

"治疗热病的气穴：后背胸椎骨中在第三脊椎下方取穴主治胸中的热病，第四脊椎下方取穴主治膈中的热病，第五脊椎下方取穴主治肝热病，第六脊椎下方取穴主治脾热病，第七脊椎下方取穴主治肾热病。清解荣分即营分的穴位在尾骶骨处。项部第七颈椎棘突下凹陷处是大椎穴，由此向下便是胸椎骨的开始。诊察面部之色可以推知腹部疾病，如面颊部赤色由下向上到颧骨部为'大瘕泄'病，见赤色自颊下行至颊车部为腹部胀满，赤色见于颧骨后侧为胁痛，赤色见于颊上为病在膈上。"

评热病论篇第三十三

黄帝问曰："有病温者，汗出辄①复热，而脉躁疾不为汗衰，狂言不能食，病名为何？"岐伯对曰："病名阴阳交②，交者死也。"帝曰："愿闻其说。"岐伯曰："人所以汗出者，皆生于谷，谷生于精，今邪气交争于骨肉而得汗者，是邪却而精胜也，精胜则当能食而不复热。复热者邪气也，汗者精气也，今汗出而辄复热者，是邪胜也，不能食者，精无俾③也，病而留者，其寿可立而倾也。且夫《热论》曰：'汗出而脉尚躁盛者死。'今脉不与汗相应，此不胜其病也，其死明矣。狂言者是失志，失志者死。今见三死④，不见一生，虽愈必死也。"

[注释]

①辄：立刻、即刻。②阴阳交：邪势散漫，外感阳分之邪与内发阴分之邪交合为一，而本之正气绝矣，故阴阳交者死，非阴阳正气之交也。③俾：补益、补充。④三死：不能食、脉躁、失志汗出而热。

[译文]

黄帝问道："有的温热病患者，汗出以后随即又发热，脉象急疾躁动，其病情不仅没有因汗出而衰减，却又出现言语狂乱不进食等症状，这叫什么病？"岐伯回答说："这种病叫阴阳交，阴阳交是死症。"黄帝说："我想听听其中的道理。"岐伯说："人所以能够出汗是依赖水谷所化生的精气，水谷之精气旺盛便能胜过邪气而出汗，现在邪气与正气交争于骨肉之间，汗出身凉是邪气退而精气胜的表现，精气胜应当能进食而不再发热。复发热是邪气尚留，现在汗出后复发热是邪气胜过精气。不能进食则精气得不到继续补充，邪热又逗留不去。这样发展下去，病人的生命很快会发生危险。《热论》中也曾说：'汗出而脉仍躁盛是死症。'现在其脉象不与汗出相应，是精气不能胜过邪气的死症的表现，这已很明确了。况且狂言乱语是热盛扰神、神志失常的死症。现在已出现了三种死症，没有一点生机，病情即使会因汗出而暂时减轻，但终究是要死亡的。"

帝曰："有病身热汗出烦满，烦满不为汗解，此为何病？"岐伯曰："汗出而身热者风也，汗出而烦满不解者厥也，病名曰风厥。"帝曰："愿卒闻之。"岐伯曰："巨阳主气，故先受邪，少阴与其为表里也，得热则上从之①，从之则厥也。"帝曰："治之奈何？"岐伯曰："表里刺之，饮之服汤。"

[注释]

①上从之：少阴经与太阳经互为表里，太阳病发热，少阴经之气随之上逆。

[译文]

黄帝说："有的病全身发热、汗出、烦闷，其烦闷并不因汗出而缓解，这是什么病呢？"岐伯说："汗出而全身发热是因感受了风邪；烦闷不解是由于下气上逆所致，病名叫风厥。"黄帝说："希望您能详尽地讲给我听！"岐伯说："太阳为诸阳之首，主一身之表，若人身之藩篱。所以风邪侵袭，太阳首当其冲。少阴与太阳互为表里经，表病则里必应之，少阴经气受太阳病发热的影响，其气亦从之而上逆称为厥。"黄帝问："怎么治疗呢？"岐伯说："治疗时应同时刺太阳、少阴二经，即刺太阳经以泻风热之邪、刺少阴经以降上逆之气，还要配合内服汤药。"

帝曰："劳风为病何如？"岐伯曰："劳风法在肺下，其为病也，使人强上冥视^①，唾出若涕，恶风而振寒，此为劳风之病。"帝曰："治之奈何？"岐伯曰："以救俯仰^②。巨阳引精^③者三日，中年者五日，不精者七日，咳出青黄涕，其状如脓，大如弹丸，从口中若鼻中出，不出则伤肺，伤肺则死也。"

[注释]

①强上冥视：强上，头项强直。冥视，目眩视物不清。②以救俯仰：通利气道，缓解呼吸困难。③巨阳引精：巨阳，即太阳经，与少阴肾经相表里。肾者，精之府，精，阴体也，不能自行，必赖巨阳引经，意为身强体盛的少壮之人。

[译文]

黄帝说："劳风的病情是怎样的呢？"岐伯说："劳风的受邪部位常在肺下，其发病的症状是头项强直、头昏眩而视物不清、唾出黏痰似涕、恶风而寒栗，这就是劳风病的发病情况。"黄帝说："怎样治疗呢？"岐伯说："首先应使其胸中通畅、呼吸自如。肾经充盛的青年人，太阳之气能引肾经外布，则水能济火，经适当治疗可三日而愈；中年人精气稍衰，须五日可愈；老年人精气已衰，水不济火，须七日始愈。这种病人咳出青黄色黏痰，其状似脓，凝结成块，大小如弹丸，应使痰从口中或鼻中排出，排不出就要伤肺，肺伤则死。"

帝曰："有病肾风者，面胕庞然壅^①，害于言，可刺不？"岐伯曰："虚不当刺，不当刺而刺，后五日其气必至^②。"帝曰："其至何如？"岐伯曰："至必少气时热，时热从胸背上至头，汗出手热，口干苦渴，小便黄，目下肿，腹中鸣，身重难以行，月事不来，烦而不能食，不能正偃③，正偃则咳甚，病名曰风水，论在《刺法》中。"

[注释]

①面胕庞然壅：胕，浮肿。庞然，肿起貌。壅，下眼睑肿起之意。②后五日其气必至：脏气五日一周，邪气常随虚处侵犯机体。③正偃：平躺仰卧位。偃，卧。

[译文]

黄帝说："有患肾风的人面部浮肿、目下壅起、妨害言语，这种病可以用针刺治疗吗？"岐伯说："虚症不能用刺。如果不应当刺而误刺，必伤其真气，使其脏气虚，五天以后，则病气复至而病势加重。"黄帝说："病气至时情况怎样？"岐伯说："病气至时，病人必感到少气、时发热、时常觉得热从胸背上至头、汗出手热、口中干渴、小便色黄、目下浮肿、腹中鸣响、身体沉重、行动困难。如患者是妇女则月经闭止，心烦而不能饮食、不能仰卧，仰卧就咳嗽得很厉害，此病叫风水，在《刺法》中有所论述。"

帝曰："愿闻其说。"岐伯曰："邪之所凑，其气必虚，阴虚者，阳必凑①之，故少气时热而汗出也。小便黄者，少腹中有热也。不能正偃者，胃中不和也。正偃则咳甚，上迫肺也。诸有水气者，微肿先见于目下也。"帝曰："何以言？"岐伯曰："水者阴也，目下亦阴也，腹者至阴之所居，故水在腹者，必使目下肿也。真气上逆，故口苦舌干，卧不得正偃，正偃则咳出清水也。诸水病者，故不得卧，卧则惊，惊则咳甚也。腹中鸣者，病本于胃也。薄脾②则烦不能食，食不下者，胃脘隔也。身重难以行者，胃脉在足也。月事不来者，胞脉③闭也，胞脉者属心而络于胞中，今气上迫肺，心气不得下通，故月事不来也。"帝曰：

"善。"

[注释]

①凑：聚集。②薄脾：脾胃之间仅隔一膜耳，二者经脉互为表里。胃病连及脾则脾气亦弱。③胞脉：分布在子宫上的脉络。

[译文]

黄帝说："我想听听其中的道理。"岐伯说："邪气之所以能够侵犯人体是由于其真气先虚。肾脏属阴，风邪属阳。肾阴不足，风阳便乘虚侵入，所以呼吸少气，时时发热而汗出。小便色黄是因为腹中有热，不能仰卧是因体内水气上乘于胃而胃中不和，仰卧则咳嗽加剧是因为水气上迫于肺。凡是有水气病的，目下部先出现微肿。"黄帝说："为什么出现这种情况呢？"岐伯说："水性是属阴的，目下也是属阴的部位，腹部也是至阴所在，所以腹中有水的必使目下部位微肿。水邪之气上泛凌心，迫使脏真心火之气上逆，所以口苦咽干、不能仰卧，仰卧则水气上逆而咳出清水。凡是有水气病的人都因水气上乘于胃而不能卧，卧则水气上凌于心而惊，逆于肺则咳嗽加剧。腹中鸣响是胃肠中有水气窜动，其病本在于胃。若水气迫于脾则心烦不能进食，饮食不进，于是水气阻隔于胃脘。身体沉重而行动困难是因为胃的经脉下行于足部，水气随经脉下行所致。妇女月经不来是因为水气阻滞，胞脉闭塞不通的缘故。胞脉属于心而下络于胞中，现水气上迫于肺、凌及于心，故使心气不得下通，所以胞脉闭阻而月经不至。"黄帝说："讲得好！"

逆调论篇第三十四

　　黄帝问曰："人身非常温①也，非常热也，为之热而烦满者何也？"岐伯对曰："阴气少而阳气胜，故热而烦满也。"帝曰："人身非衣寒也，中非有寒气也，寒从中生者何？"岐伯曰："是人多痹气②也，阳气少，阴气多，故身寒如从水中出。"

　　[注释]

　　①非常温：一般机体发热的常见原因是外邪来袭、正邪交争，称为常温。非常温，即不是由于这个常见原因引发的机体发热。②多痹气：人体气机常常闭塞。

　　[译文]

　　黄帝问道："有的人不是因为感受外邪而出现发热伴烦闷的症状，这是什么原因呢？"岐伯回答说："这是由于机体阴气少而阳气胜，所以发热而烦闷。"黄帝说："他们穿的衣服并不单薄也没有被寒邪所伤，难道寒气是从内而生的吗？"岐伯说："这种人体内气机常常闭塞不通，以致阳气少而阴气多，所以经常感觉身体发冷，像从冷水中出来一样。"

　　帝曰："人有四肢热，逢风寒如炙如火者何也？"岐伯曰："是人者阴气虚，阳气盛，四肢者阳也，两阳相得而阴气虚少，少水不能灭盛火，而阳独治，独治者不能生长也，独胜而止耳，逢风而如炙如火者，是人当肉烁①也。"

[注释]

①肉烁：肌肉干枯消瘦。

[译文]

黄帝说："有的人四肢发热，一遇到风寒便觉得身热如火熏炙一样，这是什么原因呢？"岐伯说："这种人多因身体阴虚而阳气偏盛。四肢属阳，风邪也属阳，属阳的四肢感受属阳的风邪，是两阳相并，阳气更加亢盛而阴气日益虚少，以至于衰少的阴气不能扑灭旺盛的阳火，形成了阳气独旺的局面。孤阴不生、独阳不长，因此阳气独胜则生机停止。所以这种四肢热逢风而如炙如火的，其肌肉必然逐渐消瘦干枯。"

帝曰："人有身寒，汤火不能热，厚衣不能温，然不冻栗，是为何病？"岐伯曰："是人者，素肾气胜，以水为事，太阳气衰，肾脂①枯不长，一水不能胜两火，肾者水也，而生于骨，肾不生则髓不能满，故寒甚至骨也。所以不能冻栗者，肝一阳也，心二阳也，肾孤脏也，一水不能胜二火，故不能冻栗，病名曰骨痹，是人当挛节也。"

[注释]

①肾脂：肾精。

[译文]

黄帝说："有的人身体寒凉，即使喝热水、走近火堆烤火也不觉热，多穿衣服也不能温暖，但又不恶寒战栗，这是什么病呢？"岐伯说："这种人平素肾气盛，又经常在水湿较重的环境中工作或生活，使其表里经之太阳经阳气渐衰，肾精得不到阳气的温煦则枯竭不长。肾是水脏，主生长骨髓，肾精不生则骨髓不能充满，故寒冷至骨。之所以不会战栗是因为肝是一阳，内寄相火，心是二阳，又主君火。肾水为一阴，胜不过心肝二阳之火，所以虽寒冷但不战栗，这种病叫'骨痹'，病人必然出现骨节拘挛的症状。"

帝曰："人之肉苛①者，虽近衣絮，犹尚苛也，是谓何疾？"岐伯曰："荣气虚，卫气实也，荣气虚则不仁，卫气虚则不用，荣卫俱虚，则不仁且不用，肉如故也，人身与志不相有，曰死。

［注释］

①肉苛：皮肉麻木沉重，活动不灵活。

［译文］

黄帝说："有的人皮肉麻木沉重，活动不灵活。即使穿上厚重的棉衣服仍然如故，这是什么病呢？"岐伯说："这是由于病人营气虚而卫气实所致。营气虚弱则皮肉麻木不仁，卫气虚则不能抵御外邪，日久则功能尽失，活动不便、废而不用，荣卫俱虚则皮肉更加麻木不仁、不能举动。如果发展到人的形体与神志不能相得的程度就要死亡。"

帝曰："人有逆气不得卧而息有音者，有不得卧而息无音者，有起居如故而息有音者，有得卧行而喘者，有不得卧不能行而喘者，有不得卧卧而喘者，皆何脏使然？愿闻其故。"岐伯曰："不得卧而息有音者，是阳明之逆也，足三阳者下行，今逆而上行，故息有音也。阳明者，胃脉也，胃者，六腑之海，其气亦下行，阳明逆不得从其道，故不得卧也。《下经》曰：'胃不和则卧不安。'此之谓也。夫起居如故而息有音者，此肺之络脉逆也，络脉不得随经上下，故留经而不行，络脉之病人也微，故起居如故而息有音也。夫不得卧卧则喘者，是水气之客也，夫水者循津液而流也，肾者，水脏，主津液，主卧与喘也。"帝曰："善。"

［译文］

黄帝说："人病气机上逆，有的不能安卧而呼吸有声；有的不能安卧而呼吸无声；有的起居如常而呼吸有声；有的能够安卧，行动则气喘；有的不能安卧也不能行动而气喘；有的不能安卧，卧则气喘。这样是哪些脏腑发病呢？我想知道是什么缘故。"岐伯说："不能安卧而呼吸有声，是阳明经脉之气上逆。足三阳的经脉，从头到足都是下行的，现在足阳明经脉之气上逆而行，所以呼吸不利而有声。阳明是胃脉，胃是六腑之海，胃气亦以下行为顺，如果阳明经脉之气上逆，胃气便不得循常道而下行，所以不能平卧。《下经》曾说：'胃不和则卧不安。'就是这个意思。如果起居如常而呼吸有声，这是由于肺之络脉不顺，络脉之气不能随着经脉之气上下，故气留置于经脉而不得行于络脉。但络脉生病是比较轻微的，所以虽呼吸不利有声但起居如常。若不能安卧，卧则气喘的，是由于水气内停，上迫于肺所致。水气是循着津液流行的道路而流动的。肾是水脏，主持津液，如肾病不能主水，水气上逆而犯肺则人即不能平卧而气喘。"黄帝说："讲得好！"

疟论篇第三十五

　　黄帝问曰："夫痎①疟皆生于风，其蓄作②有时者何也？"岐伯对曰："疟之始发也，先起于毫毛，伸欠③乃作，寒溧鼓颔④，腰脊俱痛，寒去则内外皆热，头痛如破，渴欲冷冻饮料。"帝曰："何气使然？愿闻其道。"岐伯曰："阴阳上下交争，虚实更作，阴阳相移也。阳并于阴，则阴实而阳虚，阳明虚则寒鼓颔也；巨阳虚则腰背头项痛；三阳俱虚则阴气胜，阴气胜则骨寒而痛；寒生于内，故中外皆寒；阳盛则外热，阴虚则内热，外内皆热则喘而渴，故欲冷饮也。此皆得之夏伤于暑，热气盛，藏于皮肤之内，肠胃之外，此荣气之所舍也。此令人汗空疏，腠理开，因得秋气，汗出遇风，及得之以浴，水气舍于皮肤之内，与卫气并居。卫气者，昼日行于阳，夜行于阴，此气得阳而外出，得阴而内薄⑤，内外相薄，是以日作。"

[注释]

①痎（jiē）：两日一发的疟疾。②蓄作：或伏或发。③伸欠："伸"是体倦，"欠"是志倦。④鼓颔：因寒战而两颔随之鼓动。颔，额下结喉上两侧肉之空软处。⑤薄：同"搏"，交争。

[译文]

　　黄帝问道："一般来说，疟疾都是由感受了风邪而引起，它的休止和发作有一定的时间规律，这是为什么呢？"岐伯回答说："疟疾开始发作的时候，首先见毫毛竖立，继而四肢不舒，时时欲伸懒腰、呵欠连连，继而寒冷发抖、两颌鼓动、腰脊疼痛；及至寒冷过去，便是全身内外发热，头痛有如破裂，口渴且喜欢冷饮。"黄帝道："这是什么原因造成的呢？请说明它的道理。"岐伯说："这是由于阴阳上下相争、虚实更替相胜、阴阳相互转化的原因。阳气并入于阴分，使阴气实而阳气虚，阳明经气虚就寒冷发抖乃至两颌鼓动；太阳经气虚便腰背头项疼痛；三阳经气都虚则阴气更胜，阴气胜则骨节寒冷而疼痛，寒从内生，所以内外都觉寒冷。如阴气并入阳分，则阳气实而阴气虚。阳主外，阳盛就发生外热；阴主内，阴虚就发生内热，因此外内都发热，热甚的时候就气喘口渴，所以喜欢冷饮。这都是由于夏天伤于暑气，热气过盛并留藏于皮肤之内、肠胃之外，亦即荣气居留的所在。由于暑热内伏，使人汗孔疏松、腠理开泄，一遇秋凉，汗出而感受风邪，或者由于洗澡时感受水气，风邪、水气停留于皮肤之内，与卫气相合并居于卫气流行的所在；而卫气白天行于阳分，夜里行于阴分，邪气也随之日循行于阳分而外出，夜循行于阴分则内搏，阴阳内外相搏，邪正交争而致疟疾每日有规律地发作。"

帝曰："其间日而作者何也？"岐伯曰："其气之舍深，内薄于阴，阳气独发，阴邪内着，阴与阳争不得出，是以间日而作也。"帝曰："善。其作日晏与其日早者，何气使然？"岐伯曰："邪气客于风府，循膂而下，卫气一日一夜大会于风府，其明日日下一节，故其作也晏①，此先客于脊背也，每至于风府则腠理开，腠理开则邪气入，邪气入则病作，以此日作稍益晏也。其出于风府，日下一节，二十五日下至骶骨，二十六日入于脊内，注于伏膂之脉②，其气上行，九日出于缺盆之中，其气日高，故作日益早也。其间日发者，由邪气内薄于五脏，横连募原也，其道远，其气深，其行迟，不能与卫气俱行，不得皆出，故间日乃作也。"

[注释]

①晏：晚，迟。②伏膂之脉：冲脉。膂，脊两旁。

[译文]

黄帝说："疟疾隔日发作，这是为什么？"岐伯说："因为邪气舍留之处较深，已经接近于阴分，致使阳气独行于外而疟之阴邪留着于里，阴与阳相争而不能即出，所以隔一天才发作一次。"黄帝道："讲得好！疟疾发作的时间有逐日推迟或逐日提前的，是什么缘故呢？"岐伯说："邪气从风府穴入侵后，循脊骨逐日逐节下移，卫气是一昼夜大会于风府一次，而邪气却每日向下移行一节，所以其发作时间也就一天迟一天，这是由于邪气先侵袭于脊背骨的关系。每当卫气会于风府时则腠理开发，腠理开发则邪气侵入，邪气侵入与卫气交争病就发作，因邪气日下一节，所以发病时间就日益推迟了。这种邪气侵袭风府，逐日下移一节而发病，约经二十五日，邪气下行至骶骨；二十六日，又入于脊内而流注于冲脉；再沿冲脉上行，至二十九日上至于缺盆之中。因为邪气日渐上升，所以发病的时间也就一天早于一天。至于隔一天发病一次是因为邪气内迫五脏，横连于膜原，它所行走的道路较远，邪气深藏，循行迟缓，不能和卫气并行，邪气与卫气不得同时皆出，所以隔一天才发作一次。"

帝曰："夫子言卫气每至于风府，腠理乃发，发则邪气入，入则病作。今卫气日下一节，其气之发也，不当①风府，其日作者奈何？"岐伯曰："此邪气客于头项循膂而下者也，故虚实不同，邪中异所，则不得当其风府也。故邪中于头项者，气至头项而病；中于背者，气至背而病；中于腰脊者，气至腰脊而病；中于手足者，气至手足而病。卫气之所在，与邪气相合，则病作。故风无常府，卫气之所发，必开其腠理，邪气之所合，则其府也。"

[注释]

①当：遇到，即"值"。

[译文]

黄帝说："您说卫气如果到达风府能使腠理开张，邪气乘机袭入，邪气入则病发作。现在又说卫气与邪气相遇的部位每日下行一节，发病时邪气就恰不在于风府而能每日发作一次，是何道理？"岐伯说："以上是指邪气侵入头项沿着脊椎骨下行的情况。由于人体虚实的部位不同，因此邪气侵犯的部位也不一样，发病部位不一定都在风府穴处。例如：邪中于头项的，卫气行至头项而病发；邪中于背部的，卫气行至背部而病发；邪中于腰脊的，卫气行至腰脊而病发；邪中于手足的，卫气行至手足而病发；凡卫气所行之处与邪气交争，那病就要发作。所以说风邪侵袭人体没有一定的部位，卫气运行于外与邪气相争则腠理开张，邪气聚合的部位就会发病。"

帝曰："善。夫风之与疟也，相似同类，而风独常在，疟得有时而休者何也？"岐伯曰："风气留其处，故常在；疟气随经络沉以内薄，故卫气应乃作。"帝曰："疟先寒而后热者何也？"岐伯曰："夏伤于大暑，其汗大出，腠理开发，因遇夏气凄沧①之水寒，藏于腠理皮肤之中，秋伤于风，则病成矣。夫寒者阴气也，风者阳气也，先伤于寒而后伤于风，故先寒而后热也，病以时作，名曰寒疟。"帝曰："先热而后寒者何也？"岐伯曰："此先伤于风而后伤于寒，故先热而后寒也，亦以时作，名曰温疟。其但热而不寒者，阴气先绝，阳气独发，则少气烦冤，手足热而欲呕，名曰瘅②疟。"

[注释]

①凄沧：亦称凄怆，寒凉之意。②瘅：热盛之意。

[译文]

黄帝道："讲得好！风病和疟疾相似而同属一类，为什么单单风病的症状持续常在而疟疾却发作有休止呢？"岐伯说："风邪为病是稽留于所中之处，所以症状持续常在；疟邪则是随着经络循行深入体内，与卫气相遇则发病。"黄帝道："疟疾发作有先恶寒而后发热的，为什么？"岐伯说："夏天感受了严重的暑热之气，汗大出而腠理开张，当感受夏季的水寒之邪时便留藏在腠理皮肤之中，至秋凉季节又伤于风邪就成为疟疾了。因水寒是一种阴气，风邪是一种阳气。因为先伤于水寒之气，后伤于风邪，所以先寒而后热，其发作有一定的时间规律，故称寒疟。"黄帝说："有一种先热而后寒的，这是为什么呢？"岐伯说："这是由于先伤于风邪，后伤于水寒之气，所以先发热而后恶寒，发作也有一定的时间规律，叫做温疟。还有一种只发热而不恶寒的，这是由于病人的阴气先亏损于内、阳气独旺于外，疾病发作时出现少气烦闷、手足发热、要想呕吐的症状，这叫瘅疟。"

帝曰："夫经言有余者泻之，不足者补之。今热为有余，寒为不足。夫疟者之寒，汤火不能温也，及其热，冰水不能寒也，此皆有余不足之类。当此之时，良工不能止，必须其自衰乃刺之，其故何也？愿闻其说。"岐伯曰："经言无刺熇熇①之热，无刺浑浑之脉，无刺漉漉②之汗，故为其病逆未可治也。夫疟之始发也，阳气并于阴，当是之时，阳虚而阴盛，外无气，故先寒栗也。阴气逆极，则复出之阳，阳与阴复并于外，则阴虚而阳实，故先热而渴。夫疟气者，并于阳则阳胜，并于阴则阴胜，阴胜则寒，阳胜则热。疟者，风寒之气不常也，病极则复。至病之发也，如火之热，如风雨不可当也。故经言曰：'方其盛时必毁，因其衰也，事必大昌。'此之谓也。夫疟之未发也，阴未并阳，阳未并阴，因而调之，真气得安，邪气乃亡，故工不能治其已发，为其气逆也。"

[注释]

①熇熇：火势旺盛的样子。②潝潝：水流貌。

[译文]

黄帝道："医经上说有余的应当泻，不足的应当补。今发热是有余，发冷是不足。而疟疾的寒冷，即使饮用热水或走近火堆亦不能使之温暖，其发热即使用冰水也不能使之退热。这些寒热都是有余不足之类。但当其发冷、发热的时候，良医也无法制止，必须待其病势自行衰退之后才可以施用刺法治疗，这是什么缘故？请您告诉我。"岐伯说："医经上说过，机体高热时不能针刺，脉象混乱阴阳虚实未定之时不能刺，汗大出时不能刺，因为这正值邪盛气机逆乱的时候，所以不可立即治疗。疟疾刚开始发作，阳气并于阴分，此时阳虚而阴盛，外表阳气虚，所以先寒冷发抖；至阴气逆乱已极，势必复出于阳分，于是阳气与阴气交争于外，此时阴分虚而阳分实，所以先热而口渴。因为疟疾并与阳分则阳气胜，并于阴分则阴气胜；阴气胜则发寒，阳气胜则发热。由于疟疾感受的风寒之气变化无常，所以其发作至阴阳之气俱逆极之时则寒热休止，停一段时间又重复发作。当其病发的时候像火一样的猛烈，如狂风暴雨一样迅不可当。所以医经上说：'当邪气盛极的时候不可攻邪，攻之则正气也必然受伤，应该乘邪气衰退的时候而攻之，必然获得成功。'便是这个意思。因此治疗疟疾应在疟疾未发作的时候，即阴气尚未并于阳分、阳气尚未并于阴分时进行适当的治疗，则正气不至于受伤而邪气可以消灭。所以医生不能在疟疾发病的时候进行治疗，因为此时正当正气和邪气交争逆乱之时。"

帝曰："善。攻之奈何？早晏何如？"岐伯曰："疟之且发也，阴阳之且移也，必从四末始也，阳已伤，阴从之，故先其时坚束其处^①，令邪气不得入、阴气不得出，审候见之在孙络盛坚而血者皆取之，此真往而未得并者也。"帝曰："疟不发，其应何如？"岐伯曰："疟气者，必更盛更虚，当气之所在也，病在阳，则热而脉躁；在阴，则寒而脉静；极则阴阳俱衰，卫气相离，故病得休；卫气集，则复病也。"帝曰："时有间二日或至数日发，或渴或不渴，其故何也？"岐伯曰："其间日者，邪气与卫气客于六腑，而有时相失，不能相得，故休数日乃作也。疟者，阴阳更胜也，或甚或不甚，故或渴或不渴。"

[注释]

①坚束其处：古代治疗疟疾的方法，以绳索牢固地绑住四肢末端，使邪气不得入、阴气不得出，阴阳不能相移。

[译文]

黄帝说："讲得好！疟疾究竟怎样治疗？时间的早晚应如何掌握？"岐伯说："疟疾将发，正是阴阳将要相移之时，它必从四肢开始。若阳气已被邪伤，则阴分也必将受到邪气的影响，所以只有在未发病之前以绳索牢固地绑住四肢末端，使邪气不得入、阴气不得出，阴阳不能相移；牢缚以后审察络脉的情况，见其孙络坚盛充血之处都要刺出其血，这是当真气尚未与邪气相并之前的一种'迎而夺之'的治法。"黄帝说："疟疾在不发作的时候情况应该怎样？"岐伯说："疟气留舍于人体，必然造成阴阳之气更替变化。当邪气所在的地方是阳分则发热而脉搏躁急，病在阴分则发冷而脉搏较静，病到极期则阴阳二气都衰惫，卫气和邪气互相分离病就暂时休止；若卫气和邪气再相遇合则病又发作了。"黄帝说："有些疟疾隔二日甚或隔数日发作一次，发作时有的口渴，有的不渴，是什么原因?"岐伯说:"其所以隔几天再发作是因为邪气与卫气相会于风府的时间不一致，有时不能相遇，不得相互交争而出，要过几天才能发作。疟疾发病是由于阴阳之间的更替相胜，但其程度上也有轻重不同，所以有的口渴，有的不渴。"

帝曰:"论言夏伤于暑，秋必病疟，今疟不必应者何也?"岐伯曰:"此应四时者也。其病异形者，反四时也。其以秋病者寒甚，以冬病者寒不甚，以春病者恶风，以夏病者多汗。"帝曰:"夫病温疟与寒疟而皆安舍? 舍于何脏?"岐伯曰:"温疟者，得之冬中于风，寒气藏于骨髓之中，至春则阳气大发，邪气不能自出，因遇大暑，脑髓烁①，肌肉消，腠理发泄，或有所用力，邪气与汗皆出，此病藏于肾，其气先从内出之于外也。如是者，阴虚而阳盛，阳盛则热矣，衰则气复反入，入则阳虚，阳虚则寒矣，故先热而后寒，名曰温疟。"

[注释]

①脑髓烁:肾藏精，精生髓，脑为髓海，脑髓烁即肾精消耗。

[译文]

黄帝说:"医经上说夏伤于暑，秋必病疟，而有些疟疾并不是这样，是什么道理?"岐伯说:"夏伤于暑，秋必病疟，这是指和四时发病规律相应的而言。亦有些疟疾形症不同，与四时发病规律相反。如发于秋天的寒冷较重，发于冬天的寒冷较轻，发于春天的多恶风，发于夏天的汗出得很多。"黄帝说:"有病温疟和寒疟，邪气如何侵入? 逗留在哪一脏?"岐伯说:"温疟是由于冬天感受风寒，邪气留藏在骨髓之中，虽到春天阳气生发活泼，邪气仍不能自行外出，乃至夏天，因夏热炽盛，使人精神倦怠、脑髓消耗，肌肉消瘦腠理发泄、皮肤空疏，或由于劳力过甚，邪气才乘虚与汗一齐外出。这种病邪原是伏藏于肾，故其发作时是邪气从内而向外。这样的病，阴气先虚而阳气偏盛，阳盛就发热，热极之时则邪气又回入于阴，邪入于阴则阳气又虚，阳气虚便出现寒冷，所以这种病是先热而后寒，名叫温疟。"

帝曰："瘅疟何如？"岐伯曰："瘅疟者，肺素有热，气盛于身，厥逆上冲，中气实而不外泄，因有所用力，腠理开，风寒舍于皮肤之内、分肉之间而发，发则阳气盛，阳气盛而不衰则病矣。其气不及于阴，故但热而不寒，气内藏于心，而外舍于分肉之间，令人消烁脱肉，故命曰瘅疟。"帝曰："善。"

[译文]

黄帝说："瘅疟的情况怎样？"岐伯说："瘅疟是由于肺脏素来有热，肺气壅盛，气逆而上冲，以致胸中气实不能发泄，适因劳力之后，腠理开泄，风寒之邪便乘机侵袭于皮肤之内、肌肉之间而发病，病发时阳气偏盛，阳气盛而不见衰减，邪气不及于阴分，于是病就但热不寒了。这种病邪内伏于心脏，而外出则留连于肌肉之间，能使人肌肉瘦削，所以名叫瘅疟。"黄帝道："讲得好！"

刺疟篇第三十六

"足太阳之疟，令人腰痛头重，寒从背起，先寒后热，熇熇暍暍^①然，热止汗出，难已，刺郄中出血。足少阳之疟，令人身体解，寒不甚，热不甚，恶见人，见人心惕惕然，热多汗出甚，刺足少阳。足阳明之疟，令人先寒，洒淅洒淅，寒甚久乃热，热去汗出，喜见日月光火气乃快然，刺足阳明跗上。足太阴之疟，令人不乐，好太息，不嗜食，多寒热汗出，病至则善呕，呕已乃衰，即取之。足少阴之疟，令人呕吐甚，多寒热，热多寒少，欲闭户牖而处，其病难已。足厥阴之疟，令人腰痛少腹满，小便不利如癃状，非癃也，数便，意恐惧气不足，腹中悒悒^②，刺足厥阴。"

［注释］

①暍暍：形容热气极盛的样子。②悒悒：郁滞不畅快。

［译文］

"足太阳经的疟疾使人腰痛头重，寒冷从脊背而起，先寒后热，热势很盛，热止汗出，这种疟疾不易痊愈，治疗方法应刺委中穴出血。足少阳经的疟疾使人身倦无力，恶寒发热都不甚厉害，怕见人，看见人就感到恐惧，发热的时间比较长，汗出亦很多，治疗方法是刺足少阳经。足阳明经的疟疾使人先怕冷，逐渐恶寒加剧，很久才发热，退热时便汗出，这种病人喜欢亮光，喜欢向火取暖，见到亮光以及火气就感到爽快，治疗方法是刺足阳明经足背上的冲阳穴。足太阴经的疟疾使人闷闷不乐，时常要叹息，不想吃东西，多发寒热，汗出亦多，病发作时容易呕吐，吐后病势减轻，治疗方法应取足太阴经的孔穴。足少阴经的疟疾使人发生剧烈呕吐，多发寒热，热多寒少，常常喜欢紧闭门窗而居，这种病不易痊愈。足厥阴经的疟疾使人腰痛、少腹胀满、小便不利、似乎癃病而实非癃病，只是小便频数而不爽，病人心中恐惧，气力不足，腹中郁滞不畅，治疗方法是刺足厥阴经的太冲穴。"

"肺疟者，令人心寒，寒甚热，热间善惊，如有所见者，刺手太阴阳明。心疟者，令人烦心甚，欲得清水，反寒多，不甚热，刺手少阴。肝疟者，令人色苍苍然，太息，其状若死者，刺足厥阴见血。脾疟者，令人寒，腹中痛，热则肠中鸣，鸣已汗出，刺足太阴。肾疟者，令人洒洒然[①]，腰脊痛宛转，大便难，目眴眴然[②]，手足寒，刺足太阳少阴。胃疟者，令人且病也，善饥而不能食，食而支满腹大，刺足阳明太阴横脉出血。"

[注释]

①洒洒然：凄凄然。②眴眴然：眩晕貌。

[译文]

"肺疟使人心里感到发冷，冷极则发热，热时容易发惊，好像见到了可怕的事物，治疗方法是刺手太阴、手阳明两经。心疟使人心中烦热得很厉害，想喝冷水但身上反觉寒多热少，治疗方法应刺手少阴经。肝疟使人面色苍青，时欲太息，形如死状，治疗方法是刺足厥阴经出血。脾疟使人发冷，腹中痛，待到发热时则脾气行而肠中鸣响，肠鸣后阳气外达而汗出，治疗方法是刺足太阴经。肾疟使人洒淅寒冷，腰脊疼痛，难以转侧，大便困难，目视眩动不明，手足冷，治疗方法应刺足太阳、足少阴两经。胃疟发病时使人易觉饥饿但又不能进食，进食就感到脘腹胀满膨大，治疗方法是取足阳明、足太阴两经横行的络脉，刺出其血。"

"疟发身方热，刺跗上动脉，开其空，出其血，立寒。疟方欲寒，刺手阳明太阴、足阳明太阴。疟脉满大，急刺背俞，用中针旁伍胠俞各一，适肥瘦出其血也。疟脉小实，灸胫少阴，刺指井。疟脉满大，急刺背俞，用五胠俞背俞各一，适行至于血也。疟脉缓大虚，便宜用药，不宜用针。凡治疟，先发如食顷乃可以治，过之则失时也。诸疟而脉不见，刺十指间出血，血去必已，先视身之赤如小豆者尽取之。十二疟者，其发各不同时，察其病形，以知其何脉之病也。先其发时如食顷而刺之，一刺则衰，二刺则知，三刺则已，不已刺舌下两脉出血，不已刺郄中盛经出血，又刺项以下侠脊者必已。舌下两脉者，廉泉也。"

[译文]

"治疗疟疾应在刚要发热的时候刺足背上的动脉，开其孔穴，刺出其血，可立即热退身凉；如疟疾刚要发冷的时候可刺手阳明、手太阴和足阳明、足太阴经的俞穴。如疟疾病人的脉搏满大而急应立即刺背部的俞穴，用中等针在五胠俞、背俞各取一穴，并根据病人形体的胖瘦确定针刺出血量的多少。如疟疾病人的脉搏小实而急应灸足胫部的少阴经穴，并刺足指端的井穴。如疟疾病人的脉搏缓大而虚就应该用药治疗，不宜用针刺。大凡治疗疟疾应在病没有发作之前约一顿饭的时候予以治疗，过了这个时间就会失去时机。凡疟疾病人脉沉伏不见的，宜急刺十指间的穴位，使出血则病必愈；若先见皮肤上出现像赤小豆的红点应用针刺以去除。上述十二种疟疾，其发作各有不同的时间，应通过观察病人的症状来了解病变属于哪一经脉。如在没有发作以前约一顿饭的时候就给予针刺，则刺一次病势就衰减，刺两次病就显著好转，刺三次病即痊愈；如不愈，可刺舌下两脉出血；如再不愈，可取委中穴处血盛的经络，刺出其血，并刺项部以下挟脊两旁的经穴，这样病一定会痊愈。上面所说的舌下两脉，就是指廉泉穴。"

"刺疟者，必先问其病之所先发者，先刺之。先头痛及重者，先刺头上及两额两眉间出血。先项背痛者，先刺之。先腰脊痛者，先刺郄中①出血。先手臂痛者，先刺手少阴阳明十指间。先足胫痠痛者，先刺足阳明十指间出血。风疟，疟发则汗出恶风，刺三阳经背俞之血者。痠痛甚，按之不可，名曰胕髓②病，以镵针针绝骨出血，立已。身体小痛，刺至阴。诸阴之井无出血，间日一刺。疟不渴，间日而作，刺足太阳。渴而间日作，刺足少阳。温疟汗不出，为五十九刺。"

[注释]

①郄中：委中穴。②胕髓：言邪深伏于骨髓。

[译文]

"凡刺疟疾，必先问明病人发作时最先发病的部位予以先刺。如先发头痛头重的就先刺头上及两额、两眉间使出血，先发颈项脊背痛的就先刺颈项和背部，先发腰脊痛的就先刺委中出血，先发手臂痛的就先刺手少阴、手阳明的十指之间的孔穴，先发足胫痠痛的就先刺足阳明十趾间使出血。风疟发作时汗出怕风者，可刺三阳经之背俞穴使出血。小腿痠疼剧烈而拒按的叫胕髓病，可用镵针刺绝骨穴出血，其痛立止。如身体觉隐隐疼痛，宜刺至阴穴。但应注意，凡刺诸阴经的井穴皆不可出血，并应隔日刺一次。疟疾口不渴而间日发作的刺足太阳经，如口渴而间日发作的刺足少阳经，温疟而汗不出的用五十九刺的方法。"

气厥论篇第三十七

　　黄帝问曰："五脏六腑，寒热相移①者何?"岐伯曰："肾移寒于脾，痈肿少气。脾移寒于肝，痈肿筋挛。肝移寒于心，狂隔中②。心移寒于肺，肺消，肺消者饮一溲二，死不治。肺移寒于肾，为涌水，涌水者，按腹不坚，水气客于大肠，疾行则鸣濯濯③如囊裹浆，水之病也。脾移热于肝，则为惊衄。肝移热于心，则死。心移热于肺，传为鬲消④。肺移热于肾，传为柔痓⑤。肾移热于脾，传为虚，肠澼死，不可治。胞移热于膀胱，则癃溺血。膀胱移热于小肠，鬲肠⑥不便，上为口糜。小肠移热于大肠，为虙瘕⑦，为沉⑧。大肠移热于胃，善食而瘦人，谓之食亦。胃移热于胆，亦曰食亦。胆移热于脑，则辛頞⑨鼻渊，鼻渊者，浊涕下不止也，传为衄蔑⑩瞑目，故得之气厥也。"

[注释]

　　①相移：相互传变。②隔中：肝邪乘脾，脾不运化的疾病，主要表现为饮食入而复吐。③濯濯：流水激荡的声音。④鬲消：指因于热而致的消渴病，它与因于寒而致的肺消相对而言。⑤柔痓：筋脉拘急、项背强直的病变，属痉病中的一种。⑥鬲肠：肠道隔塞不通。⑦虙瘕：沉伏于腹中的积块。⑧沉：痔疮。⑨辛頞：鼻根部有辛辣的感觉。頞，鼻根。⑩衄蔑：鼻出血。蔑，污血。

[译文]

　　黄帝问道："五脏六腑间寒热互相传变的情况是怎样的?"岐伯

说："肾移寒于脾，则病痈肿和少气。脾移寒于肝，则病痈肿和筋挛。肝移寒于心，则病发狂和胸中隔塞不通感。心移寒于肺，则为肺消；肺消病的症状是饮水一分，小便要排二分，属无法治疗的死症。肺移寒于肾，则为涌水；涌水病的症状是腹部按之不甚坚硬，但因水气留居于大肠，故快走时肠中濯濯鸣响，如皮囊装水样，这是水气之病。脾移热于肝，则病惊骇和鼻衄。肝移热于心，则引起死亡。心移热于肺，日久则为鬲消。肺移热于肾，日久则为柔痓。肾移热于脾，日久渐成虚损；若再患肠澼，便易成为无法治疗的死症。胞宫移热于膀胱，则病小便不利和尿血。膀胱移热于小肠，则肠道隔塞，大便不通，热气上行，以致口舌糜烂。小肠移热于大肠，则热结不散，成为虙瘕或痔疮。大肠移热于胃，则使人饮食增加而体瘦无力，病称为食亦。胃移热于胆，也叫做食亦。胆移热于脑，则鼻梁内感觉辛辣而成为鼻渊，鼻渊症状是常鼻流浊涕不止，日久可至鼻中流血，两目不明。以上各种病症皆由寒热之气厥逆，在脏腑中互相传变而引起。"

咳论篇第三十八

　　黄帝问曰："肺之令人咳何也？"岐伯对曰："五脏六腑皆令
人咳，非独肺也。"帝曰："愿闻其状。"岐伯曰："皮毛者肺之
合也，皮毛先受邪气，邪气以从其合也。其寒饮食入胃，从肺脉
上至于肺则肺寒，肺寒则外内合邪因而客之，则为肺咳。五脏各
以其时受病，非其时各传以与之。人与天地相参①，故五脏各以
治时，感于寒则受病，微则为咳，甚者为泄为痛。乘秋则肺先受
邪，乘春则肝先受之，乘夏则心先受之，乘至阴则脾先受之，乘
冬则肾先受之。"

　　[注释]

　　①相参：相合、相应。

　　[译文]

　　黄帝问道："肺脏有病则使人咳嗽，这是什么道理呢？"岐伯回
答说："五脏六腑有病都能使人咳嗽，不单是肺病如此。"黄帝说：
"我想听您讲讲各种咳嗽的症状。"岐伯说："肺外合于皮毛，皮毛
先感受了外邪，邪气就会内传于与皮毛相合的肺脏。再者由于吃了
寒冷的饮食，寒气在胃循着肺脉上于肺，引起肺寒，这样就使内外
寒邪相合，停留于肺脏从而成为肺咳。这是肺咳的情况。至于五脏
六腑之咳是五脏各在其所主的时令受病，若不是在肺的主令之时受

病，则是由其他各脏腑之病传给肺的。人和自然界是相通应的，故五脏在其所主的时令感受寒邪就会生病，若轻微的发生咳嗽，严重的寒气入里就成为腹泻、腹痛。所以秋天时，肺先受邪；春天时，肝先受邪；夏天时，心先受邪；长夏太阴主时时，脾先受邪；冬天时，肾先受邪。"

帝曰："何以异之？"岐伯曰："肺咳之状，咳而喘息有音，甚则唾血。心咳之状，咳则心痛，喉仲介介①如梗状，甚则咽肿喉痹。肝咳之状，咳则两胁下痛，甚则不可以转，转则两胠下满。脾咳之状，咳则右胁下痛，阴阴②引肩背，甚则不可以动，动则咳剧。肾咳之状，咳则腰背相引而痛，甚则咳涎。"

[注释]

①介介：如有物梗塞一样。②阴阴：同"隐隐"。

[译文]

黄帝说："怎样鉴别这些咳嗽呢？"岐伯说："肺咳的症状，咳而气喘，呼吸有声甚至唾血。心咳的症状，咳则心痛，喉中好像有东西梗塞一样，甚至咽喉肿痛闭塞。肝咳的症状，咳则两侧胁肋下疼痛甚至痛得不能转侧，转侧则两胁下胀满。脾咳的症状，咳则右胁下疼痛并隐隐然疼痛牵引肩背，甚至不可以动，一动就会使咳嗽加剧。肾咳的症状，咳则腰背互相牵引作痛甚至咳吐痰涎。"

帝曰："六腑之咳奈何？安所受病？"岐伯曰："五脏之久咳，乃移于六腑。脾咳不已，则胃受之，胃咳之状，咳而呕，呕甚则长虫出。肝咳不已，则胆受之，胆咳之状，咳呕胆汁。肺咳不已，则大肠受之，大肠咳状，咳而遗失。心咳不已，则小肠受之，小肠咳状，咳而失气，气与咳俱失。肾咳不已，则膀胱受之，膀胱咳状，咳而遗溺。久咳不已，则三焦受之，三焦咳状，咳而腹满，不欲食饮，此皆聚于胃，关于肺[1]，使人多涕唾而面浮肿气逆也。"

[注释]

①此皆聚于胃，关于肺：说明咳嗽与肺、胃关系密切。

[译文]

黄帝说："六腑咳嗽的症状如何？是怎样得病的？"岐伯说："五脏咳嗽日久不愈，就要传移于六腑。例如脾咳不愈则胃就受病，胃咳的症状，咳而呕吐甚至呕吐出蛔虫。肝咳不愈则胆就受病，胆咳的症状是咳而呕吐胆汁。肺咳不愈则大肠受病，大肠咳的症状，咳而大便失禁。心咳不愈则小肠受病，小肠咳的症状是咳而放屁，而且往往是咳嗽与失气同时出现。肾咳不愈则膀胱受病，膀胱咳的症状是咳而遗尿。以上各种咳嗽，如经久不愈则使三焦受病，三焦咳的症状是咳而腹满、不思饮食。凡此咳嗽，不论由于哪个脏腑的病变，其邪必聚于胃并循着肺的经脉而影响及肺，才能使人多痰涕、面部浮肿、咳嗽气逆。"

帝曰："治之奈何？"岐伯曰："治脏者治其俞，治腑者治其合，浮肿者治其经。"帝曰："善。"

[译文]

黄帝说："应该怎样治疗？"岐伯说："治五脏的咳，取其俞穴；治六腑的咳，取其合穴；凡咳而浮肿的，可取有关脏腑的经穴而分别治之。"黄帝道："讲得好！"

举痛论篇第三十九

黄帝问曰："余闻善言天者，必有验于人；善言古者，必有合于今；善言人者，必有厌①于己。如此，则道不惑而要数②极，所谓明③也。今余问于夫子，令言而可知，视而可见，扪而可得，令验于己而发蒙解惑，可得而闻乎？"岐伯再拜稽首对曰："何道之问也？"帝曰："愿闻人之五脏卒痛，何气使然？"岐伯对曰："经脉流行不止，环周不休，寒气入经而稽迟，泣而不行，客于脉外则血少，客于脉中则气不通，故卒然而痛。"

[注释]

①厌：满足，充分把握。②数：理。③明：明达事理的人。

[译文]

黄帝问道："我听说善于谈论天地运行变化规律的人，必然也能把它应验于人事；善于谈论历史的人，必然能把它与今事密切地联系起来；善于谈论人体的人，必然能够充分结合自己的身体情况。只有这样，才能真正掌握事物的规律，极其透彻地抓住事物的要领，这就是所谓的明达事理的人。现在我想请教先生，请将您问诊所知、望诊所见、切诊所得的经验告诉我，使我有所感悟，以启发蒙昧，解除疑惑，可以吗？"岐伯跪拜两次后回答说："您要问的是哪些道理呢？"黄帝说："我想听听人体的五脏突然作痛是什么邪气造成的呢?"岐伯回答说:"人体经脉中的气血在正常情况下流行不止,如环无端。如果寒邪侵入了经脉则经脉气血的循行迟滞,凝涩而不畅行;如寒邪侵袭于经脉之外则正常流动的血液必然减少;如寒邪侵袭于经脉之中则脉气运行不畅通,就会突然作痛。"

帝曰:"其痛或卒然而止者,或痛甚不休者,或痛甚不可按者,或按之而痛止者,或按之无益者,或喘动①应手者,或心与背相引而痛者,或胁肋与少腹相引而痛者,或腹痛引阴股者,或痛宿昔②而成积者,或卒然痛死不知人有少间复生者,或痛而呕者,或腹痛而后泄者,或痛而闭不通者,凡此诸痛,各不同形,别之奈何?"

[注释]

①喘动:疼痛处扪之筑筑跳动。②宿昔:久痛不愈,缠绵日久。

[译文]

黄帝说:"其疼痛有突然停止的,有疼得很剧烈而不停止的,有痛得很剧烈而不能按压的,有按压而疼痛停止的,有按压也不见缓解的,有痛处急剧地跳动而应手的,有前胸和背部相互掣引而痛的,有胁肋和腹相互牵引而痛的,有腹痛牵引阴股的,有疼痛日久而成积聚的,有突然疼痛昏厥如死不知人事稍停片刻而又清醒的,有痛而呕吐的,有腹痛而后泄泻的,有痛而大便闭结不通的。以上这些疼痛的情况,其病形各不相同,如何加以区别呢?"

岐伯曰:"寒气客于脉外则脉寒,脉寒则缩踡,缩踡则脉绌急,绌急则外引小络,故卒然而痛,得炅则痛立止,因重中于寒,则痛久矣。寒气客于经脉之中,与炅气①相薄则脉满,满则痛而不可按也,寒气稽留,炅气从上,则脉充大而血气乱,故痛甚不可按也。寒气客于肠胃之间,膜原之下,血不得散,小络急引故痛，按之则血气散，故按之痛止。寒气客于侠脊之脉，则深按之不能及，故按之无益也。寒气客于冲脉，冲脉起于关元，随腹直上，寒气客则脉不通，脉不通则气因之，故喘动应手矣。寒气客于背俞之脉则脉泣，脉泣则血虚，血虚则痛，其俞注于心，故相引而痛，按之则热气至，热气至则痛止矣。寒气客于厥阴之脉，厥阴之脉者，络阴器系于肝，寒气客于脉中，则血泣脉急，故胁肋与少腹相引痛矣。厥气客于阴股，寒气上及少腹，血泣^②在下相引，故腹痛引阴股。寒气客于小肠膜原之间，络血之中，血泣不得注于大经，血气稽留不得行，故宿昔而成积矣。寒气客于五脏，厥逆上泄，阴气竭，阳气未入，故卒然痛死不知人，气复反则生矣。寒气客于肠胃，厥逆上出，故痛而呕也。寒气客于小肠，小肠不得成聚，故后泄腹痛矣。热气留于小肠，肠中痛，瘅热焦渴则坚干不得出，故痛而闭不通矣。"

［注释］

①炅气：即热气。②泣：凝滞不通。

［译文］

岐伯说："寒邪侵袭于脉外则经脉受寒，经脉受寒则经脉收缩不伸，收缩不伸则屈曲拘急，因而牵引在外的细小脉络，内外引急，故突然发生疼痛，如果得到热气则疼痛立刻停止。若多次感受寒邪，疼痛就会持久不止。寒邪侵袭经脉之中和人体内的阳热之气相互搏争，则经脉充满、脉满为实、不任压迫，因此痛而不可按。寒邪停留于脉中，人体内的阳热之气则随之而上与寒邪相搏，使经脉充满，气血运行紊乱，故疼痛剧烈而不可触按。寒邪侵袭于肠胃之间、膜原之下，以致血气凝涩而不散，细小的脉络拘急牵引，所以疼痛；如果以手按揉则血气散行，所以按之疼痛停止。寒邪侵袭于侠脊之脉，由于邪侵的部位较深，按揉难以达到病所，所以按揉也无济于事。寒邪侵袭于冲脉之中，冲脉是从小腹关元穴开始循腹上行，如因寒气侵入则冲脉之气血不得流通，那么经气也就因之而不通畅，所以腹痛而患处跳动应手。寒邪侵于背俞之足太阳经脉则血脉流行滞涩，脉触之涩则血虚，血虚则疼痛，因足太阳脉背俞穴与心经相连，所以前胸与后背相引而痛，按揉能使热气来复，热气来复则寒邪消散，所以疼痛即可停止。寒邪侵袭于足厥阴之脉，足厥阴之脉循股阴入毛中，环阴器抵少腹，布胁肋而属于肝，寒邪侵入于脉中则血凝涩而脉紧急，所以胁肋与少腹牵引作痛。寒厥之气客于大腿内侧的经脉，寒气通过经脉上逆于少腹，寒凝气滞，经脉相互牵引，则出现腹痛连及阴股的现象。寒邪侵袭于小肠膜原之间、络血之中，使络血凝涩不能流注于大经脉，血气留止不能畅行，所以日久便可结成积聚。寒邪侵袭于五脏，迫使五脏之气逆而上行，以致脏气上越外泄，阴气竭于内，阳气不得入，阴阳暂时相离，所以突然疼痛昏死，不省人事；如果阳气复返，阴阳相接，则可以苏醒。寒邪侵袭于肠胃，迫使肠胃之气逆而上行，所以出现疼痛而呕吐。寒邪复袭于小肠，小肠为受盛之腑，因寒而阳气不化，水谷不得停留，所以泄泻而腹痛。如果是热邪留蓄于小肠也可发生肠中疼痛，由于内热伤津而唇焦口渴，粪便坚硬难以排出，所以腹痛而大便闭结不通。"

帝曰："所谓言而可知者也，视而可见奈何？"岐伯曰："五脏六腑，固尽有部，视其五色，黄赤为热，白为寒，青黑为痛，此所谓视而可见者也。"

[译文]

黄帝说："以上所说从问诊中可以了解。至于望诊可见又是怎样的呢？"岐伯说："五脏六腑在面部各有所属部位，望面部五色的变化就可以诊断疾病，如黄色、赤色主热，白色主寒，青色、黑色主痛，这就是通过望诊可以了解的。"

帝曰："扪而可得奈何？"岐伯曰："视其主病之脉，坚而血及陷下者，皆可扪而得也。"

[译文]

黄帝说："用手切诊而知病情是怎样的呢？"岐伯说："看他主病的经脉，然后以手循按，如果脉坚实的是有邪气结聚；属气血留滞的其脉必充盛而高起；如果脉陷下的是气血不足。这些都是用手扪切按循可得知的。"

帝曰："善。余知百病生于气也，怒则气上，喜则气缓，悲则气消，恐则气下，寒则气收，炅则气泄，惊则气乱，劳则气耗，思则气结，九气不同，何病之生？"岐伯曰："怒则气逆，甚则呕血及飧泄，故气上矣。喜则气和志达，荣卫通利，故气缓矣。悲则心系急，肺布叶举①，而上焦不通，荣卫不散，热气在中，故气消矣。恐则精却，却则上焦闭，闭则气还，还则下焦胀，故气不行矣。寒则腠理闭，气不行，故气收矣。炅则腠理开，荣卫通，汗大泄，故气泄。惊则心无所倚，神无所归，虑无所定，故气乱矣。劳则喘息汗出，外内皆越，故气耗矣。思则心有所存，神有所归，正气留而不行，故气结矣。"

[注释]

①肺布叶举：布，胀。举，起。

[译文]

黄帝说："讲得好！我已知道许多疾病的发生都是由气机失调引起的，如暴怒则气上逆，喜则气舒缓，悲哀则气消弱，恐惧则气下却，遇寒则气收敛，受热则气外泄，受惊则气紊乱，过劳则气耗散，思虑则气郁结。这九种气的变化各不相同，会发生怎样的疾病呢？"岐伯说："大怒则使肝气上逆，血随气逆，甚则呕血，或肝气乘脾发生飧泄，所以说是气上。喜则气和顺而志意畅达，营卫之气通利，所以说是气缓。悲哀太过则心系急迫，但悲为肺志，悲伤肺则肺叶张举，上焦之气闭塞不通，营卫之气得不到布散，热气郁闭于中而耗损肺气，所以说是气消。恐惧则使精气下却，精气下却则升降不交，故上焦闭塞，上焦闭塞则气还归于下，气郁于下则下焦胀满，所以说恐则气下。寒冷之气侵袭人体则使腠理闭密，荣卫之气不得畅行而收敛于内，所以说是气收。火热之气能使人腠理开放，营卫通畅，汗液大量外出，致使气随津泄，所以说是气泄。受惊则心悸动无所依附，神志无所归宿，心中疑虑不定，所以说是气乱。过劳时动则喘息汗出，喘则内气发越，汗多则外气消耗，内外之气皆泄越、消耗，所以说是气耗。思则精力集中，心有所存，神归一处，以致气留结一处而不运行，所以说是气结。"

腹中论篇第四十

　　黄帝问曰："有病心腹满，旦食则不能暮食，此为何病？"岐伯对曰："名为鼓胀。"帝曰："治之奈何？"岐伯曰："治之以鸡矢醴①，一剂知②，二剂已。"帝曰："其时有复发者何也？"岐伯曰："此饮食不节，故时有病也。虽然其病且已，时故当病，气聚于腹也。"

　　[注释]

　　①鸡矢醴：取鸡粪作丸，熬令烟盛，以清酒一斗半沃之，乘取汁，名曰鸡醴。鸡屎能下气消积，通利大小便，故治鼓胀有功。②知：有效。

　　[译文]

　　黄帝问道："有一种患心腹胀满的病人，若早晨吃了饭晚上就吃不进饭了，这是什么病？"岐伯回答说："这是鼓胀病。"黄帝说："如何治疗呢？"岐伯说："可用鸡矢醴来治疗，一剂就能见效，两剂病就好了。"黄帝说："这种病有时还会复发是为什么呢？"岐伯说："这是因为饮食不注意，所以病有时复发。这种情况多是正当疾病将要痊愈时又复伤于饮食，使邪气复聚于腹中。"

　　帝曰："有病胸胁支满者，妨于食，病至则先闻腥臊臭，出清液①，先唾血，四肢清②，目眩，时时前后血，病名为何？何以得之？"岐伯曰："病名血枯，此得之年少时，有所大脱血，若醉入房中，气竭肝伤，故月事衰少不来也。"帝曰："治之奈何？复以何术？"岐伯曰："以四乌鲗骨^③一蔍茹^④二物并合之，丸以雀卵，大如小豆，以五丸为后饭，饮以鲍鱼汁，利肠中及伤肝也。"

[注释]

①清液：鼻涕。②清：清冷。③乌鲗骨：即乌贼骨。④蔍茹：茜草。

[译文]

黄帝说："有一种胸胁满的病妨碍饮食，发病时先闻到腥臊的气味，鼻流清涕，先唾血，四肢清冷，头目眩晕，时常大小便出血，这叫什么病？是怎么得的？"岐伯说："这种病的名字叫血枯，得病的原因是少年的时候患过大失血的病使内脏有所损伤，或者是酒醉后肆行房事使肾气竭、肝血伤，所以月经闭止而不来。"黄帝说："怎样治疗呢？用什么方法使血气恢复？"岐伯说："用四份乌贼骨、一份蔍茹，二药混合，以雀卵为丸，制成如小豆大的丸药，每次服五丸，饭前服药，用鲍鱼汁送服，以通利肠道，补益损伤的肝脏。"

帝曰："病有少腹盛，上下左右皆有根^①，此为何病？可治不？"岐伯曰："病名曰伏梁^②。"帝曰："伏梁何因而得之？"岐伯曰："裹大脓血，居肠胃之外，不可治，治之每切按之致死。"帝曰："何以然？"岐伯曰："此下则因^③阴，必下脓血，上则迫胃脘，生膈，挟胃脘内痈，此久病也，难治。居脐上为逆，居脐下为从，勿动亟夺^④。论在《刺法》中。"

[注释]

①有根：边界清楚。②伏梁：伏梁本为心之积。今本篇有两伏梁，详求其义，彼此殊别，乃知胸腹之间，病有积而成形者，皆得谓之伏梁，所谓名同

而实异。③因：接近，连接于。④勿动亟夺：不要使用剧烈切按病人以使疾病快速去除的方法治疗该病。亟，急数。夺，去病。

[译文]

黄帝说："病有少腹坚硬盛满，上下左右触之边界清楚，这是什么病？可以治疗吗？"岐伯说："这种病叫做伏梁。"黄帝说："伏梁病是如何得的？"岐伯说："小腹部裹藏着大量脓血居于肠胃之外，是不可能治愈的。在诊治时，不宜重按，每因重按可致死。"黄帝说："为什么会这样呢？"岐伯说："此病向下连接前后二阴，按摩则使脓血下排而出；向上是胃脘部，按摩则上迫胃脘，能使横膈与胃脘之间发生内痛，成为缠绵难愈的久病，故难治疗。一般地说，这种病生在脐上的为逆症，生在脐下的为顺症，切不可急切按摩以使疾病快速去除。关于本病的治法，在《刺法》中有所论述。"

帝曰："人有身体髀股胻①皆肿，环脐而痛，是为何病？"岐伯曰："病名伏梁，此风根②也。其气溢于大肠而着于肓③，肓之原在脐下，故环脐而痛也。不可动之，动之为水溺涩之病。"

[注释]

①胻：胫骨。②风根：此伏梁病，以风为根。③肓：肠外脂膜。

[译文]

黄帝说："有人身体髀、股、胫骨等部位都发肿且环绕脐部疼痛，这是什么病呢？"岐伯说："这种病的名字叫伏梁，这是由于宿受风寒所致。风寒之气充溢于大肠而留着于肓，肓的根源在脐下气海穴，所以绕脐而痛。这种病不可用攻下的方法治疗，如果误用攻下就会发生小便涩滞不利的病。"

帝曰："夫子数言热中消中①，不可服高梁②芳草石药，石药发瘨③，芳草发狂。夫热中消中者，皆富贵人也，今禁高梁，是不合其心，禁芳草石药，是病不愈，愿闻其说。"岐伯曰："夫芳草之气美，石药之气悍，二者其气急疾坚劲，故非缓心和人，不可以服此二者。"帝曰："不可以服此二者，何以然?"岐伯曰："夫热气慓悍④，药气亦然，二者相遇，恐内伤脾，脾者土也而恶木，服此药者，至甲乙日更论。"

[注释]

①热中消中：多饮数溲谓之热中，多食数溲谓之消中。②高粱：即膏粱，指肥甘厚味之品。③瘨：腹内塞满也，腹胀病。④慓悍：轻急峻烈。

[译文]

黄帝说："先生多次说患热中、消中病的人不能吃肥甘厚味，也不能服用芳香药草和金石药，因为金石药物能使人得腹胀病、芳草药物能使人发狂。患热中、消中病的多是富有、权贵之人，现在如果禁止他们吃肥甘厚味则不合他们的心意，即使不使用芳草石药还是治不好他们的病，这种情况该如何处理呢? 我想听听您的看法。"岐伯说："芳草之气多辛香窜行，石药之气多坚劲猛悍，这两类药物的性能都是燥烈、急速、刚劲的，若非性情和缓的人不可以服用这两类药物。"黄帝说："不可以服用这两类药物是什么道理呢?"岐伯说："因为这种人平素嗜食肥甘而生内热，热气本身是慓悍的，药物的性能也是这样，两者遇在一起就会损伤人的脾气，脾属木而恶土，所以服用这类药物，在甲日和乙日肝木主令时病情就会更加严重。"

帝曰："善。有病膺①肿颈痛胸满腹胀，此为何病? 何以得之?"岐伯曰："名厥逆。"帝曰："治之奈何?"岐伯曰："灸之则喑②，石之则狂，须其气并，乃可治也。"帝曰："何以然?"岐伯曰："阳气重上，有余于上，灸之则阳气入阴，入则喑；石之则阳气虚，虚则狂；须其气并而治之，可使全也。"帝曰：

"善。何以知怀子之且生也?"岐伯曰:"身有病而无邪脉也。"帝曰:"病热而有所痛者何也?"岐伯曰:"病热者,阳脉也,以三阳之动也,人迎一盛少阳,二盛太阳,三盛阳明,入阴也。夫阳入于阴,故病在头与腹,乃胀而头痛也。"帝曰:"善。"

[注释]

①膺:前胸部两侧肌肉的隆起处,即胸大肌。②喑:喑哑,失音。

[译文]

黄帝说:"讲得好!有人患膺肿颈痛,胸满腹胀,这是什么病?是什么原因引起的?"岐伯说:"病名叫厥逆。"黄帝说:"怎样治疗呢?"岐伯说:"这种病如果用灸法便会使之失音,用砭石治疗就会使之发狂,必须等到阴阳之气上下相融合时才能进行治疗。"黄帝说:"为什么这样呢?"岐伯说:"上本为阳,阳气又逆于上,故重阳在上则邪气亦合于上,若再用灸法是以火济火,阳极乘阴而伤阴,故发生失音;若用砭石针刺则阳气随邪外泄则阳虚,虚则神失内守,发生神志失常的狂症;因此必须在阳气从上下降、阴气从下上升、阴阳二气交并以后再进行治疗才可以痊愈。"黄帝说:"讲得好!如何判断怀孕的妇女将要生产之时的情况呢?"岐伯说:"其身体似有某些病的征候但不见有病脉,就可以诊为妊娠。"黄帝说:"有人常发热而伴有疼痛是什么原因呢?"岐伯说:"阳脉是主热症的,外感发热是因三阳脉受邪而致,通过切脉可以体察到三阳脉搏动加快。若人迎脉大一倍于寸口脉,则病在少阳经,大二倍于寸口脉则病在太阳经,大三倍于寸口脉是病在阳明经。以后病邪由阳经传入于三阴经,病变部位在头与腹部,所以病人有腹胀和头痛的症状。"黄帝说:"讲得好!"

刺腰痛篇第四十一

足太阳脉令人腰痛，引项脊尻①背如重状，刺其郄中。太阳正经出血，春无见血。少阳令人腰痛，如以针刺其皮中，循循然不可以俯仰，不可以顾，刺少阳成骨②之端出血，成骨在膝外廉之骨独起者，夏无见血。阳明令人腰痛，不可以顾，顾如有见者，善悲，刺阳明于前三痏③，上下和之出血，秋无见血。足少阴令人腰痛，痛引脊内廉，刺少阴于内踝上二痏，春无见血，出血太多，不可复也。厥阴之脉令人腰痛，腰中如张弓弩弦，刺厥阴之脉，在腨④踵鱼腹之外，循之累累然，乃刺之，其病令人善言默默然不慧，刺之三痏。

[注释]

①尻：臀部。②成骨：腓骨。③三痏：针刺次数。④腨：小腿肚。

[译文]

足太阳经脉病变使人腰痛，痛时牵引颈项、脊背、臀部，好像背负着沉重的东西一样，治疗时应刺其合穴委中，即在委中穴处刺出其恶血，但在春季不要刺出其血。足少阳经脉病变使人腰痛，痛如用针刺于皮肤中，逐渐加重不能前后俯仰并且不能左右回顾，否则就会像看到什么令人悲伤的事一样心情痛苦，治疗时应刺足少阳经成骨的起点处穴位使出血，成骨即膝外侧高骨突起处，若在夏季则不要刺出其血。阳明经脉发病而使人腰痛、颈项不能转动回顾，如果回顾则神乱目花犹如妄见怪异并且容易悲伤，治疗时应刺足阳明经在胫骨前的足三里穴三次，并配合上、下巨虚穴刺出其血，秋季则不要刺出其血。足少阴脉发病使人腰痛，疼痛时牵引到脊骨的内侧，治疗时应刺足少阴经在内踝上的复溜穴两次，若在春季则不要刺出其血，如果出血太多，就会导致肾气损伤而不易恢复。厥阴经脉发病使人腰痛，腰部强急如新张开的弓弩弦一样，治疗时应刺阻厥阴的经脉，其部位在腿肚和足胫之间鱼腹之外的蠡沟穴处，触摸到好像串珠一样的地方就可进行针刺，如果病人平素多言语，现在沉默抑郁不爽者，可以针刺三次。

解脉①令人腰痛，痛引肩，目然②，时遗溲，刺解脉，在膝筋肉分间郄外廉之横脉出血，血变而止。解脉令人腰痛如引带，常如折腰状，善恐，刺解脉，在郄中结络如黍米，刺之血射以黑，见赤血而已。同阴之脉③，令人腰痛，痛如小锤居其中，怫然肿④，刺同阴之脉，在外踝上绝骨之端，为三痏。

[注释]

①解脉：周身横纹之脉，散于皮肤，太阳之所主也。解，散。②然：视物不明。③同阴之脉：指足少阳经之别络，它并足少阴经上行，距离足外踝上同身寸五寸，别走厥阴，并经下络足跗。④怫然肿：痛得厉害。怫，通"勃"，盛、甚。肿，痛。

[译文]

解脉病变使人腰痛，痛时会牵引到肩部，眼睛视物不清、时常遗尿，治疗时应取解脉，其在膝后大筋分肉间（委中穴）外侧的委阳穴处，有血络横见，紫黑盛满，要刺出其血直到血色由紫变红才停止。解脉发病使人腰痛，好像有带子牵引一样，常像腰部被折断一样，并且时常有恐惧的感觉，治疗时应刺解脉，在委中穴有络脉结滞如黍米者，刺之则有黑色血液射出，等到血色变红时即停止。同阴之脉发病使人腰痛，痛时胀闷沉重，好像有小锤在里面敲击，痛得非常厉害，治疗时应刺同阴之脉，在外踝上绝骨之端的阳辅穴处，针三次。

阳维之脉令人腰痛，痛上怫然[1]肿，刺阳维之脉，脉与太阳合腨下间，去地一尺所。衡络之脉令人腰痛，不可以俯仰，仰则恐仆，得之举重伤腰，衡络[2]绝，恶血归之，刺之在郄阳、筋之间，上郄数寸，衡居为二痏出血。会阴之脉令人腰痛，痛上漯漯然[3]汗出，汗干令人欲饮，饮已欲走，刺直阳之脉上三痏，在跷上郄下五寸横居，视其盛者出血。飞阳之脉令人腰痛，痛上拂拂然[4]，甚则悲以恐，刺飞阳之脉，在内踝上五寸，少阴之前，与阴维之会。昌阳之脉令人腰痛，痛引膺，目然，甚则反折，舌卷不能言，刺内筋为二痏，在内踝上大筋前太阴后，上踝二寸所。散脉令人腰痛而热，热甚生烦，腰下如有横木居其中，甚则遗溲，刺散脉，在膝前骨肉分间，络外廉，束脉为三痏。肉里之脉令人腰痛，不可以咳，咳则筋缩急，刺肉里之脉为二痏，在太阳之外，少阳绝骨之后。

［**注释**］

①怫然：怒意，言经脉怒张而肿。②衡络：指横络人身的带脉。衡，通“横”。③漯漯然：汗出如水攒聚状。④拂拂然：心里不安定状。

［**译文**］

病发于阳维之脉的腰痛，痛处的经脉会突然肿起，治疗时应针刺阳维脉，因为与阳维脉太阳经相合，取穴应在小腿肚下距离地面一尺高处。衡络之脉发病使人腰痛，不可以前俯和后仰，后仰则恐怕跌倒，这种病大多因为用力举重伤及腰部使横络阻绝不通，瘀血滞在里，治疗时应刺委中穴上行数寸处且并列的委阳、殷门两穴，针刺二次，令其出血。会阴之脉发病使人腰痛，痛则汗出，汗止则欲饮水，饮完又要迫不及待地去小便，治疗时应刺直阳之脉上三次，其部位在阳跷申脉穴上、足太阳郄中穴下五寸的承筋穴处，视其左右有络脉横居、血络盛满的地方，刺出其血。发生在飞阳脉的病变引起腰痛并使人心里不能安定。甚至情绪悲观而恐其进一步加重，诊疗时应当刺飞阳之脉，其部位在内踝上五寸，在少阴经之前，与阴维脉交会处。昌阳之脉发病使人腰痛，疼痛牵引胸膺部，眼睛视物昏花，严重时腰背向后反折，舌卷短缩不能言语，治疗时应取筋内侧的复溜穴刺二次，其穴在内踝上大筋的前面、足太阴经的后面、内踝上二寸处。散脉发病使人腰痛而发热，热甚则生心烦，腰下好像有一块横木梗阻其中，甚至会发生遗尿，治疗时应刺散脉下俞之巨虚上廉和巨虚下廉，其穴在膝前外侧骨肉分之间，看到有青筋缠束的脉络即用针刺三次。肉里之脉发病使人腰痛，痛得不能咳嗽，咳嗽则筋脉拘急挛缩，治疗时应刺肉里之脉二次，其穴在足太阳经的外侧、足少阳经绝骨穴的后面。

腰痛侠脊而痛至头几几然，目欲僵仆，刺足太阳中出血。腰痛上寒，刺足太阳阳明；上热，刺足厥阴；不可以俯仰，刺足少阳；中热而喘，刺足少阴，刺郄中出血。腰痛，上寒不可顾，刺足阳明；上热，刺足太阴；中热而喘，刺足少阴。大便难，刺足少阴。少腹满，刺足厥阴。如折不可以俯仰，不可举，刺足太阳。引脊内廉，刺足少阴。腰痛引少腹控[1]，不可以仰，刺腰尻交者，两髁胂[2]上，以月生死[3]为痏数，发针立已，左取右，右取左。

[注释]

①控：牵掣胁下。②髁胂：尾骨两旁挟脊的坚肉处。髁，髋骨上肌肉。胂，腰下两旁。③月生死：月初向圆为月生，月半向空为月死。针刺中月生宜

刺多，月死宜刺少。

[译文]

腰痛挟脊背而痛，上连头部使拘强不舒，眼睛昏花，常欲跌倒，治疗时应刺足太阳经的委中穴出血。腰痛时有寒冷感觉的应刺足太阳经和足阳明经，以散阳分之阴邪；有发热感觉的应刺足厥阴经，以去阴中之风热；腰痛以致不能俯仰的应刺足少阳经，以转枢机关；若内热而喘促的应刺足少阴经，以壮水制火，并刺委中的血络使出血。腰痛时，感觉上部寒冷、头项强急不能回顾的应刺足阳明经；感觉上部火热的应刺足太阴经；感觉内里发热兼有气喘的应刺足少阴经。大便困难的应刺足少阴经。少腹胀满的应刺足厥阴经。腰痛犹如折断一样不可前后俯仰、不能举动的应刺足太阳经。腰痛牵引脊骨内侧的应刺足少阴经。腰痛时牵引少腹，引动季胁之下不能后仰，治疗时应刺腰臀交合处的下髎穴，其部位在尾骨两旁挟脊的坚肉处，针刺时以月亮的盈亏计算针刺的次数，针后会立即见效，并采用左痛刺右、右痛刺左的方法。

风论篇第四十二

黄帝问曰："风之伤人也，或为寒热，或为热中，或为寒中，或为疠风，或为偏枯，或为风也，其病各异，其名不同，或内至五脏六腑，不知其解，愿闻其说。"岐伯对曰："风气藏于皮肤之间，内不得通，外不得泄，风者善行而数变，腠理开则洒然寒，闭则热而闷，其寒也则衰食饮，其热也则消肌肉，故使人怢栗①而不能食，名曰寒热。"

[注释]

①怢（tū）栗：病状名，指振寒战栗。

[译文]

黄帝问道："风邪侵犯人体，或引起寒热病，或成为热中病，或成为寒中病，或引起疠风病，或引起偏枯病，或成为其他风病。由于病变表现不同，所以病名也不一样，甚至侵入到五脏六腑。我不知如何解释，愿听您谈谈其中的道理。"岐伯说："风邪侵犯人体常常滞留于皮肤之中使腠理开合失常，经脉不能通调于内，卫气不能发泄于外；然而风邪来去迅速，变化多端，若使腠理开张则阳气外泄而洒淅恶寒，若使腠理闭塞则阳气内郁而身热烦闷，恶寒则引起饮食减少，发热则会使肌肉消瘦，所以使人振寒战栗而不能饮食，这种病称为寒热病。"

"风气与阳明入胃，循脉而上至目内眦，其人肥则风气不得外泄，则为热中而目黄；人瘦则外泄而寒，则为寒中而泣出。风气与太阳俱入，行诸脉俞，散于分肉之间，与卫气相干，其道不利，故使肌肉愤①而有疡，卫气有所凝而不行，故其肉有不仁也。疠者，有荣气热胕，其气不清，故使其鼻柱坏而色败，皮肤疡溃，风寒客于脉而不去，名曰疠风，或名曰寒热。"

[注释]

①愤：剧烈地肿胀。

[译文]

"风邪由阳明经入胃，循经脉上行到目内眦，假如病人身体肥胖、腠理致密，则风邪不能向外发泄，稽留体内郁而化热，形成热中病，症见目珠发黄；假如病人身体瘦弱、腠理疏松，则阳气外泄而感到畏寒，形成寒中病，症见眼泪自出。风邪由太阳经侵入，偏行太阳经脉及其腧穴，散布在分肉之间，与卫气相搏结，使卫气运行的道路不通利，所以肌肉肿胀高起而产生疮疡；若卫气凝涩而不能运行，则肌肤麻木不知痛痒。疠风病是营气因热而腐坏、血气污浊不清所致，所以使鼻柱蚀坏而皮色衰败、皮肤生疡。病因是风寒侵入经脉稽留不去，病名叫疠风，也可叫寒热病。"

"以春甲乙伤于风者为肝风，以夏丙丁伤于风者为心风，以季夏戊己伤于邪者为脾风，以秋庚辛中于邪者为肺风，以冬壬癸中于邪者为肾风。风中五脏六腑之俞，亦为脏腑之风，各入其门户所中，则为偏风。风气循风府而上，则为脑风。风入系头，则为目风，眼寒。饮酒中风，则为漏风。入房汗出中风，则为内风。新沐中风，则为首风。久风入中，则为肠风飧泄。外在腠理，则为泄风。故风者百病之长也，至其变化乃为他病也，无常方，然致有风气也。"

[译文]

"在春季或甲乙日感受风邪的形成肝风；在夏季或丙丁日感受风邪的形成心风；在长夏或戊己日感受风邪的形成脾风；在秋季或庚辛日感受风邪的形成肺风；在冬季或壬癸日感受风邪的形成肾风。风邪侵入五脏六腑的俞穴，沿经内传也可成为五脏六腑的风病，各入与其相应的经、络、脏、腑，偏着于一处则成为偏风病。风邪由风府穴上行入脑就成为脑风病；风邪侵入头部累及目系就成为目风病，两眼畏惧风寒；饮酒之后感受风邪就成为漏风病；行房汗出时感受风邪就成为内风病；刚洗过头时感受风邪就成为首风病；风邪久留不去，内犯肠胃，则形成肠风或飧泄病；风邪停留于腠理则成为泄风病。所以，风邪是引起多种疾病的首要因素。至于它侵入人体后产生变化，能引起其他各种疾病，就没有一定常规了，但其病因都是风邪入侵。"

帝曰："五脏风之形状不同者何？愿闻其诊及其病能。"岐伯曰："肺风之状，多汗恶风，色皏①然白，时咳短气，昼日则差，暮则甚，诊在眉上，其色白。心风之状，多汗恶风，焦绝善怒吓，赤色，病甚则言不可快，诊在口，其色赤。肝风之状，多汗恶风，善悲，色微苍，嗌干善怒，时憎女子，诊在目下，其色青。脾风之状，多汗恶风，身体怠惰，四肢不欲动，色薄微黄，不嗜食，诊在鼻上，其色黄。肾风之状，多汗恶风，面庞然浮肿，脊痛不能正立，其色炲，隐曲不利，诊在肌上，其色黑。胃风之状，颈多汗恶风，食饮不下，膈塞不通，腹善满，失衣②则胀，食寒则泄，诊形瘦而腹大。首风之状，头面多汗恶风，当先风一日则病甚，头痛不可以出内，至其风日则病少愈。漏风之状，或多汗，常不可单衣，食则汗出，甚则身汗，喘息恶风，衣常濡，口干善渴，不能劳事。泄风之状，多汗，汗出泄衣上，口中干，上渍，其风不能劳事，身体尽痛则寒。"帝曰："善。"

[注释]

①䏝（pěng）：浅白色。②失衣：少穿衣服。

[译文]

黄帝问道："五脏风症的临床表现有何不同？希望您讲讲诊断要点和病态表现。"岐伯回答道："肺风的症状是多汗恶风、面色淡白，不时咳嗽气短，白天减轻，傍晚加重，诊察时要注意眉上部位，往往眉间可出现白色。心风的症状是多汗恶风、唇舌焦躁、容易发怒、面色发红，病重则言语謇涩，诊察时要注意舌部，往往舌质可呈现红色。肝风的症状是多汗恶风，常悲伤，面色微青，易发怒，有时厌恶女性，诊察时要注意目下，往往眼圈可发青色。脾风的症状是多汗恶风，身体疲倦，四肢懒于活动，面色微微发黄，食欲不振，诊察时要注意鼻尖部，往往鼻尖可出现黄色。肾风的症状是多汗恶风，面部浮肿，腰脊痛不能直立，面色黑如煤烟灰，小便不利，诊察时要注意颐部，往往颐部可出现黑色。胃风的症状是颈部多汗，恶风，吞咽饮食困难，隔塞不通，腹部易作胀满，如少穿衣服即闷胀，如吃了寒凉的食物就发生泄泻，诊察时可见形体瘦削而腹部胀大。首风的症状是头痛，面部多汗，恶风，每当自然界起风的前一日病情就加重，以至头痛得不敢离开室内，待到起风的当日则痛热稍轻。漏风的症状是汗多，不能少穿衣服，进食即汗出甚至是自汗出，喘息恶风，衣服常被汗浸湿，口干易渴，不耐劳动。泄风的症状是多汗，汗出湿衣，口中干燥，上半身汗出如水渍一样，不耐劳动，周身疼痛发冷。"黄帝道："讲得好！"

痹论篇第四十三

　　黄帝问曰："痹之安生？"岐伯对曰："风寒湿三气杂至，合而为痹也。其风气胜者为行痹，寒气胜者为痛痹，湿气胜者为着痹也。"帝曰："其有五者何也？"岐伯曰："以冬遇此者为骨痹，以春遇此者为筋痹，以夏遇此者为脉痹，以长夏遇此者为肌痹，以秋遇此者为皮痹。"帝曰："内舍五脏六腑，何气使然？"岐伯曰："五脏皆有合，病久而不去者，内舍于其合也。故骨痹不已，复感于邪，内舍于肾。筋痹不已，复感于邪，内舍于肝。脉痹不已，复感于邪，内舍于心。肌痹不已，复感于邪，内舍于脾。皮痹不已，复感于邪，内舍于肺。所谓痹者，各以其时重感于风寒湿之气也。"

[译文]

　　黄帝问道："痹病是怎样产生的？"岐伯回答说："由风、寒、湿三种邪气杂合伤人而形成痹病。其中风邪偏盛的叫行痹，寒邪偏盛的叫痛痹，湿邪偏盛的叫着痹。"黄帝问道："痹病又可分为五种，分别是什么？"岐伯说："在冬天得病的称为骨痹，在春天得病的称为筋痹，在夏天得病的称为脉痹，在长夏得病的称为肌痹，在秋天得病的称为皮痹。"黄帝问道："痹病的病邪又有内侵而累及五脏六腑的是什么道理？"岐伯说："五脏都与皮、脉、筋、肌、骨等内外相应，若病邪久留不除，就会内犯于相合的内脏。所以骨痹日久不愈，再感受邪气就会内舍于肾；筋痹日久不愈，再感受邪气就会内舍于肝；脉痹日久不愈，再感受邪气就会内舍于心；肌痹日久不愈，再感受邪气就会内舍于脾；皮痹日久不愈，再感受邪气就会内舍于肺。总之，这些痹症是各脏在所主季节里重复感受风、寒、湿气所造成的。"

"凡痹之客五脏者，肺痹者，烦满喘而呕。心痹者，脉不通，烦则心下鼓，暴上气而喘，嗌干善噫，厥气上则恐。肝痹者，夜卧则惊，多饮数小便，上为引如怀。肾痹者，善胀，尻以代踵，脊以代头。脾痹者，四肢解惰，发咳呕汁，上为大塞。肠痹者，数饮而出不得，中气喘争，时发飧泄。胞痹者，少腹膀胱按之内痛，若沃以汤，涩于小便，上为清涕。阴气者，静则神藏，躁则消亡，饮食自倍，肠胃乃伤。淫气喘息，痹聚在肺；淫气忧思，痹聚在心；淫气遗溺，痹聚在肾；淫气乏竭，痹聚在肝；淫气肌绝，痹聚在脾。诸痹不已，亦益内也。其风气胜者，其人易已也。"

[译文]

"凡痹病侵入五脏，症状各有不同。肺痹的症状是烦闷胀满、喘逆呕吐。心痹的症状是血脉不通畅，烦躁则心悸，突然气逆上壅而喘息，咽干，易嗳气，厥逆之气上行则引起恐惧感。肝痹的症状是夜眠多惊，饮水多而小便频数，疼痛循肝经由上而下牵引少腹如怀孕之状。肾痹的症状是腹部易胀，骨痿而足不能行，行步时臀部着地、脊柱屈曲畸形，高耸过头。脾痹的症状是四肢倦怠无力，咳嗽，呕吐清水，上腹部痞塞不通。肠痹的症状是频频饮水而小便困难，腹中肠鸣，时而发生完谷不化的泄泻。膀胱痹的症状是少腹膀胱部位按之疼痛，如同灌了热水似的灼热难受，小便涩滞不爽，上部鼻流青涕。五脏精气安静则精神内守，躁动则易于耗散。若饮食过量，肠胃就要受损。致痹之邪引起呼吸喘促是痹发生在肺；致痹之邪引起忧伤思虑是痹发生在心；致痹之邪引起遗尿是痹发生在肾；致痹之邪引起疲乏衰竭是痹发生在肝；致痹之邪引起肌肉瘦削是痹发生在脾。总之，各种痹病日久不愈，病变就会进一步向内深入。其中风邪偏胜的痹病容易痊愈。"

帝曰："痹，其时有死者，或疼久者，或易已者，其故何也？"岐伯曰："其入脏者死，其留连筋骨间者疼久，其留皮肤间者易已。"帝曰："其客于六腑者何也？"岐伯曰："此亦其食饮居处，为其病本也。六腑亦各有俞，风寒湿气中其俞，而食饮应之，循俞而入，各舍其腑也。"帝曰："以针治之奈何？"岐伯曰："五脏有俞①，六腑有合，循脉之分，各有所发，各随其过，则病瘳也。"

[注释]

①五脏有俞：肝俞太冲，心俞大陵，脾俞太白，肺俞太渊，肾俞太溪。

[译文]

黄帝问道："患了痹病后，有的死亡，有的疼痛经久不愈，有的容易痊愈，这是什么缘故？"岐伯说："痹邪内犯到五脏则死，痹邪稽留在筋骨间的则痛久难愈，痹邪停留在皮肤间的容易痊愈。"黄帝问道："痹邪侵犯六腑是何原因？"岐伯说："饮食不节、起居失度为导致痹病的根本原因。六腑也各有俞穴，风寒湿邪在外侵及它的俞穴，而内有饮食所伤的病理基础与之相应，于是病邪就循着俞穴入里，滞留在相应的腑而为腑痹。"黄帝问道："怎样用针刺治疗呢？"岐伯说："五脏各有输穴可取，六腑各有合穴可取，循着经脉所行的部位都有发病的征兆可察，根据病邪所在的部位，取相应的输穴或合穴进行针刺，病就可以痊愈了。"

帝曰："荣卫之气亦令人痹乎？"岐伯曰："荣者，水谷之精气也，和调于五脏，洒陈①于六腑，乃能入于脉也，故循脉上下，贯五脏，络六腑也。卫者，水谷之悍气也，其气慓疾滑利，不能入于脉也，故循皮肤之中，分肉之间，熏于肓膜②，散于胸腹，逆其气则病，从其气则愈，不与风寒湿气合，故不为痹。"

①洒陈：散布。②肓膜：心下膈上之膜。

[译文]

黄帝问道："荣卫之气也能使人发生痹病吗？"岐伯说："荣是水谷所化生的精气，它平和协调地运行于五脏、散布于六腑，然后汇入脉中，循着经脉上下运行，起到贯通五脏、联络六腑的作用。卫气是由水谷所化生的慓悍之气，它流动迅疾而滑利，不能进入脉中，所以循行于皮肤之中、腠理之间，上熏蒸于肓膜，下敷布于胸腹。若荣卫之气循行逆乱就会生病，只要荣卫之气循常道运行了病就会痊愈。总的来说，荣卫之气若不与风寒湿邪相合则不会引起痹病。"

帝曰："善。痹或痛，或不痛，或不仁，或寒，或热，或燥，或湿，其故何也？"岐伯曰："痛者，寒气多也，有寒故痛也。其不痛不仁者，病久入深，荣卫之行涩，经络时疏，故不通，皮肤不营，故为不仁。其寒者，阳气少，阴气多，与病相益，故寒也。其热者，阳气多，阴气少，病气胜，阳遭①阴，故为痹热。其多汗而濡者，此其逢湿甚也，阳气少，阴气盛，两气②相感，故汗出而濡也。"帝曰："夫痹之为病，不痛何也？"岐伯曰："痹在于骨则重，在于脉则血凝而不流，在于筋则屈不伸，在于肉则不仁，在于皮则寒，故具此五者，则不痛也。凡痹之类，逢寒则虫③，逢热则纵。"帝曰："善。"

[注释]

①遭：乘。②两气：湿气与阴气。③虫：拘急。

[译文]

黄帝说："讲得好！痹病有的疼痛，有的不痛，有的麻木不仁，有的表现为寒，有的表现为热，有的皮肤干燥，有的皮肤湿润，这是什么缘故？"岐伯说："痛是寒气偏多，有寒所以痛。不痛而麻木不仁的是因为患病日久，病邪深入，荣卫之气运行涩滞致使经络中气血空虚，所以不痛；皮肤得不到营养，所以麻木不仁。表现为寒象的是由于机体阳气不足、阴气偏盛，阴气助长寒邪之势，所以表现为寒象。表现为热象的是由于机体阳气偏盛、阴气不足，偏胜的阳气与偏胜的风邪相结合而乘阴分，所以出现热象。多汗而皮肤湿润的是由于感受湿邪太甚，加之机体阳气不足、阴气偏盛，湿邪与偏盛的阴气相结合，所以汗出而皮肤湿润。"黄帝问道："痹病而不甚疼痛是什么原因？"岐伯说："痹发生在骨则身重；发生在脉则血凝涩而不畅；发生在筋则屈曲不能伸；发生在肌肉则麻木不仁；发生在皮肤则寒冷。如果有这五种情况就不甚疼痛。凡有痹病一类疾患，遇寒则筋脉拘急，遇热则筋脉弛缓。"黄帝道："讲得好！"

痿论篇第四十四

黄帝问曰："五脏使人痿何也?"岐伯对曰："肺主身之皮毛,心主身之血脉,肝主身之筋膜①,脾主身之肌肉,肾主身之骨髓,故肺热叶焦,则皮毛虚弱急薄,著②则生痿躄③也。心气热,则下脉厥而上,上则下脉虚,虚则生脉痿,枢折挈④,胫纵而不任地也。肝气热,则胆泄口苦筋膜干,筋膜干则筋急而挛,发为筋痿。脾气热,则胃干而渴,肌肉不仁,发为肉痿。肾气热,则腰脊不举,骨枯而髓减,发为骨痿。"

[注释]

①筋膜:肌肉的肌腱部分。附于骨节的为筋,包括肌腱外的叫筋膜。②著:邪留不去。③躄(bì):仆倒,跛脚。④枢折挈:关节活动不能自如。枢,关节。

[译文]

黄帝问道:"五脏都能使人发生痿病是什么道理呢?"岐伯回答说:"肺主全身之皮毛,心主全身之血脉,肝主全身之筋膜,脾主全身之肌肉,肾主全身之骨髓。所以肺脏有热,灼伤津液,肺叶就会枯萎,皮毛也成虚弱、干枯不润的状态,热邪不去则变生痿躄;心脏有热可使气血上逆,气血上逆就会引起在下的血脉空虚,血脉空虚就会变生脉痿,使关节如折而不能抬举,足胫弛缓以致不能着地行路；肝脏有热可使胆汁外溢而口苦，筋膜失养而干枯，以致筋脉挛缩拘急，变生筋痿；脾有邪热则灼耗胃筋而口渴，肌肉失养而麻木不仁，变生不知痛痒的肉痿；肾有邪热，热浊精枯，致使髓减骨枯，腰脊不能举动，变成骨痿。"

帝曰："何以得之？"岐伯曰："肺者，脏之长也^①，为心之盖也，有所失亡，所求不得，则发肺鸣，鸣则肺热叶焦。故曰：五脏因肺热叶焦，发为痿躄。此之谓也。悲哀太甚，则胞络绝，胞络绝则阳气内动，发则心下崩数溲血也。故《本病》曰：'大经空虚，发为肌痹，传为脉痿。思想无穷，所愿不得，意淫于外，入房太甚，宗筋弛纵，发为筋痿，及为白淫^②。'故《下经》曰：'筋痿者，生于肝使内^③也。有渐于湿，以水为事，若有所留，居处相湿，肌肉濡渍^④，痹而不仁，发为肉痿。'故《下经》曰：'肉痿者，得之湿地也。有所远行劳倦，逢大热而渴，渴则阳气内伐，内伐则热舍于肾，肾者水脏也，今水不胜火，则骨枯而髓虚，故足不任^⑤身，发为骨痿。'故《下经》曰：'骨痿者，生于大热也。'"

[注释]

①肺者，脏之长也：肺位最高，主一身之气，朝会百脉，行气于五脏六腑，故为五脏之长。②白淫：在男子为遗精，在女子为白带。③使内：房事太过。④濡渍：为湿所困。渍，病。⑤任：支撑。

[译文]

黄帝问道："痿症是怎样引起的呢？"岐伯回答说："肺是诸脏之长又是心脏的华盖。遇有失意的事情或个人要求得不到满足，则使肺气郁而不畅，于是出现喘息有声，进而则气郁化热，使肺叶枯焦，精气因此而不能敷布于周身，五脏都是因肺叶焦得不到营养而发生痿躄的，道理即是如此。如果悲哀过度就会因气机郁结而使心包络隔绝不通，心包络隔绝不通则导致阳气在内妄动，逼迫心血下行而为崩中及小便多次出血。如《本病》中说的：'若大的经脉空虚就会发生肌痹，再进一步传变即成脉痿。如果经常地胡思乱想而欲望又不能得到满足，或意念常受外界影响而惑乱，房事不加节制，这些都可致使宗筋弛缓，形成筋痿，导致遗精、白带之类疾患。'如《下经》中说的：'筋痿之病发生于肝是由于房事太过，内耗精气所致。有的人日渐感受湿邪，或从事水中作业水湿滞留体内，或居住环境潮湿以致肌肉为湿所困、麻木不仁，最终则发展为肉痿。'如《下经》中说的：'肉痿是久居湿地引起的。如果长途跋涉、劳累太甚，又逢炎热天气而口渴，于是阳气化热内扰，内扰的邪热侵入肾脏，肾为水脏，如水不胜火则耗灼阴精，使骨枯髓空及两足不能支持身体，形成骨痿。'如《下经》中说的：'骨痿是由于大热所致。'"

帝曰："何以别之？"岐伯曰："肺热者色白而毛败，心热者色赤而络脉溢①，肝热者色苍②而爪枯，脾热者色黄而肉蠕动，肾热者色黑而齿槁。"

[注释]

①络脉溢：从外候言乃孙络浮见也。②苍：青色。

[译文]

黄帝问道："用什么办法鉴别这五种痿症呢？"岐伯说："肺有热的痿症，面色白而毛发衰败；心有热的痿症，面色红而浅表血络充盈显现；肝有热的痿症，面色青而爪甲枯槁；脾有热的痿症，面色黄而肌肉蠕动；肾有热的痿症，面色黑而牙齿枯槁。"

帝曰："如夫子言可矣，论言治痿者独取阳明何也？"岐伯曰："阳明者，五脏六腑之海，主润宗筋，宗筋主束骨而利机关^①也。冲脉者，经脉之海也，主渗灌溪谷，与阳明合于宗筋，阴阳摠宗筋之会，会于气街，而阳明为之长，皆属于带脉，而络于督脉。故阳明虚则宗筋纵，带脉不引，故足痿不用也。"帝曰："治之奈何？"岐伯曰："各补其荥^②而通其俞^③，调其虚实，和其逆顺，筋脉骨肉。各以其时受月，则病已矣。"帝曰："善。"

[注释]

①机关：关节。②荥：五俞穴中有"荥主身热"之说，刺荥穴可治痿症之热。③俞：五俞穴中有"输主体重节痛"之说，刺输穴可治痿症之骨节不利。

[译文]

黄帝道："先生以上所说是可取的。但古代医论上说治疗痿症应该独取阳明，这是什么道理呢？"岐伯说："阳明经是五脏六腑营养的源泉，能濡养宗筋，宗筋主管约束骨节，可使关节运动灵活。冲脉为十二经气血汇聚之处，输送气血以渗透灌溉分肉肌腠，与足阳明经会合于宗筋处，阴经阳经都汇总于宗筋，然后再会合于足阳明经的气街穴，故阳明经是它们的统领，诸经又都连属于带脉，系络于督脉。所以如果阳明经气血不足则导致宗筋失养而弛缓，带脉也不能收引诸脉，就使两足痿弱不用了。"黄帝问道："怎样治疗呢？"岐伯说："调补各经的荥穴，疏通各经的输穴，以调机体之虚实和气血之逆顺；针对筋脉骨肉的病变，只要在其所合之脏当旺的月份进行治疗，病就会痊愈。"黄帝道："讲得好！"

厥论篇第四十五

黄帝问曰："厥^①之寒热者何也?"岐伯对曰："阳气衰于下，则为寒厥；阴气衰于下，则为热厥。"帝曰："热厥之为热也，必起于足下者何也?"岐伯曰："阳气起于足五指之表^②，阴脉者集于足下而聚于足心，故阳气胜则足下热也。"帝曰："寒厥之为寒也，必从五指而上于膝者何也?"岐伯曰："阴气起于五指之里，集于膝下而聚于膝上，故阴气胜则从五指至膝上寒，其寒也，不从外，皆从内也。"

[注释]

①厥：指气血逆乱，阴阳之气不相顺接的各种表现。②表：外侧端。

[译文]

黄帝问道："厥症分寒厥和热厥，它们有何区别呢?"岐伯答道："阳气衰竭于下则发病为寒厥；阴气衰竭于下则发病为热厥。"黄帝问道："热厥症的发热一般从足底开始，这是什么道理呢?"岐伯答道："阳经之气循行于足五趾的外侧端，阴经之气汇于足底而聚到足心，所以若阴经之气衰竭于下而阳经之气偏胜，就会导致足底发热。"黄帝问道："寒厥症的厥冷一般从足五趾渐至膝部，这是什么道理呢?"岐伯答道："阴经之气起于足五趾的内侧端，在膝下汇集后又聚于膝上部。所以若阳经之气衰竭于下而阴经之气偏胜，就会产生从足五趾至膝部的厥冷感觉，这种厥冷不是由于外寒的侵入，而是由于内在的阳虚所致。"

帝曰："寒厥何失而然也？"岐伯曰："前阴者，宗筋之所聚，太阴阳明之所合也。春夏则阳气多而阴气少，秋冬则阴气盛而阳气衰。此人者质壮，以秋冬夺于所用，下气上争①，不能复，精气溢下，邪气因从之而上也，气因于中②，阳气衰，不能渗营其经络，阳气日损，阴气独在，故手足为之寒也。"

[注释]

①下气上争：正常情况下，肾精在下为用，今肾阴衰于下，则虚阳浮越于上，使肾中精气更少。②中：中焦。

[译文]

黄帝问："寒厥是何种精气耗损而造成的呢？"岐伯说："前阴是许多经脉聚会之处，也是足太阴经和足阳明经脉会合之处。一般来说，人体在春、夏季节阳气偏多而阴气偏少，秋、冬季节阴气偏盛而阳气偏衰。有些人自恃体质壮实，在秋、冬阳气偏衰的季节纵欲、过劳，则使肾中精气耗损，精气亏虚于下使虚阳浮越于上与上焦之气相争，然而虽争亦不能很快恢复肾中的阴阳平衡，精气不断溢泄于下，此时阴寒之邪随从上争之气而上逆，便为寒厥。若邪气停聚于中焦则脾胃虚衰，不能运化水谷精微、渗灌营养经络，阴损及阳则阳亦随之而虚，阳虚生内寒，以致阳气日益亏损，阴寒之气独胜于内，产生手足厥冷的病变。"

帝曰："热厥何如而然也？"岐伯曰："酒入于胃，则络脉满而经脉虚①，脾主为胃行其津液者也，阴气虚则阳气入，阳气入则胃不和，胃不和则精气竭，精气竭则不营其四肢也。此人必数醉若②饱以入房，气聚于脾中不得散，酒气与谷气相薄，热盛于中，故热遍于身内热而溺赤也。夫酒气盛而慓悍，肾气有衰，阳气独胜，故手足为之热也。"

[注释]

①络脉满而经脉虚：卫气者，水谷之悍气，酒亦水谷悍热之液，故从卫气先行皮肤，从皮肤而充于络脉；其不从脾气而行于经脉，故络脉满而经脉虚。②若：与。

[译文]

黄帝问道："热厥是怎样形成的呢？"岐伯答道："酒性慓悍，酒入于胃，使皮肤络脉中血液充满而经脉反显得空虚。脾具有输送胃中津液营养的功能，若饮酒过度则脾无所输而脾阴不足，慓悍的酒热之气乘虚入扰于内，导致胃气不和；胃气不和则阴精化生无源而枯竭，阴精枯竭就不能营养四肢。这种人必然是经常在酒醉、饱食之后行房纵欲，这样又使酒食之气郁居于脾中不得宣散，酒气与谷气相搏结，酝酿成热，热盛于中焦，进而全身发热，因有内热而小便色赤。酒性是慓悍猛烈的，纵欲过度使肾的精气必受其损伤而日益虚衰，阴虚阳胜，形成阳气独盛于内的病态，产生手足发热的病变。"

帝曰："厥或令人腹满，或令人暴不知人，或至半日远至一日乃知人者何也？"岐伯曰："阴气盛于上则下虚，下虚则腹胀满，阳气盛于上，则下气重上而邪气逆，逆则阳气乱，阳气乱则不知人也。"

[译文]

黄帝问道："厥症使人有的腹部胀满，有的猝然昏厥不省人事，早的半天、晚的一天才能苏醒，这是什么道理？"岐伯答道："如果六阴经之气充盛于上，使中下焦不足，中下焦气阴亏虚则不能正常运化水谷引起腹部胀满。本来人体的阳气就盛于上，现在下焦之阴亏，虚阳浮越于上。气机失常而逆乱，气机逆乱则扰乱阳气，阳气逆乱就不省人事了。"

帝曰："善。愿闻六经脉之厥状病能也。"岐伯曰："巨阳之厥，则肿首头重，足不能行，发为眴仆；阳明之厥，则癫疾欲走呼，腹满不得卧，面赤而热，妄见而妄言；少阳之厥，则暴聋颊肿而热，胁痛，不可以运；太阴之厥，则腹满胀，后不利，不欲食，食则呕，不得卧；少阴之厥，则口干溺赤，腹满心痛；厥阴之厥，则少腹肿痛，腹胀泾溲不利，好卧屈膝，阴缩肿，内热。盛则泻之，虚则补之，不盛不虚，以经取之。"

[译文]

黄帝说："讲得好！很希望听您讲讲六经厥症的病态表现！"岐伯说："太阳经厥症，上部发病为头肿沉重感，下部发病为足不能行走，眼目昏花常跌倒；阳明经厥症可出现癫病样表现，奔跑呼叫，腹部胀满不得安卧，面部赤热，出现幻觉而胡言乱语；少阳经厥症，可见突然性耳聋，面颊肿而发热，两胁疼痛，小腿不能运动；太阴经厥症，可见腹部胀满，大便闭结不行，不思饮食，食则呕吐，不能安卧；少阴经厥症可出现口干，小便色赤，腹胀满，心痛；厥阴经厥症可见少腹肿痛，腹胀满，大小便不利，喜欢采取屈膝的体位睡卧，前阴萎缩，小腿内侧肿而发热。厥症的针刺治则是：实症用泻法，虚症用补法，经脉虚实不明显的，可从本经取穴采用平补平泻法治疗。"

"太阴厥逆，急挛，心痛引腹，治主病者；少阴厥逆，虚满呕变，下泄清，治主病者；厥阴厥逆，挛腰痛，虚满前闭，谵言，治主病者。三阴俱逆，不得前后①，使人手足寒，三日死。太阳厥逆，僵仆呕血善衄，治主病者；少阳厥逆，机关不利，机关不利者，腰不可以行，项不可以顾，发肠痈不可治，惊者死；阳明厥逆，喘咳身热，善惊衄呕血。手太阴厥逆，虚满而咳，善呕沫，治主病者；手心主少阴厥逆，心痛引喉，身热。死不可治；手太阳厥逆，耳聋泣出，项不可以顾，腰不可以俯仰，治主病者；手阳明少阳厥逆，发喉痹，嗌肿，痉，治主病者。"

[注释]

①不得前后：大小便不通。前，小便。后，大便。

[译文]

"足太阴经的经气厥逆，小腿拘急痉挛，心痛牵引腹部，当取主病的本经腧穴治疗；少阴经的经气厥逆，胸腹虚满而发生呕哕病变，泄下清水样便，当取主病的经穴治疗；厥阴经的经气厥逆，发生痉挛、腰痛，小腹虚满而小便闭，胡言乱语，这要选择主病的经穴治疗。如果此三阴经都发生厥逆则二便不通、手足发冷，病三日即死。如果太阳经气厥逆则身体僵直、突然跌倒，呕血，鼻容易出血，当取主病的本经腧穴治疗；少阳经的经气厥逆则关节活动不灵活，导致腰部不能活动，颈项不能回顾，如果伴发肠痈就为不可治愈的病症，如果发惊就会很快死亡；足阳明经的经气厥逆则喘促咳嗽，浑身发热，容易受惊，鼻出血，呕血。手太阴经的经气厥逆则胸中虚满而咳嗽，常常呕吐出涎沫，当取本经主病的腧穴治疗。手厥阴和手少阴经的经气厥逆则心痛连及咽喉，身体发热，是不可治的死症。手太阳经的经气厥逆则耳聋，眼常不自觉地流泪，颈项不能回顾，腰不能前后俯仰，当取主病的本经腧穴治疗。手阳明经和手少阳经的经气厥逆发为喉痹病，咽部肿痛，颈项强直，当取主病的本经腧穴治疗。"

病能论篇第四十六

黄帝问曰："人病胃脘痈者，诊当何如？"岐伯对曰："诊此者当候胃脉[①]，其脉当沉细，沉细者气逆，逆者人迎[②]甚盛，甚盛则热，人迎者胃脉也，逆而盛，则热聚于胃口而不行，故胃脘为痈也。"

[注释]

①胃脉：趺阳脉。②人迎：颈两侧的动脉搏动处。

[译文]

黄帝问道："有人患胃脘痈病应当如何确诊该病呢？"岐伯回答说："诊断这种病时应当先查胃脉，病人的趺阳脉脉象必然沉细，沉细主胃气上逆，气上逆则人迎脉满盈而搏动有力，表示有热。人迎脉主要用于候胃气，胃气上逆则该脉跳动过盛，说明热气聚集于胃口而不得散发，即胃脘部有痈肿发生。"

帝曰："善。人有卧而有所不安者何也？"岐伯曰："脏有所伤及，精有所之寄，则安，故人不能悬[①]其病也。"帝曰："人之不得偃卧[②]者何也？"岐伯曰："肺者脏之盖也，肺气盛则脉大，脉大则不得偃卧，论在《奇恒阴阳》中。"

①悬：解疑，说清楚。②偃卧：仰卧。

[译文]

黄帝说："讲得好！有人睡卧时心情不能安定是什么原因呢？"
岐伯说："五脏之中有的脏气功能被损伤则该脏的精气不能内守而
至他处。要等到脏精恢复后，精气有所归附了，睡卧就能安宁，所
以病人也不能清楚说出他的病处所在。"黄帝又问："有人不能仰卧
是什么原因呢？"岐伯说："肺居胸腔的最高位置，为五脏六腑的华
盖，如果肺脏被邪气所犯，邪气盛则肺内的脉络胀满，而脉象大，
肺气不利，呼吸急促，仰卧则呼吸更为不利，故不能仰卧。在《奇
恒阴阳》中有这方面的论述。"

帝曰："有病厥者，诊右脉沉而紧，左脉浮而迟，不然，病
主安在？"岐伯曰："冬诊之，右脉固当沉紧，此应四时，左脉
浮而迟，此逆四时，在左当主病在肾，颇关在肺，当腰痛也。"
帝曰："何以言之？"岐伯曰："少阴脉贯肾络肺，今得肺脉，肾
为之病，故肾为腰痛之病也。"

[译文]

黄帝说："有人患厥病，脉诊见右脉沉而紧、左脉浮而迟，不
知道病变在何处？"岐伯说："因为现在是冬天诊脉，右脉本来应当
沉紧，这是和四时相应的正常脉象。而左脉浮迟则是逆于四时的脉
象，左脉浮主肾病，并与主浮脉的肺脏相关联，因此会有腰痛的症
状出现。"黄帝说："为什么这样说呢？"岐伯说："少阴经的经脉
贯肾络于肺，现于冬季肾脉的部位出现浮迟的肺脉脉象，这说明肾
气不足，肾脏病变，故常有腰痛发生。"

帝曰："善。有病颈痈者，或石治之，或针灸治之，而皆

已，其真安在？"岐伯曰："此同名异等者也。夫痈气之息者，宜以针开除去之，夫气盛血聚者，宜石而泻之，此所谓同病异治也。"帝曰："有病怒狂者，此病安生？"岐伯曰："生于阳也。"帝曰："阳何以使人狂？"岐伯曰："阳气者，因暴折而难决，故善怒也，病名曰阳厥。"帝曰："何以知之？"岐伯曰："阳明者常动，巨阳少阳不动，不动而动大疾，此其候也。"帝曰："治之奈何？"岐伯曰："夺其食即已，夫食入于阴，长气于阳，故夺其食即已。使之服以生铁洛为饮，夫生铁洛者，下气疾也。"

[译文]

黄帝说："讲得好！有人患颈痈病，有的用砭石治疗，有的用针灸治疗，都能治好，其中的道理何在？"岐伯说："这是病名虽同而病情的轻重程度有所不同的缘故。若颈痈属于气结停滞不行的情况，用针刺即可开导以除去病邪；若到了气滞血结的程度，用砭石泻其瘀血即可，这就是所谓同病异治。"黄帝说："有人患怒狂病，这种病是怎样发生的呢？"岐伯说："这是阳气发生病变的原因。"黄帝说："阳气病变是怎么使人发狂的呢？"岐伯说："阳气受到突然的强烈刺激而受挫，郁而不畅，气厥而上逆，因而使人善怒发狂，故名阳厥。"黄帝说："怎样知道是阳气发生病变的呢？"岐伯说："在正常的情况下，足阳明经脉搏动明显，太阳、少阳经脉搏动不太明显，现在平日搏动不明显的太阳、少阳经脉变得搏动大而急疾，这是阳气病变的征象。"黄帝说："如何治疗呢？"岐伯说："病人停止进食就可以好了。因为饮食经过阴中至阴脾脏的运化能够助长阳气，所以禁止病人饮食，使得过盛的阳气日益衰少病就可以痊愈。同时，再给以生铁落饮煎水服之，因为生铁落有重镇降逆作用，可以治疗癫狂一类疾病。"

帝曰："善。有病身热解㑊，汗出如浴，恶风少气，此为何

病?"岐伯曰:"病名曰酒风。"帝曰:"治之奈何?"岐伯曰:
"以泽泻、术各十分①,麋衔五分,合以三指撮②为后饭③。所谓
深之细者,其中手④如针也,摩之切之⑤,聚者坚也,博者大也。
《上经》者,言气之通天也。《下经》者,言病之变化也。《金
匮》者,决死生也。《揆度》者,切度之也。《奇恒》者,言奇
病也。所谓奇者,使奇病不得以四时死也。恒者,得以四时死
也。所谓揆者,方切求之也,言切求其脉理也。度者,得其病
处,以四时度之也。"

[注释]

①分:通"份"。②三指撮:以三个手指头撮取药末以计算服药的分量。
③后饭:饭后服药。④中手:应手。⑤摩之切之:推而按之。摩,推。

[译文]

黄帝说:"讲得好!有人全身发热,肢体懈怠无力,汗出多得
像洗澡一样,怕风、呼吸气短,这是什么病呢?"岐伯说:"这病名
叫酒风。"黄帝说:"该如何治疗呢?"岐伯说:"用泽泻和白术各
十份、麋衔五份合研为末,每次服三指撮,在饭后服下即可。所谓
深按而得细脉的,其脉在指下细小如针,应仔细地推之、按之,凡
脉气聚而不散的是坚脉,坚搏有力的是大脉。《上经》是论述人体
功能与自然界相通应的关系。《下经》是论述疾病变化的。《金匮》
是论述诊断疾病及生死预后的。《揆度》是论述切脉诊病的。《奇
恒》是论述特殊疾病的。所谓奇病,就是不与四时节气相应而出现
生死现象的异常疾病。所谓恒病,就是与四时气候的变化相应而出
现生死的疾病。所谓揆,是说切按脉搏以推求疾病的所在及其病
理;所谓度,是从切脉得其病处,并结合四时气候的变化来判断疾
病的吉凶顺逆及预后。"

奇病论篇第四十七

黄帝问曰："人有重身①，九月而喑②，此为何也?"岐伯对曰："胞之络脉绝也。"帝曰："何以言之?"岐伯曰："胞③络者系于肾，少阴之脉，贯肾系舌本，故不能言。"帝曰："治之奈何?"岐伯曰："无治也，当十月复。《刺法》曰：'无损不足，益有余，以成其疹④，然后调之。'所谓无损不足者，身羸瘦，无用镵石也。无益其有余者，腹中有形而泄之，泄之则精出而病独擅中，故曰疹成也。"

[注释]

①重身：妊娠。②喑：说话发不出声音。③胞：子宫、胞宫。④疹(chèn)：通"疢"，忧伤、痛苦、热病、疾病。

[译文]

黄帝问道："有的妇女怀孕九个月后出现说话发不出声音的病变，这是什么缘故呢?"岐伯回答说："这是因为胞宫的络脉被胎儿压迫，阻绝不通所致。"黄帝说："为什么这样说呢?"岐伯说："子宫的络脉系于肾脏，而足少阴肾脉贯肾上系于舌本，今胞宫的络脉受阻，肾脉亦不能上通于舌，舌本失养，故不能言语。"黄帝说："那该如何治疗呢?"岐伯说："这种病不需要治疗，待至怀胎十个月分娩后，胞络不再受压迫而气血运行通畅，声音就会自然恢复。《刺法》中说：'正气不足的不可以用泻法，邪气有余的不可用补法，以免因误治而造成疾病。'所谓无损不足，就是怀孕九个月而身体瘦弱的不可再用镵针、砭石治疗以免伤其正气。所谓无益有余，就是说腹中已经怀孕而又妄用泻法，用泻法则精气耗散而病邪趁机独据于中，正虚邪实，所以疾病就形成了。"

帝曰："病胁下满气逆，二三岁不已，是为何病？"岐伯曰："病名曰息积，此不妨于食，不可灸刺，积①为导引②服药，药不能独治也。"

[注释]

①积：久，长期。②导引：古代的一种养生术，指呼吸吐纳，屈伸俯仰，活动关节；或指古代的一种健身方法，由意念引导动作，配合呼吸，由上而下或由下而上地运气，相当于现在的气功或体育疗法。

[译文]

黄帝说："有人病胁下胀满，气逆喘促，两三年不好，是什么疾病呢？"岐伯说："这病名叫息积，这种病邪在胁下而不在胃，所以不妨碍饮食，治疗时千万不可用艾灸和针刺，必须长期地用导引法锻炼身体以疏通气血，并服用药物慢慢调治，若单靠药物也是不能完全治愈的。"

帝曰："人有身体髀股皆肿，环脐而痛，是为何病？"岐伯曰："病名曰伏梁，此风根①也。其气溢于大肠而着于肓，肓之原②在脐下，故环脐而痛也。不可动③之，动之为水溺涩之病也。"

[注释]

①风根：伏梁病以风为本。②肓之原：任脉之气海穴，在脐下1.5寸处取穴。③动：一种用手按摩治疗疾病的方法。

黄帝说:"有人有髀骨、大腿、小腿部肿胀并且环绕肚脐周围疼痛的病症,这是什么疾病呢?"岐伯说:"病名叫伏梁,这是由于风邪久留于体内所致。邪气流溢于大肠,因为肓膜的起源在肚脐下部,所以环绕脐部作痛。这种病不可用按摩方法治疗,否则就会造成小便涩滞不利的疾病。"

帝曰:"人有尺脉数甚,筋急而见,此为何病?"岐伯曰:"此所谓疹筋①,是人腹必急,白色黑色见,则病甚。"

[注释]

①疹筋:筋脉发生的病变,由厥阴经寒气盛而致。

[译文]

黄帝说:"有的人尺部脉搏跳动数疾,筋脉拘急肉眼可见,这是什么病呢?"岐伯说:"这就是所谓的疹筋病,此人腹部必然拘急,如果面部见到或白或黑的颜色,病情则更加严重。"

帝曰:"人有病头痛以数岁不已,此安得之,名为何病?"岐伯曰:"当有所犯大寒,内至骨髓,髓者以脑为主,脑逆故令头痛,齿亦痛,病名曰厥逆。"

[译文]

黄帝说:"有的人患头痛好多年而不愈,这病是怎么得的,叫什么病?"岐伯说:"此人应该是受过严重的寒邪侵犯,寒气向内侵入骨髓,脑为髓海,寒气由骨髓上逆于脑,所以使人头痛,齿为骨之余,故牙齿也痛,病由寒邪上逆所致,病名叫做厥逆。"

帝曰:"善。有病口甘者,病名为何?何以得之?"岐伯曰:"此五气之溢也,名曰脾瘅。夫五味入口,藏于胃,脾为之行其精气，津液在脾，故令人口甘也，此肥美之所发也，此人必数食甘美而多肥也，肥者令人内热，甘者令人中满，故其气上溢，转为消渴。治之以兰①，除陈气也。"

[注释]

①兰：佩兰，气味辛平芳香，能醒脾化湿、清暑辟浊。

[译文]

黄帝说："讲得好！有人患口中发甜的病叫什么？是怎样得的呢？"岐伯说："这是由于五味之精气向上泛溢所致，病名叫脾瘅。五味入于口、藏于胃，其精气上输于脾，脾为胃输送食物的精华，因病则津液停留在脾而不运，致使脾气向上泛溢就会使人口中发甜，这是肥甘、味美的膏粱之物所引起的。患这种病的人必然经常吃甘美而肥腻的食物，肥腻之物使人生内热，甘味之物能使人中满，所以脾运失常、脾热上溢就会转成消渴病。本病可用兰草治疗，以祛除体内蓄积的郁热。"

帝曰："有病口苦，取阳陵泉，口苦者病名为何？何以得之？"岐伯曰："病名曰胆瘅。夫肝者，中之将也，取决于胆，咽为之使①。此人者，数谋虑不决，故胆虚气上溢而口为之苦，治之以胆募俞②，治在《阴阳十二官相使》③中。"

[注释]

①咽为之使：足少阳之脉，上挟咽；足厥阴之脉，循喉咙之后，上入颃颡，因此说肝胆之脉皆会于咽，咽为之使。②胆募俞：胆募为日月穴，在期门穴下五分处。胆俞，在背部第十椎骨下旁开一寸五分处。③《阴阳十二官相使》：古医经，已失。

[译文]

黄帝说："有人患口中发苦的病，取足少阳胆经的阳陵泉治疗仍然不愈，这是什么病呢？是怎样得的呢？"岐伯说："病名叫胆瘅。肝为将军之官，主谋虑；胆为中正之官，主决断。诸谋虑取决于胆，咽部为之外使。患者因屡次谋略而不能决断，情绪苦闷，遂使胆腑失去正常的排泄功能，胆汁循经上泛而致口中发苦。治疗时刺胆经之募穴日月和背部的胆俞穴，在《阴阳十二官相使》中记载有这种治法。"

帝曰："有癃者，一日数十溲，此不足也。身热如炭，颈膺如格，人迎躁盛，喘息气逆，此有余也。太阴脉^①微细如发者，此不足也。其病安在？名为何病？"岐伯曰："病在太阴，其盛在胃，颇在肺，病名曰厥，死不治，此所谓得五有余二不足^②也。"帝曰："何谓五有余二不足？"岐伯曰："所谓五有余者，五病之气有余也，二不足者，亦病气之不足也。今外得五有余，内得二不足，此其身不表不里，亦正死明矣。"

[注释]

①太阴脉：寸口脉，手太阴肺经脉气所流之处。②五有余二不足：身热如炭，颈膺如格，人迎躁盛，喘息，气逆，此为五有余也。癃者一日数十溲，脉微细如发为二不足也。

[译文]

黄帝说："有人患癃病，一天要解数十次小便，这是正气不足的表现。病人同时又有身热如炭火，咽喉与胸膺之间有格塞不通的感觉，人迎脉躁动急而数，呼吸喘促，肺气上逆，这又是邪气有余的表现。寸口脉微细如发丝，这也是正气不足的表现。这种病的病位究竟在哪里？病名是什么呢？"岐伯说："此病是太阴脾脏不足，热邪炽盛在胃，症状却偏重在肺，病的名字叫做厥，属于不能治愈的死症。这就是所谓的'五有余二不足'的症候。"黄帝说："什么叫'五有余二不足'呢？"岐伯说："所谓五有余就是病气有余的五种症候。所谓二不足就是正气不足症候。现在患者外见五有余、内见二不足，这种病既不能依其有余而攻表，又不能从其不足而补里，所以说是必死无疑了。"

帝曰："人生而有病巅①疾者，病名曰何？安所得之？"岐伯曰："病名为胎病，此得之在母腹中时，其母有所大惊，气上而不下，精气并居，故令子发为巅疾也。"

[注释]

①巅：应作"癫"，癫痫。

[译文]

黄帝说："有人出生后就患癫痫病，这种病的名字叫什么？是怎样得的呢？"岐伯说："病的名字叫胎病，这种病是胎儿在母腹中得的，由于孕时母体受到了很大的惊恐，气逆于上而不得下，精气也随之上逆，精气并聚不散，影响胎儿发育，故出生后就患癫痫病。"

帝曰："有病庞然如有水状，切其脉大紧，身无痛者，形不瘦，不能食，食少，名为何病？"岐伯曰："病生在肾，名为肾风。肾风而不能食善惊，惊已心气痿者死。"帝曰："善。"

[译文]

黄帝说："有人面目浮肿像有水状，切按其脉搏则大而紧，身体没有什么痛苦，形体也不消瘦，但不能吃饭或者吃的很少，这种病叫什么呢？"岐伯说："这种病发生在肾脏，名叫肾风。肾风病人不能吃饭，容易受到惊吓，惊悸日久则心气衰竭，心肾俱败，神气消亡，而为死症。"黄帝说："讲得对！"

大奇论篇第四十八

肝满肾满肺满皆实，即为肿。肺之雍，喘而两胠满。肝雍，两胠满，卧则惊，不得小便。肾雍，脚下至少腹满，胫有大小，髀大跛，易偏枯。心脉满大，痫瘛筋挛。肝脉小急，痫瘛筋挛。肝脉鹜暴①，有所惊骇，脉不至若喑，不治自已。肾脉小急，肝脉小急，心脉小急，不鼓皆为瘕。

[注释]

①鹜暴：迅速奔走。鹜，疾走。

[译文]

肝经、肾经、肺经胀满病者，其脉搏必实，常常发生浮肿。肺脉雍滞则喘息而两胁胀满。肝脉雍滞则两胁胀满，睡卧时惊惕不安，小便不利。肾脉雍滞则从脚到少腹部都胀满，两胫部粗细大小不一，患侧大腿、小腿都肿大，活动受限，日久易发生偏枯病。心脉满大是心经热盛，耗劫肝阴，心神被伤，筋脉失养，故发生癫痫、抽搐及筋脉拘挛等症。肝脉小急是肝血虚而寒滞肝脉，血不养心，筋脉不利，也能出现癫痫、抽搐和筋脉拘挛。肝脉的搏动急疾而乱是由于受了惊吓，如果切按不到脉搏或突然出现失音的，这是受惊气逆的结果，不需治疗，待其气通后即可恢复。肾、肝、心三脉细小而急疾，在指下浮取鼓击不明显，是气血凝滞，都会发生瘕病。

肾肝并沉为石水①，并浮为风水②，并虚为死，并小弦欲惊。肾脉大急沉，肝脉大急沉，皆为疝。心脉搏滑急为心疝③，肺脉沉搏为肺疝④。三阳急为瘕，三阴急为疝，二阴急为痫厥⑤，二阳急为惊⑥。

[注释]

①石水：水肿症型之一，主要表现为腹满，引胁下胀痛，水肿偏于腹部。②风水：水肿症型之一，主要表现为骨节疼痛，发热恶风，浮肿以头面为甚。③心疝：寒邪侵犯心经的急性痛症，主要表现为下腹有形块突起，气上冲胸，心暴痛。④肺疝：寒邪侵犯肺经的一种疝病，症见少腹与睾丸胀痛，小便不通。⑤痫厥：昏迷仆倒，卒不省人。⑥二阳急为惊：木邪乘胃，故发为惊。

[译文]

肾脉和肝脉均见沉脉为石水病，均见浮脉为风水病，均见虚脉为死症，均见小而兼弦之脉是将要发生惊病的表现。肾脉沉大急疾，肝脉沉大急疾，均为疝病。心脉搏动急疾流利为心疝，肺脉沉而搏动有力为肺疝。太阳之脉急疾是受寒血凝为瘕病；太阴之脉急疾是受寒气聚为疝病；少阴之脉急疾是邪乘心肾，发为痫病、厥病；阳明之脉急疾是木邪乘胃，发为惊骇疾病。

脾脉外鼓①，沉为肠澼，久自已。肝脉小缓为肠澼，易治。肾脉小搏沉，为肠澼下血，血温身热者死。心肝澼亦下血，二脏同病者可治，其脉小沉涩为肠澼，其身热者死，热见七日死。

[注释]

①鼓：搏动有力。

[译文]

脾脉见沉而又有向外鼓动之象，若为痢疾是里邪出表的脉象，日久必然自愈。肝脉小而缓慢的为痢疾邪气较轻，容易治愈。肾脉沉小而动是痢疾或大便下血，若血热身热是邪热有余，真阴伤败，为预后不良的死症。因心肝二经病变发生的痢疾亦见下血，如果是两脏同病的为木火相生，可以治疗，若其脉都出现小沉而涩滞的痢疾，兼有身热的，预后多不良，一般发热七天即死。

胃脉沉鼓涩，胃外鼓大，心脉小坚急，皆膈偏枯，男子发左，女子发右，不喑舌转，可治，三十日起，其从者喑，三岁起，年不满二十者，三岁死。脉至而搏，血衄身热者死，脉来悬钩浮为常脉。脉至如喘①，名曰暴厥，暴厥者不知与人言。脉至如数，使人暴惊，三四日自已。

[注释]

①脉至如喘：脉来如水湍急。喘，湍。

[译文]

胃脉沉而应指涩滞或者盛大而外鼓以及心脉细小而坚硬急疾的都属气血阻隔不通，当病半身不遂。男子一般发病在左侧，女子一般发病在右侧，说话无碍，舌体转动灵活的患者可以治疗，经过三十天可以痊愈。若说话发不出声音的，则需要三年才能痊愈。如果患者年龄不满二十岁，此为禀赋不足，不出三年就要死亡。脉来搏动有力，病见衄血而身发热，为真阴脱败的死症；如果脉来悬空无根，呈现微钩而浮之象的，是失血应有的脉象。脉来如流水般湍急的，病名叫暴厥，发作时不省人事，不能言语。脉来有数象的是热邪冲击心脏、使人暴受惊吓的原因，三四天后会自行恢复。

脉至浮合①，浮合如数，一息十至以上，是经气予不足也。微见九十日死。脉见如火薪然，是心精之予夺也，草干而死；脉至如散叶，是肝气予虚也，木叶落而死；脉至如省客，省客者脉塞而鼓，是肾气予不足也，悬去枣华而死②；脉至如丸泥，是胃精予不足也，榆荚落而死；脉至如横格，是胆气予不足也，禾熟而死。脉至如弦缕，是胞精予不足也，病善言，下霜而死，不言，可治；脉至如交漆③，交漆者左右傍至也，微见三十日死；脉至如涌泉，浮鼓肌中，太阳气予不足也，少气味，韭英④而死；脉至如颓土之状，按之不得，是肌气予不足也，五色先见黑白，垒发死；脉至如悬雍⑤，悬雍者浮揣切之益大，是十二俞之予不足也，水凝而死；脉至如偃刀⑥，偃刀者浮之小急，按之坚大急，五脏菀熟，寒热独并于肾也，如此其人不得坐，立春而死；脉至如丸滑不直手，不直手者，按之不可得也，是大肠气予不足也，枣叶生而死；脉至如华者，令人善恐，不欲坐卧，行立常听⑦，是小肠气予不足也，季秋而死。

[注释]

①浮合：浮波之合，波浪的后浪合于前浪，形容脉象的浮泛无伦。②悬去枣华而死：于枣花开落之时，火王而败。枣华之候，初夏之时。悬，花开。去，花落。③交漆：脉象名。形容脉来如沥漆相交，左右相缠相傍。④英：长叶子。⑤悬雍：脉象名，指浮取而大、稍按即小。⑥偃刀：坚实如刀剑之偃卧状。⑦行立常听：心虚而耳中如有物声，故恒听。

[译文]

脉来如波浪，出现前后相合无根无伦的数脉，人一呼一吸脉搏跳动十次以上，这是脏气衰败、经脉之气供给不足的现象，从开始见到这种脉象起，大约经过九十天病人就会死亡；脉来如火燃薪柴，锐而无根，须臾即灭，这是心脏的精气亡失的表现，至秋末冬初、野草干枯的时候病人就会死亡；脉来如散落的树叶，浮泛无根，这是肝脏精气衰败、肝气虚的表现，至深秋树木落叶时病人就会死亡；脉来如访问之客，时来时去，或停止不动，或搏动鼓指脉满盈，这是肾脏的精气不足的表现，在初夏枣花开落的时候火旺水败，病人就会死亡；脉来如泥弹一样，坚强短涩，这是胃腑精气不足的表现，大约在春末夏初榆荚枯落的时候病人就会死亡；脉来如有横木在指下长而坚硬，这是胆的精气不足的表现，大约到秋谷禾成熟的时候金旺木败，病人就会死亡；脉来紧急如弦、细小如缕是胞脉的精气不足的表现，若患者言语增多是真阴亏损而虚阳外现的表现，大约在霜降时阳气虚败，病人就会死亡，如患者静而不言则可以治疗；脉来如交漆，缠绵不清，左右相缠相傍，为阴阳偏败的表现，从开始见到这种脉象起，三十日后就脉来如泉水上涌，浮而有力，鼓动于肌肉中，这是足太阳膀胱的精气不足的表现，症状是呼吸气短，大约到春天新韭菜长熟的时候病人就会死亡；脉来如倾颓的腐土，虚大无力，重按则无，这是脾脏精气不足的表现，若面部先见到五色中的黑、白色，是土败水侮的现象，多次见到这种情况，木旺土衰，病人就会死亡；脉有悬雍之象，浮取揣摩则愈觉其大，稍按即小，这是十二俞的精气不足的表现，十二俞均属太阳膀胱经，到冬季结冰的时候阴盛阳绝，病人就会死亡；脉来如正面的刀口，浮取小而急疾，重按坚大而急疾，这是五脏郁热形成的寒热交并于肾脏，这样的病人不能保持坐位，至立春阳盛阴衰时病人就会死亡；脉来如弹丸，短小而滑，按之无根，这是大肠的精气不足的表现，在初夏枣树生叶的时候火旺金衰，病人就会死亡；脉来如草木之花，轻浮柔弱，其人易发惊恐，坐卧不宁，内心多疑，所以不论行走或站立时经常听见声音，这是小肠的精气不足的表现，到秋末阴盛阳衰的季节病人就会死亡。

脉解篇第四十九

太阳所谓肿腰脽①痛者，正月太阳寅②，寅太阳也，正月阳气出在上而阴气盛，阳未得自次也，故肿腰脽痛也。病偏虚为跛者，正月阳气冻解地气而出也，所谓偏虚者，冬寒颇有不足者，故偏虚为跛也。所谓强上引背者，阳气大上而争，故强上也。所谓耳鸣者，阳气万物盛上而跃，故耳鸣也。所谓甚则狂颠疾者，阳尽在上而阴气从下，下虚上实，故狂巅疾也。所谓浮为聋者，皆在气也。所谓入中为瘖者，阳盛已衰，故为瘖也。内夺而厥，则为瘖俳，此肾虚也，少阴不至者，厥也。

［注释］

①脽：臀部。②正月太阳寅：正月属太阳，正月月建在寅。

［译文］

太阳经病变之所以出现腰肿和臀部疼痛的症状是因为正月属太阳而月建在寅，正月是阳气生发的季节，但阴寒之气尚盛，当旺不旺，病及于经，所以腰臀部肿痛。病有阳气不足而发为跛足的是因为正月里阳气促使冰冻解散，地气从下而出上，由于寒冬的影响，阳气颇感不足，若阳气偏虚于足太阳经一侧则发生跛足的症状。所谓颈项强急而牵引背部的是因为阳气剧烈地上升而与邪气相争影响了足太阳经脉，所以发生颈项强急。之所以出现耳鸣症状的是因为阳气过盛，好像万物向上盛长而活跃，盛阳循经上逆扰乱经气，故出现耳鸣。所谓阳邪亢盛发生狂癫病的是因为阳气尽在上部，阴气却在下面，下虚而上实，所以发生狂病和癫痫病。所谓逆气上浮而致耳聋的是气机失调、诸阳上浮的原因。阳气进入内部不能言语是因为阳气已不虚，所以发生失音不语的症状。如果房事不节内夺肾精，精气耗散而厥逆就会发生失音不语和四肢软废的喑痱病，这是因为肾虚、少阴经的精气不至而发生厥逆。

少阳所谓心胁痛①者，言少阳盛也，盛者心之所表②也，九月阳气尽而阴气盛，故心胁痛也。所谓不可反侧③者，阴气藏物也，物藏则不动，故不可反侧也。所谓甚则跃者，九月万物尽衰，草木毕落而堕，则气去阳而之阴④，气盛而阳之下长⑤，故谓跃。

[注释]

①心胁痛：手少阴脉络心包，足少阳脉循胁里，故少阳病心胁痛。②盛者心之所表：少阳属木，心属火，木能生火，少阳经邪盛必累积于心，其本在少阳，其标在心。③反侧：辗转翻身。④气去阳而之阴：阳气由表入里。⑤气盛而阳之下长：阴气盛于上，阳气循少阳经脉下行于两足。

[译文]

少阳经病变之所以发生心胁痛的症状是因为少阳属九月，月建在戌，少阳脉散络心包为心之表，九月阳气将尽阴气方盛，邪气循经而病，所以心胁部发生疼痛。所谓不能侧身转动是因为九月阴气盛，万物皆潜藏而不动，少阳经气应之，所以不能转侧。所谓严重者有跳跃的情况是因为九月万物衰败，草木尽落而坠地，人身的阳气也由表入里，阴气旺盛在上部，阳气循少阳经脉下行于两足，阳气主动，所以容易发生跳跃。

阳明所谓洒洒振寒者，阳明者午①也，五月盛阳之阴也，阳盛而阴气加之，故洒洒振寒也。所谓胫肿而股②不收③者，是五月盛阳之阴也，阳者衰于五月，而一阴气上，与阳始争，故胫肿而股不收也。所谓上喘而为水者，阴气下而复上④，上则邪客于脏腑间，故为水也。所谓胸痛少气者，水气在脏腑也，水者阴气也，阴气在中，故胸痛少气也。所谓甚则厥，恶人与火，闻木音则惕然而惊者，阳气与阴气相薄，水火相恶，故惕然而惊也。所谓欲独闭户牖而处者，阴阳相薄也，阳尽而阴盛，故欲独闭户牖而居。所谓病至则欲乘高而歌，弃衣而走者，阴阳复争，而外并于阳，故使之弃衣而走也。所谓客孙脉则头痛、鼻衄腹肿者，阳明并于上，上者则其孙络太阴也，故头痛鼻衄腹肿也。

[注释]

①午：五月。②股：膝上曰股，膝下曰胫。③收：屈伸。④阴气下而复上：阳气渐衰，阴气从下而上升，阳气失于气化，阴气留而为水。

[译文]

阳明经出现洒洒振寒的症状是因为阳明旺于五月，月建在午，五月是阳极而阴生的时候，人体也是一样，阴气加于盛阳之上，故令人洒洒然寒栗。所谓足胫浮肿而腿弛缓不收是因为五月阳盛极而阴生，在下之阴气开始上升，向上与阳气相争致使阳明经脉不和，故发生足胫浮肿而两大腿弛缓不收的症状。所谓因水肿而致喘息的是由于阴气自下而上逆，若侵犯脾胃而水湿不化留于脏腑之间，则发为水肿之病，若水气上犯肺脏则出现喘息的症状。所谓胸部疼痛呼吸少气的也是由于水气停留于脏腑之间，水液属于阴气，停留于脏腑，上逆于心肺，所以出现胸痛少气的症状。所谓病甚则厥逆，厌恶见人与火光，听到木击的声音则惊惕不已，这是由于阳气与阴气相争，水火不相协调，所以发生惊惕一类的症状。那种常常想要关闭门窗而独居的人是由于阴气与阳气相争，阳气衰了而阴气盛，阴盛主静，病人不愿意被外界打扰，因此出现想要紧闭门窗独自过日子的表现。之所以出现病人常欲登高而歌、脱衣乱跑的现象，这是由于病邪与阳经相并则使阳气盛，阳主热主动，热盛于上，阴阳相争热盛于外，所以弃衣而走。之所以出现邪气客于孙脉则头痛、鼻塞和腹部胀肿的情况是因为邪气并阳明经气而上逆，如果逆于本经的细小络脉就出现头痛、鼻塞的症状，若逆于其表里经太阴脾经就出现腹部肿胀的症状。

太阴所谓病胀者，太阴子也，十一月万物气皆藏于中，故曰病胀。所谓上走心为噫者，阴盛而上走于阳明，阳明络属心，故曰上走心为噫也。所谓食则呕者，物盛满而上溢，故呕也。所谓得后与气则快然如衰者，十二月阴气下衰，而阳气且出，故曰得后与气则快然如衰也。

[译文]

太阴经脉病出现腹胀的是因为太阴脾脏为阴中至阴，应于十一月，月建在子，此时阴气最盛，万物皆闭藏于中，人气亦然，阴邪循经入腹，所以发生腹肿的症状。出现上走于心而为噫气的情况是因为阴邪盛，阴邪循脾经上走于阳明胃经，足阳明的络脉上络于心，心主噫气，所以说邪气上走于心就会发生噫气。所谓食入则呕吐的是因为脾病不能运化胃中盛满的食物，随气而上溢，出现呕吐的症状。所谓大便和矢气后就会觉得爽快而病减的是因为十二月阴气盛极而渐下衰，阳气始生，人体与之相通应，腹胀噫气的病人大便或失气后即腹中阴邪得以下行了，就会觉得爽快，像病减轻了一样。

少阴所谓腰痛者，少阴者肾也，十月万物阳气皆伤，故腰痛也。所谓呕咳上气喘者，阴气在下，阳气在上，诸阳气浮，无所依从，故呕咳上气喘也。所谓色色①不能久立，久坐起则目无所见者，万物阴阳不定未有主也，秋气始至，微霜始下，而方杀万物，阴阳内夺，故目无所见也。所谓少气善怒者，阳气不治②，阳气不治则阳气不得出，肝气当治而未得，故善怒，善怒者名曰煎厥③。所谓恐如人将捕之者，秋气万物未有毕去，阴气少，阳气入，阴阳相薄，故恐也。所谓恶闻食臭④者，胃无气，故恶闻食臭也。所谓面黑如地色者，秋气内夺，故变于色也。所谓咳则有血者，阳脉伤也，阳气未盛于上而脉满，满则咳，故血见于鼻也。

[注释]

①色色：通"悒悒"，忧郁不乐，心神不定。②不治：失调。③煎厥：气血逆乱，阴阳之气不相顺接而致的突然昏厥。④臭：气味。

[译文]

少阴经病变出现腰痛症状是因为足少阴经属肾，应在十月，月建在申，十月阴气始生，万物肃杀，阳气被抑制，腰为肾之府，故出现腰痛的症状。出现呕吐、咳嗽、上气喘息是因为少阴脉从肾上贯肝膈入肺中，阴气盛于下，阳气浮越于上而无所依附，故出现呕吐、咳嗽、上气喘息的症状。之所以出现身体衰弱不能久立、久坐，否则眼花缭乱、视物不清，是因为七月秋气始至，微霜始降，阴阳交替尚无定局，万物因受肃杀之气而衰退，人体阴阳之气受伤，故久立、久坐则两目视物不清。出现少气善怒的症状是因为秋天阳气下降、失去调节作用，少阳经气不得外出，阳气郁滞在内，肝气郁结不得疏泄，故郁而易怒，其气逆而发为厥，叫做煎厥。出现恐惧不安，好像被人捉捕一样，是因为秋天阴气始生，万物尚未尽衰，人体应之，阴气少，阳气入，阴阳交争，循经入肾，故恐惧不安。所谓厌恶食物气味的是因为肾阳不足，不能温养化源，肾为五脏阴阳之本，因此胃气衰败，消化功能失常而不欲进食，厌恶食物的气味。出现面色发黑如土地色的症状是因为秋天的肃杀之气耗散内脏的精华，精气内夺而肾虚，故面色发黑。出现咳嗽则出血的症状是上焦阳脉损伤，阳气不能盛于上而邪聚使脉管满盈，肺朝百脉，故肺气不利，发为咳嗽，络脉被伤则鼻出血。

厥阴所谓疝①，妇人少腹肿者，厥阴者辰也，三月阳中之阴，邪在中，故曰疝少腹肿也。所谓腰脊痛不可以俯仰者，三月一振荣华，万物一俯而不仰也。所谓癥疝肤胀②者，曰阴亦盛而脉胀不通，故曰癥疝也。所谓甚则嗌干热中者，阴阳相薄而热，故嗌干也。

[注释]

①疝：疝气的一种，症状是睾丸肿大坚硬、重坠胀痛。②肤胀：小便排泄困难，水气溢于肌肤而肿胀。

[译文]

厥阴经脉病变出现疝及妇女少腹肿是因为厥阴应于三月，月建在辰，三月阳气方长，阴气未尽，阴邪积聚于中，循厥阴肝经发病，故发生阴囊肿大疼痛及妇女少腹肿的症状。出现腰脊痛不能俯仰的症状是因为三月阳气振奋发越，万物荣华繁茂，然阴气未尽，人体应之，出现腰脊疼痛而不能俯仰的症状。出现癥疝、肤皮肿胀症状也是因为阴邪旺盛以致厥阴经脉胀闭不通，故发生前阴肿痛、小便不利以及肤胀等病。病甚则咽干、身热是因为三月阴阳相争而阳气胜，阳胜产生内热，热邪循厥阴肝经上逆入喉，故出现咽喉干燥的症状。

刺要论篇第五十

　　黄帝问曰："愿闻刺要。"岐伯对曰："病有浮沉①，刺有浅深，各至其理②，无过其道③。过之则内伤，不及则生外壅，壅则邪从之。浅深不得，反为大贼，内动④五藏，后生大病。故曰：病有在毫毛腠理者，有在皮肤者，有在肌肉者，有在脉者，有在筋者，有在骨者，有在髓者。"

　　[注释]

　　①浮沉：表里。②理：《素问札记》云："按'理'字与'道'字相对，乃道理之道，言刺有深浅之分。"③无过其道：孙鼎宜曰："应浅过深，应深反浅，皆过其道也。"④动：张志聪曰："动，谓动其藏气也。"

　　[译文]

　　黄帝问："希望听听针刺的要领。"岐伯回答道："疾病有表里的不同，针刺有浅深的差异，治病要达到应刺的深度，不能违背这个原则。针刺太过就会伤及五脏；相反，太浅就达不到病所，并且会导致卫气壅滞，这样外邪易乘虚而入，所以针刺浅深不得要领反会给人体带来危害，从而向内影响五脏，继而引起严重的疾患。因此疾病的部位有的在毫毛腠理，有的在皮肤，有的在肌肉，有的在血脉，有的在筋脉，有的在骨骼，有的在骨髓。"

"是故刺毫毛腠理无伤皮，皮伤则内动肺，肺动则秋病温疟，溯溯然①寒栗。刺皮无伤肉，肉伤则内动脾，脾动则七十二日四季之月②，病腹胀烦不嗜食。刺肉无伤脉，脉伤则内动心，心动则夏病心痛。刺脉无伤筋，筋伤则内动肝，肝动则春病热而筋弛。刺筋无伤骨，骨伤则内动肾，肾动则冬病胀腰痛。刺骨无伤髓，髓伤则销铄③胻痠，体解㑊然不去④矣。"

[注释]

①溯溯然：寒冷的样子。②七十二日四季之月：脾旺每季最后十八日，四季共七十二日。③销铄：焦枯。④体解㑊然不去：身体困怠不愿行动。解，即懈怠困倦。

[译文]

"因此在针刺毫毛腠理时不要伤及皮肤，皮肤损伤就会向内影响肺脏，肺脏功能受到影响秋天就易患温疟病，出现战栗怕冷的症状。针刺皮肤则不能伤及肌肉，肌肉受损就会向内影响脾脏，脾脏功能受影响就会在每季最后十八天出现腹胀烦闷、不想吃饭的症状。刺肉则不能损伤脉，如果脉受损则会向内影响心脏，心脏的功能受到影响夏天就会出现心痛症状。刺脉则不能损伤筋，筋受损则会向内影响到肝脏的功能，肝脏的功能受到影响春天就会出现发热、筋脉无力的症状。刺筋则不能损伤骨，如果骨受损就会向内影响肾脏，肾脏的功能受到影响后冬天就会发生腹胀腰痛的症状。刺骨则不能损伤髓，髓受损则日渐焦枯，以致足胫发酸，身体倦怠乏力懒动。"

刺齐论篇第五十一

黄帝问曰："愿闻刺浅深之分。"岐伯对曰："刺骨者无伤筋，刺筋者无伤肉，刺肉者无伤脉，刺脉者无伤皮，刺皮者无伤肉，刺肉者无伤筋，刺筋者无伤骨。"

[译文]

黄帝问道："希望听听针刺的深浅如何区别。"岐伯回答道："（应深刺的）是说针刺骨不要伤到筋，针刺筋不要伤到肌肉，针刺肉不要伤到脉，针刺脉不要伤到皮肤。（应浅刺的）是说针刺皮肤不要伤到肌肉，针刺肉的不要伤到筋，针刺筋不要伤害骨。"

帝曰："余未知其所谓，愿闻其解。"岐伯曰："刺骨无伤筋者，针至筋而去，不及骨也。刺筋无伤肉者，至肉而去，不及筋也。刺肉无伤脉者，至脉而去，不及肉也。刺脉无伤皮者，至皮而去，不及脉也。所谓刺皮无伤肉者，病在皮中，针入皮中，无伤肉也。刺肉无伤筋者，过肉中筋①也。刺筋无伤骨者，过筋中骨也。此之谓反②也。"

[注释]

①中筋：伤筋。中，与上"伤"字异文同义。②此之谓反：全元起说："刺如此者，是谓伤，此皆过，过必损其血气，是谓逆也，邪必因而入也。"

[译文]

黄帝又道："我不明白您的意思，请您解释一下。"岐伯说："所谓针刺骨不要伤到筋，就是说要刺骨不能仅仅刺到筋的部位而没有达到刺骨的深度就停针或拔针；针刺筋不能伤到肉，即不能仅仅刺到肉还未达到筋的深度就停针或拔针。针刺肉不能伤到脉，即不能仅仅刺到脉，还未达到肉的深度就停针或拔针。针刺脉不能伤到皮肤，即不能仅仅刺到皮肤，还未达到脉的深度就停针或拔针。所谓针刺皮肤不要伤到肉，即病在皮肤里就针刺皮肤，而不可针刺太过而伤到肉。所谓针刺肉不要伤到筋就是说只可针刺病所在的肉，太过就会伤到筋。所谓针刺筋不要伤到骨就是说只可针刺病所在的筋，太过就会伤到骨。这些都是针刺的不正常的情况。"

刺禁论篇第五十二

黄帝问曰："愿闻禁数。"岐伯对曰："藏有要害，不可不察，肝生于左，肺藏于右①，心部②于表，肾治③于里，脾为之使④，胃为之市⑤。鬲肓之上，中有父母⑥，七节之傍，中有小心，从之有福，逆之有咎。"

[注释]

①肝生于左，肺藏于右：杨上善说："肝为少阳，阳长之始，故曰生。肺为少阴，阴藏之初，故曰藏。"按左右者，指阴阳之道路。肝应春，东方阳生之始，肺应秋，西方阴藏之初。故肝体居右，而其气自左升，肺居膈上，而其气自右降。②部：布散之意。③治：调节，治理。④脾为之使：脾主为胃行其津液，功在运化，故以"使"字喻其作用。⑤市：杂聚之处。⑥鬲肓之上，中有父母：王冰说："鬲肓之上，气海居中，气者生之原，生者命之主，故气海为人之父母也。"

[译文]

黄帝问道："希望听您讲讲禁刺之处有哪些。"岐伯答道："五脏都有其要害的地方，不可不注意。肝气生发于左边，肺气肃降于右边，心气布散于体表，肾气调节于体内，脾将水谷精华输送给各个脏器，胃为水谷聚集之所。鬲肓的上面有维持人体生命的气海，第七椎旁中间有个小心，针刺治病时，顺应这些脏器的功能就能造福于人，反之就会造成灾害。"

"刺中心，一日死，其动①为噫。刺中肝，五日死，其动为语。刺中肾，六日死，其动为嚏。刺中肺，三日死，其动为咳。刺中脾，十日死，其动为吞②。刺中胆，一日半死，其动为呕。"

[注释]

①动：出现。②吞：吞咽困难。

[译文]

"刺中心脏，一天之内即死，心脏被刺后可出现嗳气的症状。刺中肝脏，五天之内即死，肝脏被刺后可出现多言多语的症状。刺中肾脏，六天之内即死，肾脏被刺后可出现喷嚏多的症状。刺中肺脏，三天之内即死，肺脏被刺后可出现咳嗽的症状。刺中脾脏，十天之内即死，脾脏被刺后可出现吞咽困难的症状。刺中胆，一天半之内即死，胆被刺后可出现呕吐的症状。"

"刺跗上①中大脉②，血出不止死。刺面中溜脉③，不幸为盲。刺头中脑户，入脑立死。刺舌下中脉太过，血出不止为喑。刺足下布络中脉，血不出为肿。刺郄中大脉，令人仆脱色。刺气街中脉，血不出，为肿鼠仆④。刺脊间中髓，为伛⑤。刺乳上，中乳房，为肿根蚀。刺缺盆中内陷⑥，气泄，令人喘咳逆。刺手鱼腹内陷，为肿。"

[注释]

①跗上：足面上。②大脉：冲阳穴之高骨间动脉。③溜脉：指与目流通的血脉。④鼠仆：横骨尽处去中行五寸，有肉核名鼠鼷。仆，按作"鼷"，意为鼠之最小者。⑤伛：驼背。⑥内陷：谓刺之太深。

[译文]

"如果误刺足面上高骨间动脉就会出血不止而死。如果误刺面部溜脉就会使人目盲。如果误刺脑户穴，深及脑髓可令人立即死亡。如果误刺舌下廉泉穴太深就会出血不止令人失音。如果误刺足下散布的络脉，血流不出而致局部肿胀。如果误刺委中太深伤及大血脉就会使人跌倒、面色发白。如果误刺气街伤及血脉就会因血留体内而致腹股沟部肿胀。如果误刺脊骨伤及脊髓就会使人脊椎弯曲。如果误刺乳中穴伤及乳房就会使其肿胀生成蚀疮。如果误刺缺盆穴太深就会令宗气外泄，使人咳逆。如果误刺手鱼腹太深就会使人体局部发肿。"

"无刺大醉，令人气乱。无刺大怒，令人气逆。无刺大劳人，无刺新饱人，无刺大饥人，无刺大渴人，无刺大惊人。"

[译文]

"不可针刺大醉的病人，否则会使人气血逆乱。不可针刺大怒的病人，否则会使人气逆。不可针刺过于疲劳的人，不可针刺过饱的人，不可针刺过于饥饿的人，不可针刺过度饥渴的人，不可针刺受了极大惊吓的人。"

"刺阴股①中大脉，血出不止死。刺客主人内陷中脉，为内漏②、为聋。刺膝髌③出液，为跛。刺臂太阴脉，出血多立死。刺足少阴脉，重虚④出血，为舌难以言。刺膺中陷，中肺，为喘逆仰息。刺肘中内陷，气归之，为不屈伸。刺阴股下三寸内陷，令人遗溺⑤。刺掖下胁间内陷，令人咳。刺少腹，中膀胱，溺出，令人少腹满。刺腨肠⑥内陷，为肿。刺匡上陷骨中脉，为漏⑦为盲⑧。刺关节中液出，不得屈伸。"

[注释]

①阴股：其门穴。②内漏：张介宾言："脓生耳底，是为内漏。"③膝髌：膝盖骨。④重虚：张介宾说："肾既虚而复刺出血，是重虚也。"⑤遗溺：小

便失禁。⑥腨肠：足鱼腹中承筋穴。⑦漏：流泪不止。⑧盲：失明。

[译文]

"如果误刺大腿内侧的大血脉就会流血不止而死。如果误刺客主人穴及目上陷骨伤及络脉就会耳底生脓，使人耳聋。如果误刺膝盖骨流出液体就会使人跛足。如果误刺手太阴经脉出血过多就会使人立即死亡。如果误刺足少阴经脉出血过多就会使原本肾虚的病人肾气更虚，致舌体失养言语困难。如果误刺胸膺太深伤及肺脏就会使人喘促、气逆、仰面呼吸。如果误刺尺泽、曲泽太深就会导致气结聚于局部，使手臂不能屈伸。如果误刺大腿内侧下三寸太深就会使人小便失禁。如果误刺胁肋部太深就会使人咳嗽。如果误刺少腹部太深伤及膀胱就会使小便流入腹腔使人少腹胀满。如果误刺小腿肚太深就会使局部发肿。如果误刺眼眶上部太深伤及脉络就会流泪不止甚至失明。如果误刺关节太深致关节内液体流出则关节就不能屈伸。"

刺志论篇第五十三

黄帝问曰："愿闻虚实之要。"岐伯对曰："气实形实，气虚形虚，此其常也，反此者病。谷盛气盛，谷虚气虚，此其常也，反此者病。脉实血实，脉虚血虚，此其常也，反此者病。"

[译文]

黄帝道："希望听您讲讲虚实的要点。"岐伯说："气充实的人形体也比较充实，气虚弱的人形体也比较虚弱，这是正常情况，与此相反就是病态。纳谷多的人气充盛，纳谷少的人气就不足，这也是正常情况，与此相反就是病态。脉搏大而有力的人血液充盛，脉搏细弱的人血液较少，这是正常情况，如与此相反就是病态。"

帝曰："如何而反？"岐伯曰："气虚身热，此谓反也。谷入多而气少，此谓反也。谷不入而气多，此谓反也。脉盛血少，此谓反也。脉小血多，此谓反也。"

[译文]

黄帝问："怎样才是相反呢？"岐伯答："气充盛而身体反觉寒冷，气虚弱而身体反觉发热，这就称为相反。饮食较多而气不足，亦是相反，饮食较少而气充盛仍是相反，脉搏大而有力而血液较少还是相反，脉搏虚弱而血液充盛更是相反。"

"气盛身寒，得之伤寒。气虚身热，得之伤暑。谷入多而气少者，得之有所脱血，湿居下也。谷入少而气多者，邪在胃及与肺也。脉小血多者，饮中热①也。脉大血少者，脉有风气②，水浆不入，此之谓也。"

[注释]

①饮中热：高世栻说："脉小血反多者，其内必饮酒中热之病，酒行络脉，故血多行于外，而虚于内，故脉小。"②脉有风气：张介宾说："风为阳邪，居于脉中，故脉大；水浆不入，则中焦无以生化，故血少。"

[译文]

"气充盛而身体寒冷，这是受了寒邪的侵伤。气虚弱而身体发热，这是受了暑邪的侵伤。饮食较多而气不足的是由于失血，湿邪留居下部所致。饮食较少而气充盛的是由于邪气壅滞在肺、胃。脉搏虚弱而血液充盛，是由于饮酒中热所致。脉搏大而有力而血液较少是由于感受风邪，水浆不进所致。这些就是形成虚实相反的病理机制。"

"夫实①者，气入也。虚②者，气出也。气实者，热也。气虚者，寒也。入实者，左手开针空也。入虚者，左手闭针空也。"

[注释]

①实：孙鼎宜说："邪气充于内故实。"②虚：孙鼎宜说："正气泄于中故虚。"

[译文]

"所谓实症，是说邪气侵入人体，虚症是说人体正气外泄。邪气实就会有热，正气虚就会有寒。针刺治疗实证，出针时左手不要按闭针孔以泄之；针刺治疗虚证，出针时左手应按闭针孔以补之。"

针解篇第五十四

黄帝问曰："愿闻九针之解，虚实之道。"岐伯对曰："刺虚则实之者，针下热也，气实乃热也。满而泄之者，针下寒也，气虚乃寒也。菀陈①则除之者，出恶血也。邪胜则虚之者，出针勿按。徐而疾则实者，徐出针而疾按之。疾而徐则虚者，疾出针而徐按之。言实与虚②者，寒温气多少也。若无若有者，疾不可知也。察后与先者，知病先后③也。为虚与实者，工勿失其法。若得若失者，离其法也。虚实之要，九针最妙者，为其各有所宜也。补泻之时者，与气开阖相合也。九针之名，各不同形者，针穷其所当补泻也。刺实须其虚者，留针阴气隆④至，乃去针也。刺虚须其实者，阳气隆至，针下热乃去针也。经气已至，慎守勿失者，勿更改也。深浅在志者，知病之内外也。近远如一⑤者，深浅其候等也。如临深渊者，不敢惰也。手如握虎者，欲其壮⑥也。神无营于众物者，静志观病人，无左右视也。义无邪下者，欲端以正也。必正其神者，欲瞻病人目制其神，令气易行也。所谓三里者，下膝三寸也。所谓跗之者，举膝分易见⑦也。巨虚⑧者，跷足胻独陷者。下廉⑨者，陷下者也。"

[注释]

①菀陈：王冰说："菀，积也；陈，久也。言络脉之中血积而久者。"

②言实与虚：实则气多而温，虚则气少而寒。③先后：指标本而言。④隆：作"盛"解。⑤近远如一：孙鼎宜说："深者气远，浅者气近，而皆以得气为候，故曰如一。"⑥壮：谓持针坚定。⑦举膝分易见："膝"是"脉"之误字。"分"似系"则"之误字，草书"分""则"相近易误。本句是说取动脉则冲阳穴易见。⑧巨虚：指上巨虚，又名上廉，穴名。⑨下廉：即下巨虚。

[译文]

黄帝问道："希望听听您对九针的见解以及用它治疗虚实的方法。"岐伯答道："针刺虚症必须用补的方法使病人觉得针下发热，只有正气充实才会觉得热。针刺实证必须用泄的方法使病人觉得针下发凉，只有邪气虚衰才会觉得寒凉。血液郁结日久应当祛淤时，用针刺放出恶血。邪气盛的病人要逐邪外出时，出针后不能按闭针孔。所谓徐而疾则实是指缓慢拔针后迅速按闭针孔可使正气充实。所谓疾而徐则虚是指快速拔针后慢慢按闭针孔可使邪气外泄。这里所说的虚实是指气至时凉感和热感的多少而言。若是似有若无，那么虚实就难以断定了。审察疾病的先后就是要认识疾病的标与本。针治虚实时，医生不能忘记针刺的原则。如果针刺有时有效，有时无效，是医生违背了补泻的原则。针治虚实的关键在于九针本身的奥妙，因为九针各有其所适应的病证。针刺的补泻应该与气的开阖相一致。九针的名称和形状各不相同，应当详细了解九针各自的补泻功能。刺实症要用泄法，留针以待阴气盛来，针下有凉感方可去针。刺虚症，要用补法，应待阳气盛来，针下有热感方可去针。针下得气时应当留针勿使经气离去，也不要轻易改变手法。在决定针刺深浅之前应先了解疾病的部位在内在外。所谓远近如一是指无论浅刺、深刺，都要等到经气到来。所谓如临深渊是指针刺时不能有丝毫松懈。所谓手如握虎是指持针时要坚定有力。所谓精神不能分散于外界是指针刺时应平心静气地观察病人，不要左右张望。所谓下针时不能倾斜是说一定要保持端正直下。下针后必须端正病人的精神，可以通过注意病人的眼神来控制其精神活动，使经气运行通畅。三里是膝下外侧三寸处的穴名，跗上是冲阳穴，取动脉易见。巨虚上廉穴在胫骨外侧、脚跷起后小腿外侧的肌肉凹陷的地方。巨虚下廉穴在小腿外侧肌肉凹陷处的下方。"

帝曰："余闻九针，上应天地四时阴阳，愿闻其方，令可传于后世以为常也。"岐伯曰："夫一天、二地、三人、四时、五音、六律、七星、八风、九野，身形亦应之，针各有所宜，故曰九针。人皮应天，人肉应地，人脉应人，人筋应时，人声应音，人阴阳合气应律，人齿面目应星，人出入气应风，人九窍三百六十五络应野。故一针皮，二针肉，三针脉，四针筋，五针骨，六针调阴阳，七针益精，八针除风，九针通九窍，除三百六十五节气，此之谓各有所主也。人心意应八风，人气应天，人发齿耳目五声应五音六律，人阴阳脉血气应地，人肝目应之九。"

注：王冰说："此一百二十四字（据林校今有一百二十三字，又亡一字），蠹简烂文，义理残缺，莫可寻究。"故录原文存疑，以俟今后研究。

[译文]

黄帝说："我听说九针与天地阴阳是相应合的，希望听您讲讲其中的道理，使其能流传后世，作为针刺的常法。"岐伯说："一天、二地、三人、四时、五音、六律、七星、八风、九野，人的形体与这些是相对应的。而针各有与其相应的疾病，所以有九针之名。人的皮肤与天相应，肌肉与地相应，血脉与人体本身相应，人的筋脉与四时相应，人的声音与自然界五音相合，人的阴阳协调与六律变化相应，人的牙齿和面部孔窍与七星相应，人的呼吸之气与八风相应，人的九窍和三百六十五络与九野相应。所以九针之中，一是用来针刺皮肤，二是用来针刺肌肉，三是用来针刺血脉，四是用来针刺筋脉，五是用来针刺骨骼，六是用来调和阴阳，七是用来补益精气，八是用来祛除风邪，九是用来通利九窍，祛除三百六十五节的邪气。这就是说九针各有它的功能。人的心意像八风一样变化无常，人的正气像天一样运行不息，人的发齿耳目像五音六律一样有条不紊，人的血气阴阳经脉如同生化万物的天地，人的肝开窍于目与九数相应。"

长刺节论篇第五十五

刺家不诊，听病者言，在头，头疾痛，为藏针之，刺至骨病已，上无伤骨肉及皮，皮者道也。

[译文]

精于医术的医生诊病时会听病人的自诉，病在头，头痛得很厉害，就给他针刺，刺至大骨，病就可以痊愈。在针刺时不能损伤骨骼、肌肉和皮肤，皮肤是针刺出入的道路，勿使其损伤。

阴刺①，入一傍四处，治寒热。深专者，刺大藏，迫藏刺背，背俞也。刺之迫藏，藏会②，腹中寒热去而止。与刺之要，发针而浅出血。

[注释]

①阴刺：《太素》："阴"作"阳"。按林校云"阴刺疑是阳刺"，与《太素》合。②藏会：背俞穴。

[译文]

阳刺法是正中直刺一针、周围刺四针，这可以治疗寒热的疾患。病邪深入内袭五脏，可针刺五脏，病邪迫近五脏的应该针刺背输穴，因为背俞是为藏气会聚之所。针刺时以腹中寒热已去为止。针刺的关键是拔针时微出其血。

治腐肿者刺腐上，视痈小大深浅刺，刺大者多血，小者深之，必端内针为故止。

[译文]

治疗痈肿时应刺痈肿的部位，视痈肿的大小决定针刺的深浅。大的痈肿脓血多在表层，浅刺就可以；小的痈肿毒气在内，所以要深刺。进针一定要端直以达到一定的深度为准则。

病在少腹有积，刺皮腯①以下，至少腹而止，刺侠脊两旁四椎间，刺两髂髎季胁肋间，导腹中气热下已。

[注释]

①皮腯（tū）：即皮肉肥厚之处。腯（tū），肥壮之意。

[译文]

少腹有积聚病，针刺腹部皮肉肥厚处以下的部位，直到少腹部为止。再刺第四椎间两旁的孔穴和髂骨两侧的居髎穴以及两胁肋间的穴位，引导腹中热气下行病即痊愈。

病在少腹，腹痛不得大小便，病名曰疝①，得之寒，刺少腹两股间，刺腰髁骨间，刺而多之，尽炅②病已。

[注释]

①疝：腹中痛。②炅：热。

[译文]

少腹有病，疼痛得不能大小便，病名叫做疝。这种病是感受寒邪所致，针刺少腹到大腿内侧之间的穴位，并多取腰部和髁骨间的穴位针刺，至少腹部有热感时病就痊愈了。

病在筋，筋挛节痛，不可以行，名曰筋痹。刺筋上为故，刺分肉间，不可中骨也；病起筋炅，病已止。

[译文]

病在筋，筋脉拘挛，关节疼痛，不能行走，病名叫做筋痹。刺在筋上为原则，可从分肉之间刺入，不可刺伤骨骼。刺后如果筋有热感，表示病向痊愈，就可停针。

病在肌肤，肌肤尽痛，名曰肌痹，伤于寒湿，刺大分小分①，多发针而深之，以热为故，无伤筋骨，伤筋骨，痛发若变，诸分尽热病已止。

[注释]

①大分小分：大分即较大肌肉会合之处，小分即较小肌肉会合之处。

[译文]

肌肤有病，皮肤和肌肉都会疼痛的，叫做肌痹，这是受了寒湿之邪的侵犯所致。应刺大小肌肉会合的地方，多针刺几处，且要深刺，以产生热感为准则。不要损伤筋骨，若损伤筋骨寒气就会发作而出现病变。假如针刺时大小肌肉会合处都有热感，表示病向痊愈，就可停针。

病在骨，骨重不可举，骨髓酸痛，寒气至，名曰骨痹，深者刺无伤脉肉为故，其道大分小分，骨热病已止。

[译文]

骨骼有病就会感到沉重，举动不便，骨髓酸痛，就像受了寒邪一样，病名叫做骨痹。应该深刺，以不刺伤脉和肌肉为准则。应从大小肌肉交会之处进针，如骨骼感到发热，病向痊愈，就可停针。

病在诸阳脉，且寒且热，诸分且寒且热，名曰狂。刺之虚脉，视分尽热，病已止。病初发，岁一发，不治，月一发，不治，月四五发，名曰癫病。刺诸分诸脉，其无寒者以针调之，病已止。

[译文]

手足三阳经脉病变出现或寒或热的症状，同时各肌肉交会之处也有或寒或热的感觉，病名叫狂病。针刺用泻法，以泄散阳脉病邪，如肌肉交会之处产生热感，说明病向痊愈，即可停针。有一种病初起每年发作一次，如不及时治疗每月发作一次，再不治疗每月发作四五次，病名叫癫病。应针刺各分肉及各部经脉，如没有寒邪可以用针刺调和气血，病见好就停针。

病风且寒且热，炅汗出，一日数过，先刺诸分理络脉；汗出且寒且热，三日一刺，百日而已。

[译文]

因受风得病出现时寒时热的征象，热则汗出，一日发作数次，应先刺分肉腠理和络脉。若依旧汗出，时寒时热，应该三天针灸一次，治疗一百天病就会好了。

病大风，骨节重，须眉堕，名曰大风①，刺肌肉为故，汗出百日，刺骨髓，汗出百日，凡二百日，须眉生而止针。

[注释]

①大风：又名疠风，现称麻风病。

[译文]

感受大风苛毒发病，病人周身骨节沉重、须眉脱落，这就叫做疠风病。治疗应以针刺肌肉为原则，使之汗出，治疗一百天后再针刺骨髓，仍应使之出汗，也治疗一百天，总共两百天，到须眉从新长出才可停针。

皮部论篇第五十六

黄帝问曰："余闻皮有分部，脉有经纪^①，筋有结络^②，骨有度量，其所生病各异，别其分部，左右上下，阴阳所在，病之始终，愿闻其道。"

[注释]

①经纪：脉络，直行为经、横行为络。②结络：筋之系结为结，连络为络。

[译文]

黄帝问："我听说人体皮肤上有十二经脉分属的部位，经络的分布有纵向有横向，筋的分布有结有络，骨的分布有大小长短。它们所生的疾病各不相同，这就要靠十二经脉在皮肤上所分属的部位来区别，同时要照顾到左右上下阴阳的部位以及疾病的发展过程。希望听您具体地讲一讲。"

岐伯对曰："欲知皮部以经脉为纪者，诸经皆然。阳明之阳，名曰害蜚^①，上下^②同法，视其部中有浮络者，皆阳明之络也，其色多青则痛，多黑则痹，黄赤则热，多白则寒，五色皆见，则寒热也，络盛则入客于经，阳主外，阴主内。少阳之阳，名曰枢持^③，上下^④同法，视其部中有浮络者，皆少阳之络也，络盛则入客于经，故在阳者主内，在阴者主出，以渗于内，诸经皆然。太阳之阳，名曰关枢，上下⑤同法，视其部中有浮络者，皆太阳之络也，络盛则入客于经。少阴之阴，名曰枢儒⑥，上下⑦同法，视其部中有浮络者，皆少阴之络也，络盛则入客于经，其入经也，从阳部注于经，其出者，从阴内注于骨。心主之阴，名曰害⑧肩，上下⑨同法，视其部中有浮络者，皆心主之络也，络盛则入客于经。太阴之阴，名曰关蛰，上下同法，视其部中有浮络者，皆太阴之络也，络盛则入客于经。凡十二经络脉者，皮之部也。"

[注释]

①害蜚：害与阖通用，害蜚即是门扇之义。②上下：上谓手阳明大肠经，下谓足阳明胃经。③枢持：即枢轴。④上下：上谓手少阳三焦，下谓足少阳胆。⑤上下：上谓手太阳小肠，下谓足太阳膀胱。⑥枢儒：即枢榆。⑦上下：上谓手少阴心，下谓足少阴肾。⑧害：通"寒"。⑨上下：上谓手太阴肺，下谓足太阴脾。

[译文]

岐伯答道："要知道皮肤上的分区是以经脉循行的部位作为联系的，各经都是这样。阳明经的阳络叫做害蜚，手足阳明经的情况是一样的。如见到阳明经循行部位中有浮络，都属于阳明经的络脉。若络脉是青色的则病多为疼痛，若是黑色的则病多为痹症，若是黄赤色的则病多为有热，若是白色的则病多为有寒，若是五颜六色一齐出现则为寒热相兼之病。络脉中邪气亢盛就会内侵阳明本经，络属阳主外，经属阴主内。少阳经的阳络叫做枢持，手足少阳经的情况是一样的。如见到少阳经循行部位有浮络，都属于少阳经的络脉。络脉中邪气亢盛就会内侵少阳本经。所以邪在阳分主内传入经，邪在阴分主外出或渗陷于内，各经的内外出入都是如此。太阳经的阳络叫做关枢，手足太阳经的情况是一样的。如见到太阳经循行部位有浮络，都属于太阳经的络脉。络脉中邪气亢盛就会内侵太阳本经。少阴经的阴络叫做枢儒，手足少阴经的情况是一样的。如见到少阴经循行部位有浮络，都属于少阴经的络脉。络脉中邪气亢盛就会内侵少阴本经。邪气传入经脉，是从属阳的络脉传入；邪气从属阴的经脉传出，向内传入骨骼。厥阴经的阴络叫做害肩，手足厥阴经的情况是一样的。如见到厥阴经循行部位有浮络，都属于厥阴经的络脉。络脉中邪气亢盛就会内侵厥阴本经。太阴经的阴络叫做关蛰，手足太阴经的情况是一样的。如见到太阴经循行部位有浮络，都属于太阴经的络脉。络脉中邪气亢盛就会内侵太阴本经。总之，十二经脉都分属于皮肤的各个部分。"

"是故百病之始生也，必先于皮毛，邪中之则腠理开，开则入客于络脉，留而不去，传入于经，留而不去，传入于腑，廪于肠胃。邪之始入于皮也，泝然起毫毛，开腠理；其入于络也，则络脉盛色变；其入客于经也，则感虚乃陷下；其留于筋骨之间，寒多则筋挛骨痛，热多则筋弛骨消，肉烁䐃破①，毛直而败。"

[注释]

①䐃破：皮破。

[译文]

"因此，疾病的发生必先从皮毛开始。邪气侵袭皮毛则腠理开疏，腠理开则邪气入侵络脉，留而不去则循络内传于经脉，在经脉留而不去则内传于腑，聚积于胃。病邪刚侵入皮毛时，病人感到恶寒而毫毛竖起，腠理也随之开泄，邪气侵入络脉则络脉邪气亢盛而颜色改变。邪气入内侵犯经脉，如经气已虚则邪气进一步内传。如邪气滞留于筋骨之间，寒气较重则筋脉拘挛、骨节疼痛，若热邪偏重则筋脉弛纵、骨髓消减、肌肉败坏、毛发枯焦。"

帝曰："夫子言皮之十二部，其生病皆何如？"岐伯曰："皮者脉之部也，邪客于皮则腠理开，开则邪入客于络脉，络脉满则注于经脉，经脉满则入舍于腑脏也，故皮者有分部，不与而生大病也。"帝曰："善。"

［译文］

黄帝说："您所谈的十二经脉分属的皮部，它发生病变的情况是怎样的呢？"岐伯答："皮肤，十二经脉循行的部位。邪气入侵皮肤则腠理开泄，腠理开泄则邪气入侵络脉，络脉邪气充盛则内传于经脉，经脉邪气亢盛则内传留居于脏腑。所以皮肤有十二经脉分属的部位，邪气入侵皮部不治疗就会发生大病。"黄帝说："讲得好。"

经络论篇第五十七

黄帝问曰："夫络脉之见也，其五色各异，青黄赤白黑不同，其故何也？"岐伯对曰："经有常色而络无常变也。"

[译文]

黄帝问道："络脉显现在体表，它的五色青、黄、赤、白、黑各不相同，这是什么原因呢？"岐伯回答说："经脉的颜色通常是不变的，而络脉的颜色是变化着的。"

帝曰："经之常色何如？"岐伯曰："心赤，肺白，肝青，脾黄，肾黑，皆亦应其经脉之色也。"

[译文]

黄帝说："经脉的常色是什么？"岐伯说："心主赤，肺主白，肝主青，脾主黄，肾主黑，这些都是与其经脉的主色相应的。"

帝曰："络之阴阳①，亦应其经乎？"岐伯曰："阴络之色应其经，阳络之色变无常，随四时而行也。寒多则凝泣，凝泣则青黑，热多则淖泽②，淖泽则黄赤，此皆常色，谓之无病。五色具见者，谓之寒热。"帝曰："善。"

[注释]

①络之阴阳：阴络是深在的络脉，阳络是浅在的络脉。②淖泽：湿润。

[译文]

黄帝说："阴络和阳络也与其相应经脉的主色相应吗?"岐伯说："阴络的颜色与其经脉主色相应，阳络的颜色变化无常，它是随着四时季节而变的。寒气重则气血运行迟滞，气血运行迟滞则呈现青黑色，热气甚则气血运行滑润，气血运行滑润则呈现黄赤色，这些都是正常的色泽变化，是正常的。如果五色全部显现，那是过寒或过热引起的。"黄帝说："讲得好。"

气穴论篇第五十八

黄帝问曰："余闻气穴①三百六十五以应一岁，未知其所，愿卒闻之。"岐伯稽首再拜对曰："窘乎哉问也！其非圣帝，孰能穷其道焉，因请溢意尽言其处。"帝捧手逡巡而却曰："夫子之开②余道也，目未见其处，耳未闻其数，而目以明，耳以聪矣。"岐伯曰："此所谓圣人易语，良马易御也。"帝曰："余非圣人之易语也，世言真数开人意，今余所访问者真数③，发蒙解惑，未足以论也。然余愿闻夫子溢志尽言其处，令解其意，请藏之金匮，不敢复出。"

[注释]

①气穴：经气所注穴位，即俞穴。②开：启发。③真数：脉络之穴数。

[译文]

黄帝问道："我听说人身有三百六十五个穴位，它们与一年的天数相对应，但不知道它们的位置，希望听您讲解一下。"岐伯叩头再拜说："您问的问题是很难令人回答的。如果不是圣明的黄帝，谁能深究其中的道理呢？因此请让我详尽地介绍它们所在的部位。"黄帝拱手谦逊地说："先生讲得对我很有启发，虽然我的眼睛没有看见所讲的穴位，我的耳朵没有听到所讲的穴数，但我已耳聪目明、心领神会了。"岐伯说："这就是所谓'圣人易语，良马易御'

的道理啊！"黄帝说："我并不是您所说的易语的圣人啊，俗话说懂得脉络的穴数能够启发人的思路，现在我所询问的就是这个，希望启发我的蒙昧、解除我的疑惑，谈不上讨论它的道理。但我希望听您详尽地讲述穴位所在部位，使我了解其中的道理，并将它深藏在金匮中，不轻易取出。"

岐伯再拜而起曰："臣请言之，背与心相控而痛[1]，所治天突与十椎及上纪，上纪者胃脘也，下纪者关元也。背胸邪系阴阳[2]左右，如此其病前后痛涩，胸胁痛而不得息，不得卧，上气短气偏痛，脉满起斜出尻脉，络胸胁支心贯鬲，上肩加天突，斜下肩交十椎下。"

[注释]

①背与心相控而痛：杨上善言："任脉上下脊里为经络海，其浮而外者，循腹里，当齐上胸，至咽喉，络唇口，故背胸相控而痛者，任脉也。"②邪系阴阳：邪，通"斜"。系，联系。阴阳，指胸前与背部。

[译文]

岐伯再拜回答说："那么我就说一下吧。背部与胸部互相牵扯而痛，它的治疗方法是取任脉经的天突、督脉经的中枢以及中脘、关元。由于病邪触及阴阳左右，所以背部胸部才感到涩痛，胸胁痛使人不得呼吸、不能平卧、上气喘息、呼吸短促，或者满闷作痛。这是因为经脉满起以后就从大络开始，斜出于尻脉、络胸部、支心贯鬲、上肩胛，与任脉交会于天突穴再斜下至肩，而交会于背部十椎下的肾脏。"

"藏俞五十穴，府俞七十二穴，热俞五十九穴，水俞五十七穴，头上五行行五，五五二十五穴，中膂两傍各五，凡十穴，大椎上两傍各一，凡二穴，目瞳子浮白二穴，两髀厌分中二穴，犊鼻二穴，耳中多所闻二穴，眉本①二穴，完骨二穴，项中央一穴，枕骨二穴，上关二穴，大迎二穴，下关二穴，天柱二穴，巨虚上下廉四穴，曲牙②二穴，天突一穴，天府二穴，天牖二穴，扶突二穴，天窗二穴，肩解二穴，关元一穴，委阳二穴，肩贞二穴，喑门一穴，齐③一穴，胸俞十二穴，背俞二穴，膺俞十二穴，分肉二穴，踝上横二穴，阴阳跷四穴，水俞在诸分，热俞在气穴，寒热俞在两骸厌中二穴，大禁二十五，在天府下五寸，凡三百六十五穴，针之所由行也。"

[注释]

①眉本：即攒竹穴。②曲牙：在下颌角前上方约一横指处的凹陷中。③齐：通"脐"。

[译文]

"藏俞有五十个穴位，腑俞有七十二个穴位，热俞有五十九个穴位，水俞有五十七个穴位。另外头上有五行，每行五穴，共二十五穴；脊柱两旁各有五穴，左右共十穴；大椎下两旁大杼二穴；目瞳子浮白各二穴；两侧髀枢中环跳二穴；牦鼻二穴；听宫二穴；攒竹二穴；完骨二穴；项中央风府一穴；窍阴二穴；上关二穴；大迎二穴；下关二穴；天柱二穴；上下巨虚四穴；地仓二穴；天突一穴；天府二穴；天牖二穴；扶突二穴；天窗二穴；肩井二穴；关元一穴；委阳二穴；肩贞二穴；哑门一穴；神阙一穴；胸俞十二穴；膈俞二穴；膺俞十二穴；分肉二穴；踝上横骨、内踝上之交信、外踝上之附阳，左右共四穴；阴跷阳跷四穴。治水之俞穴在诸分，治热之俞穴在气分，治寒之俞穴在两骸厌中处，禁穴是五里。以上总共是三百六十五穴，是针刺的重要部位。"

帝曰："余已知气穴之处，游针之居，愿闻孙络溪谷，亦有所应乎?"岐伯曰："孙络三百六十五穴会，亦以应一岁，以溢奇邪，以通荣卫，荣卫稽留，卫散荣溢，气竭血着，外为发热，内为少气，疾泻无怠，以通荣卫，见而泻之，无问所会。"

[译文]

黄帝问道："我已经知道气穴的部位和要穴的所在，还希望听听孙络和谿谷也各有所应吗？"岐伯答道："孙络、谿谷与三百六十五穴内外相会，也和一岁相应。孙络的作用是可以去邪气。如果邪侵入人体，造成营卫停滞，气粗浊，血凝结，就会在外发热，在内短气，得赶快使用针泻其邪气，不能怠缓，以使营卫流畅。只要见到以上情况就用泻法，不必考虑其穴会。"

帝曰："善。愿闻溪谷之会也。"岐伯曰："肉之大会为谷，肉之小会为溪，肉分之间，溪谷之会，以行荣卫，以会大气。邪溢①气壅，脉热肉败，荣卫不行，必将为脓，内销骨髓，外破大䐃，留于节凑，必将为败。积寒留舍，荣卫不居，卷肉缩筋，肋肘不得伸，内为骨痹，外为不仁，命曰不足，大寒留于溪谷也。溪谷三百六十五穴会，亦应一岁。其小痹淫溢②，循脉往来，微针所及，与法相同。"

[注释]

①溢：作"益"。②淫溢：有积渐之义。

[译文]

黄帝说："讲得好。我希望听您讲讲谿谷交会的情况。"岐伯说："肌肉的大会合处叫谷，小会合处叫谿。肌肉纹理之间是谿谷的会合之处，可以畅通营卫，也可以舍止病气。如果外邪亢盛，正气壅塞，血热肉坏，营卫不能通行，肌肉必定要肿起，内部可使骨髓销铄，外表可使大䐃破损。如果邪气留恋在骨肉之间，必将成为败症。寒邪长久聚留而不去，营卫不能正常循行，就会由于内部过寒，筋络为之卷缩，经常不能伸展。这样，在内可以成为骨痹，在外可以成为不仁，这是大寒留于豁谷所致。豁谷与三百六十五穴相会，也和一岁相应。如果属于小寒，积渐长了，也能随脉之往来为病，针刺可以治疗，治法和一般刺法一样。"

帝乃辟左右而起，再拜曰："今日发蒙解惑，藏之金匮，不敢复出。乃藏之金兰之室①，署曰气穴所在。"岐伯曰："孙络之脉别经者，其血盛而当泻者，亦三百六十五脉，并注于络，传注十二络脉，非独十四络脉也，内解泻于中者十脉。"

[注释]

①金兰之室：皇帝藏贵重书之处。

[译文]

黄帝遣开左右，起身再拜说："今天承蒙先生开导启发，使我解除了疑惑，我要把这些内容藏在金匮中，不轻易取出，并将金匮藏在金兰之室，名为《气穴所在》。"岐伯说："孙络之脉是经脉的别支，如果孙络血盛应当用泻法，其邪气亢盛可从三百六十五孙络传注于络脉，并且可传注十四条络脉而不限于十二条络脉的范围。如果邪气内犯，从内驱邪，可取五脏左右共十条经脉泻之。"

气府论篇第五十九

　　足太阳脉气所发①者七十八穴：两眉头各一，入发至项三寸半，傍五，相去三寸，其浮气②在皮中者凡五行，行五，五五二十五，项中大筋两傍各一③，风府两傍各一④，侠脊以下至尻尾二十一节十五间各一，五脏之俞各五，六腑之俞各六，委中以下至足小指傍各六俞⑤。足少阳脉气所发者六十二穴：两角上各二，直目上发际内各五，耳前角上各一，耳前角下各一，锐发⑥下各一，客主人各一，耳后陷中各一，下关各一，耳下牙车之后各一，缺盆各一，掖下三寸，胁下至两胠八间各一⑦，髀枢中，傍各一，膝以下至足小指次指各六俞。足阳明脉气所发者六十八穴：额颅发际傍各三，面鼽骨空各一，大迎之骨空各一，人迎各一，缺盆外骨空各一，膺中骨间各一，侠鸠尾之外，当乳下三寸，侠胃脘各五，侠齐广三寸各三，下齐二寸侠之各三，气街动脉各一，伏菟上各一，三里以下至足中指各八俞，分之所在穴空。

[注释]

　　①脉气所发：所发以与本经有关穴位为主，但不一定皆属本经之穴位。②浮气：谓脉气浮于癫顶者。③项中大筋两傍各一：天柱两穴。④风府两傍各一：风池两穴。⑤委中以下至足小指傍各六俞：指委中、昆仑、京骨、束骨、

通骨、至阴六穴。⑥锐发：即鬓发。⑦胁下至两胠八间各一：本句指从腋下至胁八肋骨之间各有一穴。胠，腋下至肋上的部位。间，肋骨与肋骨之间。

[译文]

足太阳膀胱经脉气所发的有七十八个穴位：两眉目头陷中左右各有一穴，自眉头上行入发至前顶穴，其中有神庭、上星、囟会，共长三寸半，其左右分次两行和外两行，共五行，每行五个穴位，五五共二十五个穴位；在颈项中的大筋的两旁各有一穴；两侧风府穴旁各有一穴，从大椎至尾骶骨，自上而下二十一节，其中十五个脊椎间左右各有一穴；五脏的俞穴左右各有五个；六腑的俞穴左右各有六穴；自委中以下至足小趾旁左右各有六穴。足少阳经脉所发的有六十二个穴位：两头角上各有一穴，自瞳孔直上发际内各有五穴，耳前角下各有一穴，锐发下各有一穴，客主人穴左右各一，耳后陷中各有一穴，下关穴左右各一，耳下牙车之后各有一穴，缺盆左右各有一穴，腋下三寸，从胁下至八肋之间左右各有一穴，髀枢中左右各有一穴，膝以下到足小趾外侧次指，左右足各有六穴。足阳明胃经脉所发的有六十八个穴位：额颅发际旁各有三穴，颧骨骨空中间各有一穴，大迎穴在骨空陷中左右各有一穴，人迎穴左右各一，缺盆外骨空陷中各有一穴，膺中骨中间各有一穴，夹鸠尾穴之外、正当乳下三寸、夹胃脘左右各有五穴，夹脐横开三寸左右各有三穴，下脐二寸左右各有三穴，气街穴在动脉跳动处左右各一，伏菟上各有一穴，三里以下到足中趾左右各有八穴，它们各自分布于一定的孔穴中。

手太阳脉气所发者三十六穴：目内眦各一，目外眦各一，颧骨下各一，耳郭上各一，耳中各一，巨骨穴各一，曲掖上骨穴各一，柱骨上陷者各一，上天窗四寸各一，肩解各一，肩解下三寸各一，肘以下至手小指本各六俞。手阳明脉气所发者二十二穴：

鼻空外廉项上各二，大迎骨空各一，柱骨之会各一，髃骨之会各一，肘以下至手大指次指本各六俞。手少阳脉气所发者三十二穴：鼽骨下各一，眉后各一，角上各一，下完骨^①后各一，项中足太阳之前各一，侠扶突各一，肩贞各一，肩贞下三寸分间各一，肘以下至手小指次指本各六俞。

[注释]

①下完骨：骨名，即乳突。

[译文]

手太阳小肠经脉所发的有三十六个穴位：目内眦各有一穴，目外眦各有一穴，鼽骨下各有一穴，耳廓上各有一穴，耳中各有一穴，巨骨穴左右各一，曲掖上各有一穴，柱骨上陷者中各有一穴，天窗上四寸处各有一穴，肩解处各有一穴，肩解下三寸处各有一穴，肘部以下至手小指端处各有六穴。手阳明大肠经脉所发的有二十二个穴位：鼻孔外侧和项上各有二穴，大迎穴在骨空中各有一穴，项肩相会之处各有一穴，肩臂相会之处各有一穴，肘部以下至手大指侧的次指间、左右手各有六穴。手少阳三焦经脉所发者有三十二穴：鼽骨下各有一穴，眉后各有一穴，角上各有一穴，下完骨后各有一穴，项中足太阳之前各有一穴，扶突穴左右各一，肩贞穴左右各一，肩贞穴下三寸其间左右各一，肘以下到手小指侧的次指端左右各有六穴。

督脉气所发者二十八穴：项中央二，发际后中八，面中三，大椎以下至尻尾及傍十五穴，至骶下凡二十一节，脊椎法也。任脉之气所发者二十八穴：喉中央二，膺中骨陷中各一，鸠尾下三寸，胃脘五寸，胃脘以下至横骨六寸半一。腹脉法也。下阴别一，目下各一，下唇一，龂交一。冲脉气所发者二十二穴：侠鸠尾外各半寸至齐寸一，侠齐下傍各五分至横骨寸一，腹脉法也。足少阴舌下，厥阴毛中急脉各一，手少阴各一，阴阳跷各一，手足诸鱼际脉气所发者，凡三百六十五穴也。

[译文]

督脉经气所发的有二十八个穴位：项中央有二穴，前发际中行向后有八穴，面部中央有三穴，大椎以下至尻尾及旁有十五穴，从大椎至尾骶共二十一节，这是根据脊椎骨来寻找穴位的方法。任脉经气所发的有二十八穴：喉中央有二穴；膺中骨陷中各有一穴；鸠尾下三寸是上脘穴，上脘穴至脐中是五寸，脐中至横骨毛际是六寸半，每寸各有一穴，共计十四穴，这是腹部取穴的方法。下部前后二阴的中间有会阴穴，目下各有一穴，唇下有一穴，龈交穴一穴。冲脉经气所发的有二十二穴：夹鸠尾外两旁各横开半寸到脐部共有六穴，每穴各相距两寸；夹脐两旁各横开五分，而下至横骨部各有五穴，每穴各相距一寸，这是腹部经脉穴位取穴的方法。足少阴肾经脉所发的在舌下有二穴，厥阴肝经在毛际中各有一急脉穴，手少阴心经左右各有一穴，阴跷阳跷各有一穴，手足的鱼际穴也是脉气所发的。以上共是三百六十五穴。

骨空论篇第六十

黄帝问曰："余闻风者百病之始也，以针治之奈何？"岐伯对曰："风从外入，令人振寒，汗出头痛，身重恶寒，治在风府，调其阴阳，不足则补，有余则泻。大风颈项痛，刺风府，风府在上椎。大风汗出，灸譩譆，譩譆在背下侠脊傍三寸所，厌①之令病者呼譩譆，譩譆应手。"

[注释]

①厌：通"压"。

[译文]

黄帝问道："我听说风邪是疾病发生的根由，如何用针刺来治疗它呢？"岐伯回答说："风邪从外侵袭人体，使人恶寒、出汗、头痛、身重，治疗应取风府穴，以调和阴阳，补不足之正气，泻有余之邪气。假如感受大的风邪就会头项疼痛，也应刺风府穴，风府在颈椎的第一椎上。若因受大风而汗出应灸譩譆穴，譩譆穴在背部下第六脊椎旁开三寸，用手指压其穴位，病人就会感觉疼痛而发出譩譆之声，此处就是譩譆穴。"

"从风①憎风，刺眉头。失枕②，在肩上横骨间，折③，使揄臂齐肘正，灸脊中。䏚络④季胁引少腹而痛胀，刺譩譆。腰痛不可以转摇，急引阴卵，刺八髎与痛上，八髎在腰尻分间。鼠瘘，寒热，还刺寒府，寒府在附膝外解营⑤。取膝上外者使之拜，取足心者使之跪。"

[注释]

①从风：迎风。②失枕：不能就枕。③折：疼痛如折。④胁络：胁肋下虚软处的络脉。⑤解营：骨中间的穴位。解，指骨缝。营，指窟穴。

[译文]

"怕风的病人应刺眉头攒竹穴。落枕的病人应取横骨之间的穴位。脊背疼痛如折的病人可摇其手臂，灸下垂齐肘尖的脊柱正中的部位。眇季胁牵引脐下而痛胀的刺谵谵。腰痛不能转侧摇动，痛急则牵引睾丸的病人，可针刺八髎穴与疼痛的地方，八髎穴在腰尻骨间孔隙中。鼠瘘寒热病应刺寒府穴，寒府穴在膝关节外侧的骨缝中。取膝关节外侧骨缝中的穴位应取微屈膝的姿势。取足心的穴位应取跪姿。"

"任脉者，起于中极之下，以上毛际，循腹里上关元，至咽喉，上颐循面入目。冲脉者，起于气街，并少阴之经，侠齐上行，至胸中而散。任脉为病，男子内结七疝①，女子带下瘕聚。冲脉为病，逆气里急②。"

[注释]

①七疝：五脏疝及狐疝癫疝。②逆气里急：逆气，腹逆。里急，腹痛。

[译文]

"任脉起始于中极穴的下面，向上行经过毛际，沿腹部正中上行到关元穴，再到咽喉上行至颐部，循行于面部而入目中。冲脉起始于气街穴，与足少阴肾经并行，侠脐左右上行至胸部而散。任脉的病变，在男子为腹内结为七疝，在女子则为带下积聚。冲脉的病变，气逆上冲，腹中拘急疼痛。"

"督脉为病，脊强反折①。督脉者，起于少腹以下骨中央，女子入系廷孔②，其孔，溺孔之端也，其络循阴器合篡间，绕篡后，别绕臀，至少阴与巨阳中络者，合少阴上股内后廉，贯脊属肾，与太阳起于目内眦，上额交巅上，入络脑，还出别下项，循肩髆，内侠脊抵腰中，入循膂络肾；其男子循茎下至篡，与女子等；其少腹直上者，贯齐中央，上贯心入喉，上颐环唇，上系两目之下中央。此生病，从少腹上冲心而痛，不得前后③，为冲疝④。其女子不孕，癃痔⑤遗溺嗌干。督脉生病治督脉，治在骨上⑥，甚者在齐下营⑦。"

[注释]

①脊强反折：脊柱强硬反张。②廷孔："廷"作"阴"，此处指女子的阴孔。③不得前后：不能大小便。④冲疝：因督脉受病，气从少腹上冲之状。⑤癃痔：小便不利。⑥骨上：脊骨。⑦齐下营：指脐下一寸的阴交穴。

[译文]

"督脉的病变可出现脊柱强直反折的情况。督脉起始于小腹之下的耻骨中央，在女子则内系廷孔，廷孔就是尿道的外口，从这里分出一支别络，循阴器会合于会阴部，再分绕于肛门的后面，再分歧别行绕臀部，至少阴经脉与足太阳经脉中的络脉相会合处与足少阴经相合上行经股内后面，贯穿脊椎，连属于肾脏；又一别络与足太阳经共起于目内眦，上行至额部，左右交会于巅顶，入络于脑，还出分别下行至项，沿脊髓内侠脊向下抵达腰中，入内循膂络于肾。如是男子则循阴茎下至会阴，与女子相同，其从少腹直上的经脉穿过脐中央，再上贯心到喉部，再向上到下颌部，环绕口唇，向上至两眼下部的中央。督脉发生的病变表现为气从少腹上冲心而痛，大小便不通，称为冲疝，其在女子可能有不孕、痔疮、遗尿、嗌干等症。督脉生病治督脉，可取耻骨上的曲骨穴，病重可取脐下的阴交穴。"

"其上气有音者治其喉中央，在缺盆中者。其病上冲喉者治其渐，渐者上侠颐也。"

[译文]

"如果患者气上逆而呼吸气粗，治疗取其喉部中央的天突穴，天突穴在两缺盆的中央。若其气向上冲于喉部，治疗取大迎穴，大迎穴在面部的夹颐处。"

"蹇①，膝伸不屈，治其楗②。坐而膝痛，治其机③。立而暑④解，治其骸关。膝痛，痛及拇指治其腘。坐而膝痛如物隐者，治其关⑤。膝痛不可屈伸，治其背内⑥。连骱若折，治阳明中俞髎。若别⑦，治巨阳少阴荥。淫泺⑧胫痠，不能久立，治少阳之维，在外上五寸。辅骨上横骨下为楗，侠髋为机，膝解为骸关，侠膝之骨为连骸，骸下为辅，辅上为腘，腘上为关，头横骨为枕。"

[注释]

①蹇：行走困难。②楗：股骨部的穴位。③机：足少阳环跳穴。④暑：通"骨"。⑤关：腘上髀枢。⑥背内：背部俞穴。⑦若别：若离。⑧淫泺：酸痛无力。

[译文]

"跛足、膝关节不能屈曲，治疗取其股部的穴位。坐着膝关节疼痛，治疗取病人的环跳穴。站着膝关节热痛，治疗取病人膝关节的穴位。膝关节疼痛牵引及大趾，治疗应取膝弯部的穴位。坐着膝关节疼痛，如有物隐藏在内，治疗取承扶穴。膝关节疼痛不能屈伸治疗取背部的俞穴。疼痛连及脚胫好似折断的，治疗取阳明经的俞髎三里穴或者取足太阳经的荥穴通谷。水湿侵淫，胫骨酸痛，不能长久站立，应取足少阳经的光明穴，其在足外踝上五寸处。辅骨之上耻骨之下的部位称为楗，侠髋骨的部位称机，膝部骨缝称骸关，侠膝两旁的高骨称连骸，连骸下面叫辅骨，辅骨上面叫腘，腘的上部称骸关，头项后部横骨称枕骨。"

"水俞五十七穴者，尻上五行，行五，伏菟上两行，行五，左右各一行，行五，踝上各一行，行六穴。髓空①在脑后三分，在颅际锐骨之下，一在龂基下，一在项后中复骨下，一在脊骨上空在风府上。脊骨下空，在尻骨下空。数髓空在面侠鼻，或骨空在口下当两肩。两髆骨空，在髆中之阳②。臂骨空在臂阳，去踝四寸两骨空之间。股骨上空在股阳，出上膝四寸。骭骨空在辅骨之上端。股际骨空在毛中动下。尻骨空在髀骨之后，相去四寸。扁骨有渗理凑，无髓孔，易③髓无空。"

[注释]

①髓空：骨孔。②阳：指外侧。③易：通"亦"。

[译文]

"治疗水病的穴位有五十七个：尻骨以上有五行，每行五穴；伏菟上方有两行，每行五穴；伏菟左右各有一行，每行五穴；足内踝上各有一穴，每行六穴。髓孔在脑后有三处，均在颅骨边际锐骨的下方，一孔在龂基的下方，一孔在颈后正中的复骨的下方，一孔在脊骨上孔，在风府穴的上方。脊骨下孔在尻骨下面的孔穴中，有几个髓孔在面部鼻孔的两旁，有的骨孔在口的下方与两肩相平的地方。两肩髆的骨孔在肩髆的外侧，手臂的骨孔在手臂的外侧离手腕四寸两骨的空隙之间。股骨上的骨孔在股骨外侧膝上四寸的地方，骭骨的骨孔在辅骨的上端，股部的骨孔在阴毛中的动脉下方。尻骨的骨孔在髀骨的后面距离四寸的地方。扁骨有血脉渗灌的纹理聚合而没有髓孔，这是因为以血易髓，所以没有髓孔。"

"灸寒热之法，先灸项大椎，以年为壮数，次灸橛骨，以年为壮数，视背俞陷^①者灸之，举臂肩上陷者灸之，两季胁之间灸之，外踝上绝骨之端灸之，足小指次指间灸之，腨下陷脉灸之，外踝后灸之，缺盆骨上切之坚痛如筋者灸之，膺中陷骨间灸之。掌束骨下灸之，齐下关元三寸灸之，毛际动脉灸之，膝下三寸分间灸之，足阳明跗上动脉灸之，巅上一灸之，犬所啮之处灸之三壮，即以犬伤病法灸之，凡当灸二十九处。伤食灸之，不已者，必视其经之过于阳者，数刺其俞而药之。"

[注释]

①陷：经气不足。

[译文]

"灸治寒热病的方法：先灸颈部大椎穴，根据病人的年龄决定艾灸的壮数；其次再灸尾骶骨的尾闾穴，也以年龄决定艾灸的壮数。观察病人背部有凹陷的地方用灸法，举起上臂肩部有凹陷的地方用灸法，两季胁间的京门穴用灸法，足外踝上绝骨之端的阳辅穴用灸法，足小趾穴与次趾之间的侠溪穴用灸法，腨下凹陷处的承山穴用灸法，外踝后的昆仑穴用灸法，缺盆骨上方按之坚硬如筋且疼痛的地方用灸法。胸部胸凹陷处用灸法，手腕部的横骨下方用灸法，脐下三寸的关元穴用灸法，毛际两旁的动脉跳动处用灸法，膝下三寸分肉之间用灸法，足阳明经所行足跗上的动脉跳动处用灸法，头巅顶上亦用灸法。被犬咬伤的地方灸三壮，即按照治犬咬伤的方法灸。上述灸治寒热病的部位共有二十九处。伤食的人用灸法仍不愈的，一定要先了解各部阳经有病的情况，多刺其俞穴，再用药物调治。"

水热穴论篇第六十一

黄帝问曰："少阴何以主肾？肾何以主水？"岐伯对曰："肾者至阴也，至^①阴者盛水也。肺者太阴也，少阴者冬脉也，故其本在肾，其末在肺，皆积水也。"帝曰："肾何以能聚水而生病？"岐伯曰："肾者胃之关^②也，关门不利，故聚水而从其类也^③。上下溢于皮肤，故为胕肿^④。胕肿者，聚水而生病也。"帝曰："诸水皆生于肾乎？"岐伯曰："肾者牝脏^⑤也，地气上者属于肾，而生水液也，故曰至阴。勇而劳甚则肾汗出，肾汗出逢于风，内不得入于脏腑，外不得越于皮肤，客于玄府，行于皮里，传为胕肿，本之于肾，名曰风水^⑥。所谓玄府者，汗空也。"

[注释]

①至：极。②关：闸门。③故聚水而从其类也：聚集邪气并使邪气猖獗。④胕肿：通"浮肿"。⑤牝脏：阴脏。⑥风水：逢风得之水病。

[译文]

黄帝问道："少阴为什么主肾？肾又为什么主水？"岐伯回答说："肾乃至阴之脏，而水属阴，故肾是主水的脏器。肺属太阴，肾属少阴，在冬季最旺，因为冬季与水相应，所以水肿的根本在肾脏、标末在肺，肺、肾两脏有病都能引起水液积聚的疾病。"黄帝说："肾为什么能够积聚水液而生病呢？"岐伯说："肾就像胃的闸门，闸门坏了水液就会积聚而生病，水液泛溢于肌肤形成浮肿，浮肿就是水液积聚而成的。"黄帝说："一切水病都是因为肾脏引起的吗？"岐伯回答说："肾是阴脏。地气与肾脏相同而成为水液，所以叫做至阴。如果呈勇而房劳过度，导致出汗，这时又遇到风邪侵袭，风邪与水气相搏而不能内入五脏，也不能外越肌肤，就会使汗孔闭合流走于皮肤，最后形成浮肿。其病本在肾，名为风水。玄府就是汗孔的意思。"

帝曰："水俞五十七处^①者，是何主也？"岐伯曰："肾俞五十七穴，积阴之所聚也，水所从出入也。尻上五行行五者，此肾俞。故水病下为胕肿大腹，上为喘呼^②，不得卧者，标本俱病，故肺为喘呼，肾为水肿，肺为逆不得卧，分为相输，俱受者水气之所留也。伏兔上各二行行五者，此肾之街也。三阴之所交结于脚也。踝上各一行行六者，此肾脉之下行也，名曰太冲。凡五十七穴者，皆脏之阴络，水之所客^③也。"

[注释]

①五十七处：五十七处穴。②喘呼：喘息急促。③客：客居，停留。

[译文]

黄帝说："治疗水病的俞穴有五十七处，究竟和什么相关联呢？"岐伯说："肾俞有五十七个穴位，是阴气聚集的地方，是水液进出的处所。尻骨之上有五行，每行五个穴位，这些都是肾脏所主的俞穴。所以水病表现在下部浮肿、腹部胀大，在上为喘息急促、不能平卧，这是肺、肾同病。肺病表现为喘息急促，肾病表现为水肿，肺为上逆之气所迫而不能平卧，两者相互区别又相互影响。肺、肾同时发病的原因是水气停留在两脏。伏兔穴上方各有两行，每行五个穴位，这是肾气所通行的道路，亦是足三阴经相交于脚上的路径。足内踝上方各有一行，每行六个穴位，这是肾脉下行的部分，叫做太冲。上述五十七个穴位都是阴脏所络部位的俞穴，也是水液容易停聚的地方。"

帝曰："春取络脉分肉何也？"岐伯曰："春者木始治，肝气始生，肝气急，其风疾，经脉常深，其气少，不能深入，故取络脉分肉间。"帝曰："夏取盛经分腠何也？"岐伯曰："夏者火始治，心气始长，脉瘦气弱①，阳气留溢，热熏分腠，内至于经，故取盛经分腠，绝肤②而病去者，邪居浅也。所谓盛经者，阳脉也。"帝曰："秋取经俞何也？"岐伯曰："秋者金始治，肺将收杀，金将胜火，阳气在合，阴气初胜，湿气及体，阴气未盛，未能深入，故取俞以泻阴邪，取合以虚阳邪，阳气始衰，故取于合。"帝曰："冬取井荥何也？"岐伯曰："冬者水始治，肾方闭，阳气衰少，阴气坚盛，巨阳伏沉，阳脉乃去，故取井以下阴逆，取荥以实阳气。故曰：冬取井荥，春不鼽衄。此之谓也。"

[注释]

①脉瘦气弱：脉形瘦小，搏动较弱。②绝肤：针刺透过皮肤。

[译文]

黄帝说："春天针刺取络脉分肉是为什么呢？"岐伯说："春天木气开始主时，肝气生发，肝气的特点是急，像春天的风一样变动迅速。因为经脉深藏，感受邪气也较轻，邪气不能深入到体内，所以只要浅刺络脉分肉即可。"黄帝说："夏天针刺取盛经、分腠是什么原因呢？"岐伯说："夏天火气开始主时，心气旺盛。如果脉形瘦小，搏动较弱，是由于阳气旺盛于体表，热邪又熏蒸于分肉腠理在体内影响经脉所致，所以针刺时取盛经、分腠。如果针刺透过皮肤而病就可痊愈，是因为病邪居于浅表的缘故。所谓盛经是指阳经的经脉。"黄帝说："秋天针刺经穴和输穴是为什么呢？"岐伯说："秋天金气开始主时，肺气将收敛肃杀，秋天的金气克制夏天的火气，阳气闭合，阴气开始旺盛，如湿邪伤及人体，由于阴气尚未太盛，所以不能助邪深入，因而取俞穴以泻阴邪，取合穴以泻阳热之邪。因为阳气初衰，所以应取合穴治疗。"黄帝说："冬天针刺井穴和荣穴是为什么呢？"岐伯说："冬天水气开始主时，肾气闭藏，阳气衰少，阴气坚盛，太阳之气沉伏于里，阳脉也随之潜伏于内，所以针刺井穴以降其阴逆之气，针刺荣穴以充实阳气。这就是冬取井荣、春不鼽衄的道理。"

帝曰："夫子言治热病五十九俞，余论其意，未能领别其处，愿闻其处，因闻其意。"岐伯曰："头上五行行五者，以越诸阳之热逆也。大杼、膺俞、缺盆、背俞，此八者，以泻胸中之热也。气街，三里，巨虚上下廉，此八者，以泻胃中之热也。云门、髃骨、委中、髓空，此八者，以泻四肢之热也。五脏俞傍五，此十者，以泻五脏之热也。凡此五十九穴者，皆热之左右也。"帝曰："人伤于寒而传为热何也？"岐伯曰："夫寒盛则生热也。"

[译文]

黄帝说："您讲治疗热病有五十九个俞穴，我已知其大意。但还不知道它们的部位，我愿听听这些俞穴的部位及其治疗热病的原理。"岐伯说："头上五行，每行五个穴位，可以泻越各阳经上逆的热邪。大杼、中府、缺盆、风门，左右共八穴，可以泻胸中的热邪。气街、三里、上巨虚、下巨虚，左右共八穴，可以泻胃中热邪。云门、髃骨、委中、髓空左右共八个穴位，可以泻四肢的热邪。五脏俞穴两旁各有五穴，左右共十穴，可以泻五脏的热邪。上述五十九个穴位皆是治疗热病的左右要穴。"黄帝说："人感受了寒邪而转变为热病这是为什么呢？"岐伯回答说："寒气盛极则会转变为热病。"

调经论篇第六十二

黄帝问曰："余闻刺法言，有余泻之，不足补之，何谓有余？何谓不足？"岐伯对曰："有余有五，不足亦有五，帝欲何问？"帝曰："愿尽闻之。"岐伯曰："神有余有不足，气有余有不足，血有余有不足，形有余有不足，志有余有不足，凡此十者，其气不等①也。"帝曰："人有精气津液，四肢九窍，五脏十六部②，三百六十五节，乃生百病，百病之生，皆有虚实。今夫子乃言有余有五，不足亦有五，何以生之乎？"岐伯曰："皆生于五脏也。夫心藏神，肺藏气，肝藏血，脾藏肉，肾藏志，而此成形。志意通，内连骨髓，而成身形五脏。五脏之道，皆出于经隧，以行血气，血气不和，百病乃变化而生，是故守经隧③焉。"

[注释]

①不等：气血形神志各有补泻，名曰"不等"。②十六部：手足经脉十二、蹻脉二、督脉一、任脉一，共十六部。③经隧：经脉流行之道。

[译文]

黄帝问道："我听说刺法上讲病有余的用泻法、病不足的用补法，但什么是有余，什么是不足呢？"岐伯回答道："有余有五种，不足有五种，您问的是哪一种？"黄帝说："希望您都讲讲。"岐伯说："神有余有不足，气有余有不足，血有余有不足，形有余有不足，志有余有不足，凡以上十种情况都是气不相等造成的。"黄帝说："人体有精气津液、四肢、九窍、五脏十六部、三百六十五节都能发生各种疾病，而各种疾病的发生又有虚实的不同。现在先生只是说有余有五种，不足有五种，但它们是怎么发生的呢？"岐伯说："它们都是由五脏发生的。心藏神，肺藏气，肝藏血，脾藏肉，肾藏志，因而成了五脏的形态。而志意通达，与内部骨髓互相联系，这就成了人的整个形体。五脏联系的通道都是由运行气血的经隧联络的，若气血不调和，各种疾病就会发生。因此治疗时必须保持经隧畅通。"

帝曰："神有余不足何如？"岐伯曰："神有余则笑不休，神不足则悲。血气未并①，五脏安定，邪客于形，洒淅②起于毫毛，未入于经络也，故命曰神之微。"帝曰："补泻奈何？"岐伯曰："神有余，则泻其小络之血，出血勿之深斥③，无中其大经，神气乃平。神不足者，视其虚络，按而致之，刺而利之，无出其血，无泄其气，以通其经，神气乃平。"帝曰："刺微奈何？"岐伯曰："按摩勿释，着针勿斥，移气于不足，神气乃得复。"

[注释]

①并：兼并，此处引申为偏聚。②洒淅：凄厉。③勿之深斥：勿深推针。

[译文]

黄帝说："神有余或不足都有哪些表现呢？"岐伯回答说："神有余则喜笑不止，神不足则悲伤忧虑。如果气血尚未聚积，五脏功能正常，此时病邪就会侵犯形体，洒淅恶寒表明病邪在体表，尚未侵入经络，所以称其为轻微的神病。"黄帝说："治疗用补法还是泻法呢？"岐伯答道："如果神有余就应用泻法针刺小络的血脉，使之出血，不要深刺，不要刺伤大经脉，神气就自然平和了。神气不足的当审察虚络所在的部位，用按摩引导气血到达虚络，用针刺疏通气血，不使出血，也不使气外泄，只是使病人经气疏通，神气就会平和。"黄帝说："应该怎样针刺微邪？"岐伯说："按摩时不要松懈，针刺时不要深刺，只要能使经气导移于不足之处，神气就可以恢复了。"

帝曰："善。有余不足奈何？"岐伯曰："气有余则喘咳上气，不足则息利少气^①。血气未并，五脏安定，皮肤微病，命曰白气^②微泄。"帝曰："补泻奈何？"岐伯曰："气有余，则泻其经隧，无伤其经，无出其血，无泄其气。不足，则补其经隧，无出其气。"帝曰："刺微奈何？"岐伯曰："按摩勿释，出针视之，曰我将深之，适人必革^③，精气自伏，邪气散乱，无所休^④息，气泄腠理，真气乃相得。"

[注释]

①息利少气：呼吸顺畅，气息短少。②白气：肺气。③适人必革：针刺达到病人皮肤时，必定要改变前面深刺的手法而浅刺。④休：伏。

[译文]

黄帝说："讲得好。气有余或不足又怎样呢？"岐伯答道："气有余表现为喘咳、气机上逆，气不足则呼吸鼻息不利、气短。如果气血没有发生偏聚，五脏的功能正常，病邪仅侵及皮肤，这是肺气微虚。"黄帝问："治疗用泻法还是补法呢？"岐伯答道："气有余则用泻法以补其经隧，不要损伤经脉，不能使病人出血，不能使正气外泄；如果气不足则用补法以补其经隧，不能使经气外泄。"黄帝说："应该怎样针刺治疗皮肤微病呢？"岐伯说："应按摩病处不能松懈，同时把针取出来给病人看，告诉病人将深刺，但针刺时则改变为浅刺，病人因精神恐惧而内守，邪气散乱于体表，没有可以停留的地方邪气就由腠理发泄于外，真气自然就恢复正常了。"

帝曰："善。血有余不足奈何?"岐伯曰："血有余则怒，不足则恐。血气未并，五脏安定，孙络外溢，则经有留血①。"帝曰："补泻奈何?"岐伯曰："血有余，则泻其盛经出其血。不足，则视其虚经内针其脉中，久留而视②，脉大，疾出其针，无令血泄。"帝曰："刺留血奈何?"岐伯曰："视其血络，刺出其血，无令恶血得入于经，以成其疾。"

[注释]

①留血：淤血。②久留而视：留针观察一会儿。

[译文]

黄帝说："好。血有余或不足的表现又是怎样的呢?"岐伯说："血有余则发怒，血不足则恐惧。如果血气没有发生偏聚则五脏功能正常。如果孙络邪盛外溢，络内就会留有瘀血。"黄帝说："那么又该怎么用补泻的方法呢?"岐伯说："血有余则泻其气血充盛的经脉使其出血；血不足则审察病人的虚经，将针刺入其经脉中，留针观察，如果气血至、脉变大就赶快出针，不要使病人出血。"黄帝说："如何针刺治疗滞留的瘀血呢?"岐伯答道："看准留血的络脉，刺出其血，但注意不要让恶血流入经脉中引起其他疾病。"

帝曰："善。形有余不足奈何?"岐伯曰："形有余则腹胀泾溲不利①，不足则四肢不用。血气未并，五脏安定，肌肉蠕动，命曰微风②。"帝曰："补泻奈何?"岐伯曰："形有余则泻其阳经，不足则补其阳络。"帝曰："刺微奈何?"岐伯曰："取分肉间，无中其经，无伤其络，卫气得复，邪气乃索③。"

[注释]

①泾溲不利：大小便不利。泾，大便。溲，小便。②微风：动者命曰微风。③索：此处指皮肤上的皱纹。

黄帝说："好。形有余或不足的表现又是怎样的呢？"岐伯说："形有余则出现腹胀、二便不通畅，不足则四肢不能运动。如果血气没有偏聚、五脏功能正常，仅有肌肉蠕动，称为微风。"黄帝说："那么又该怎样补泻呢？"岐伯答道："形有余则针刺泻病人诸阳经，形不足则针刺补其诸阳经。"黄帝说："那如何治疗微风病呢？"岐伯说："针刺其分肉之间，不要刺中病人经脉，不能损伤其络脉，卫气得以恢复，那么邪气就消散了。"

帝曰："善。志有余不足奈何？"岐伯曰："志有余则腹胀飧泄①，不足则厥②。血气未并，五脏安定，骨节有动③。"帝曰："补泻奈何？"岐伯曰："志有余则泻然筋血者，不足则补其复溜。"帝曰："刺未并奈何？"岐伯曰："即取之，无中其经，邪所乃能立虚。"

［注释］

①飧泄：泄泻完谷不化。②厥：冷。③骨节有动：骨节有动之感觉。

［译文］

黄帝说："好。志有余或不足的表现是怎样的呢？"岐伯答道："志有余则出现腹胀、泄泻，志不足则手足厥冷。如果血气尚未聚积，五脏功能正常，只是骨节间有微动的感觉。"黄帝说："那么又该怎么补泻呢？"岐伯说："志有余则针刺泻然谷，使之出血，志不足则补其复溜穴。"黄帝说："如何针刺气血尚未偏聚的情况呢？"岐伯说："应当刺骨节间有微动的地方，不要刺中经脉，只要针刺邪所留止处，病邪就很快被祛除了。"

帝曰："善。余已闻虚实之形，不知其何以生。"岐伯曰："气血以并，阴阳相倾①，气乱于卫，血逆于经，血气离居，一实一虚。血并于阴，气并于阳，故为惊狂。血并于阳，气并于阴，乃为炅中②。血并于上，气并于下，心烦惋③善怒。血并于下，气并于上，乱而喜忘。"帝曰："血并于阴，气并于阳，如是血气离居，何者为实？何者为虚？"岐伯曰："血气者，喜温而恶寒，寒则泣不能流，温则消而去之，是故气之所并为血虚，血之所并为气虚。"帝曰："人之所有者，血与气耳。今夫子乃言血并为虚，气并为虚，是无实乎？"岐伯曰："有者为实，无者为虚，故气并则无血，血并则无气，今血与气相失④，故为虚焉。络之与孙脉俱输于经，血与气并，则为实焉。血之与气并走于上，则为大厥⑤，厥则暴死，气复反则生，不反则死。"帝曰："实者何道从来？虚者何道从去？虚实之要，愿闻其故。"岐伯曰："夫阴与阳皆有俞会，阳注于阴，阴满之外，阴阳匀平，以充其形，九候若一，命曰平人。夫邪之生也，或生于阴，或生于阳。其生于阳者，得之风雨寒暑。其生于阴者，得之饮食居处，阴阳⑥喜怒。"帝曰："风雨之伤人奈何？"岐伯曰："风雨之伤人也，先客于皮肤，传入于孙脉，孙脉满则传入于络脉，络脉满则输于大经脉，血气与邪并客于分腠之间，其脉坚大，故曰实。实者外坚充满，不可按之，按之则痛。"帝曰："寒湿之伤人奈何？"岐伯曰："寒湿之中人也，皮肤不收，肌肉坚紧，荣血泣，卫气去，故曰虚。虚者聂辟⑦气不足，按之则气足以温之，故快然而不痛。"帝曰："善。阴之生实奈何？"岐伯曰："喜怒不节则阴气上逆，上逆则下虚，下虚则阳气走之，故曰实矣。"帝曰："阴之生虚奈何？"岐伯曰："喜则气下，悲则气消，消则脉虚空，因寒饮食，寒气熏满⑧，则血泣气去，故曰虚矣。"

[注释]

①倾：倾陷。②炅中：内热。③烦惋：烦闷。④相失：偏胜。⑤大厥：

血气并走于上，上实下虚而上厥下竭是为大厥。⑥阴阳：此指男女。⑦聂辟：胆怯、恐惧之意。⑧熏满：动藏。

[译文]

黄帝说："好。我已经听了有关虚实的表现，但不知道它们是怎样发生的？"岐伯答道："气血发生偏聚，阴阳出现偏盛偏衰，气窜乱于卫分，血逆行于经络，气血离其本位，形成一实一虚的情况。如果血偏聚阴分，气偏聚阳分，就会发生惊狂之症；如果血偏聚于阳分，气偏聚于阴分，就会发生热中之症；如果血偏聚于上，气偏聚于下，就会发生心中烦闷、易于发怒之症；如果血偏聚于下，气偏聚于上，就会发生心中狂乱、易于健忘之症。"黄帝说："血偏聚阴分，气偏聚阳分，像这样气血离失其所，何为实，何为虚呢？"岐伯说："血气喜温而恶寒，若遇寒就会气血凝涩而不能运行，若遇温则气血流畅。因而气偏聚阳分就会产生血虚，血偏聚阴分就会产生气虚。"黄帝说："人体内最重要的就是血和气了，现在先生说血偏聚为虚，气偏聚亦为虚，难道就没有实症了吗？"岐伯答道："多余的就为实，不足的为虚。因此气偏聚时血虚，血偏聚时气虚，现在血与气各离其处而不能相伴运行，所以称为虚症。如果络脉和孙脉的气血都灌输于经脉，血与气偏聚于经脉，那就成为实症了。如果血气偏聚于经脉且循经上逆就会发生大厥，表现为突然昏倒好像暴死一样，如果气血能够及时复返就可以生还，如果不能就会死亡。"黄帝说："实是从哪来，虚又是从哪离去的呢？虚实的关键，希望听您讲讲其中的缘故。"岐伯答道："阴经和阳经都有俞穴相互流注交会，阳经的气血注入阴经，阴经的气血充盛满溢于外。气血阴阳平衡，滋养人的形体，三部九候的脉象协调一致，这就是正常人。凡邪气产生的病变，有的从内脏起病，有的从肌表起病。从肌表起病都是感受了风雨寒暑的侵袭，从内脏起病都是由于饮食起居失常、阴阳失调和喜怒无常导致的。"黄帝说："风雨是怎么伤人的呢？"岐伯说："风雨之邪伤人，先侵犯皮肤，然后传入孙脉，孙脉邪盛则传入络脉，络脉邪盛则传入大经脉。血气与邪气偏聚于分肉之间，病人脉象就坚实而大，故称为实症。实症的病人外形坚满，不能按压，按压后疼痛。"黄帝说："寒湿之邪是怎么伤人的呢？"岐伯说："寒湿之邪伤人，使人皮肤拘急，肌肉坚紧，营血凝滞，卫气散失，故称为虚症。虚症的人常有恐怯的感觉，气不够用。如经按摩病处就会血脉流畅，而气也充足而感到温暖，所以病人就觉得舒适不痛了。"黄帝说："好。阴分的实症是怎样的呢？"岐伯说："喜怒不知道节制就会使阴气上逆，阴气上逆则下部空虚，下部空虚则阳气乘虚凑合，故称为实症。"黄帝说："那么阴分的虚症是怎样的呢？"岐伯说："如果欢喜太过就会使气下陷，悲伤太过就会使气消散。气消散了，血脉就虚了，若再吃些寒凉的食物，寒气就会充满经脉，致使血行凝涩，阳气耗散，故称做虚症。"

帝曰："经言阳虚则外寒，阴虚则内热，阳盛则外热，阴盛则内寒，余已闻之矣，不知其所由然也。"岐伯曰："阳受气于上焦，以温皮肤分肉之间，今寒气在外，则上焦不通，上焦不通，则寒气独留于外，故寒栗。"帝曰："阴虚生内热奈何？"岐伯曰："有所劳倦，形气衰少，谷气不盛，上焦不行，下脘不通①。胃气热，热气熏胸中，故内热。"帝曰："阳盛生外热奈何？"岐伯曰："上焦不通利，则皮肤致密，腠理闭塞，玄府②不通，卫气不得泄越，故外热。"帝曰："阴盛生内寒奈何？"岐伯曰："厥气上逆，寒气积于胸中而不泻，不泻则温气③去，寒独留，则血凝泣，凝则脉不通，其脉盛大以涩，故中寒。"

[注释]

①上焦不行，下脘不通：上焦不宣五谷味，下焦不化五谷精。②玄府：汗孔。③温气：阳气。

黄帝说："医经上说，阳虚则生外寒，阴虚则生内热，阳盛则生外热，阴盛则生内寒，这些我已经听过了，但不知道为什么会这样。"岐伯说："诸阳受气于上焦，具有温养皮肤腠理的功能，如寒气侵袭外表则使上焦之气不能宣通，上焦不通则阳气不能温养肌表，寒邪独留于体表就出现恶寒战栗的现象。"黄帝说："阴虚生内热是怎么回事呢？"岐伯说："人若劳倦过度，脾气虚弱，水谷精微吸收不足，上焦之气不宣，下脘不能化生水谷精微，胃气郁遏而生热，热气熏于胸中，所以产生内热。"黄帝说："阳盛生外热是怎么回事呢？"岐伯说："上焦阳气不能宣通导致皮肤纹理紧密，腠理闭塞不通，汗孔亦不通利，卫气不能向体外发泄，故产生外热。"黄帝说："那阴盛生内寒呢？"岐伯说："阴寒之气上逆，寒气积聚于胸而不去，寒气不去则阳气消散，寒气独留于胸以致血液凝滞则血脉不通，病人经脉盛大而见涩象，所以就发生内寒。"

帝曰："阴与阳并，血气以并，病形以成，刺之奈何？"岐伯曰："刺此者取之经隧，取血于营，取气于卫，用形哉①，因四时多少高下。"帝曰："血气以并，病形以成，阴阳相倾，补泻奈何？"岐伯曰："泻实者气盛乃内针，针与气俱内，以开其门如利其户，针与气俱出，精气不伤，邪气乃下，外门不闭，以出其疾，摇大其道，如利其路，是谓大泻，必切而出，大气②乃屈。"帝曰："补虚奈何？"岐伯曰："持针勿置，以定其意，候呼内针，气出针入，针空四塞，精无从去，方实而疾出针，气入针出，热不得还，闭塞其门，邪气布散，精气乃得存，动气候时，近气不失，远气乃来，是谓追之③。"

［注释］

①用形哉：观察病人形体长短肥瘦而或多或少地针刺。②大气：大邪气。

③追之：补虚之法。

[译文]

黄帝说："阴阳发生偏聚或血气发生偏聚，疾病已经形成，该怎么针刺治疗呢？"岐伯说："针刺治疗这种疾病，应取其经隧，病在血分刺治营分，病在气分刺治卫分。同时应用于人体时还要根据四时寒温的多少、病位的高下适当刺治。"黄帝说："气血发生偏聚，病已形成，阴阳失去平衡，应当如何补泻呢？"岐伯说："泻实症时应在病人吸气时进针，使针与气同时进入体内，从而打开邪气外出之门，就像疏通闭塞的门户一样；出针时要使针在呼气时拔出，这样才使精气不伤，邪气得以外泄，出针时不要闭合针孔，以利邪气外出，同时应摇大针孔，就像疏通阻塞的道路一样，这叫做大泻，出针时应按压针孔周围，亢盛的邪气才能被制服。"黄帝说："该怎么补虚呢？"岐伯说："持针后不要立即进针，应先安定病人的神气，待呼气时进针，使气出针入，针入后不要动摇使针孔四周密闭，精气无法外泄，待针下气至有充实感立即出针，出针时应在病人吸气时，使气入针出，使热邪不得返还体内，同时要按闭针孔，邪气才能消散，精气才能保存。在进针后至针下有充实感必须等待一段时间，如此才能使已至的正气不致散失，未至之气可以续来，这就叫追法。"

帝曰："夫子言虚实者有十，生于五脏，五脏五脉耳。夫十二经脉皆生其病，今夫子独言五脏。夫十二经脉者，皆络三百六十五节，节有病必被经脉，经脉之病皆有虚实，何以合之？"岐伯曰："五脏者，故得六腑与为表里，经络支节，各生虚实，其病所居，随而调之。病在脉，调之血；病在血，调之络；病在气，调之卫；病在肉，调之分肉；病在筋，调之筋；病在骨，调之骨。燔针劫刺其下及与急者；病在骨，淬针药熨；病不知所痛，两跷为上；身形有痛，九候莫病，则缪刺之；痛在于左而右脉病者，巨刺之。必谨察其九候，针道备矣。"

[译文]

黄帝说："您讲虚实有十种情况均发生在五脏，五脏仅有五条经脉，而人身有十二条经脉都能生病。现在您只讲五脏，十二经脉都与人体的三百六十五节相联络，节有病一定波及经脉，经脉的病变都有虚实，怎么能与您讲的相符合呢？"岐伯答道："五脏固然与六腑相为表里，但经络支节发生的疾病都有虚有实，应根据病邪所在之处而给予适当调治，病在血脉，应从血调治；病在血分，应从络脉调治；病在气血，应从卫调治；病在肌肉，应从分肉调治；病在筋脉，应从筋脉调治；病在骨骼，应从骨骼调治。病在筋，用火针劫刺病位的下部及筋脉拘急之处。病在骨，用火针或药敷法治之，如果病人疼痛没有明确部位，针刺阴跷阳跷的穴位最好；如身体疼痛，但九候之脉没有病象，可用缪刺之法治疗；病在左边而右侧的脉象出现病象，就用巨刺方法治疗。总之，必须慎重地审察病人九候的脉象进行治疗，针刺的技术才算完备了。"

缪刺论篇第六十三

　　黄帝问曰："余闻缪刺，未得其意，何谓缪刺？"岐伯对曰："夫邪之客于形也，必先舍于皮毛，留而不去，入舍于孙脉，留而不去，入舍于络脉，留而不去，入舍于经脉，内连五脏，散于肠胃，阴阳俱感，五脏乃伤，此邪之从皮毛而入，极于五脏之次也，如此则治其经焉。今邪客于皮毛，入舍于孙络，留而不去，闭塞不通，不得入于经，流溢于大络，而生奇病也。夫邪客大络者，左注右，右注左，上下左右与经相干，而布于四末，其气无常处，不入于经俞，命曰缪刺。"帝曰："愿闻缪刺，以左取右以右取左奈何？其与巨刺何以别之？"岐伯曰："邪客于经，左盛则右病，右盛则左病，亦有移易者，左痛未已而右脉先病，如此者，必巨刺之，必中其经，非络脉也。故络病者，其痛与经脉缪处，故命曰缪刺。"

　　[译文]

　　黄帝问道："我听说有缪刺法，但不知道它的作用，究竟什么叫缪刺法？"岐伯说："邪气侵袭人体的时候，一定先侵袭皮毛，如果邪气滞留不去就向内传入孙脉，如再滞留不去就向内传入络脉；如再滞留不去就向内传入经脉，并循经脉内入五脏，散布于肠胃；这样一来，五脏交互偏盛，五脏就会受伤。这是邪气侵入皮毛后最终影响五脏的顺序，像这样就应针刺其经穴。现在邪气侵入皮毛，内传并滞留孙脉，如此络脉闭塞不通，邪气不能内传于经脉，仅能流溢于大络之中而发生一侧的疾病。邪气入侵大络后，常从左流注到右，从右流注到左，从上到下，从左到右，通过经脉相连散布于四肢。由于邪气流窜无定所，也不能内入经脉俞穴，因而采取缪刺法。"黄帝说："希望听听缪刺的方法，什么叫左病取右、右病取左？它和巨刺有什么区别呢？"岐伯答道："邪气侵入经脉后，如左边经气旺盛则右边经脉先病；如右边经气旺盛则左边经脉先病；但是也有相互转移的情况。如病人左边疼痛尚未治愈而右边的经脉又开始发病，在这种情况下必须用巨刺法，针刺时一定要刺中病人的经脉，因为这不是治疗络脉的病变。由于络病的疼痛部位与经脉病的疼痛部位不同，因此治疗时应用缪刺法。"

帝曰："愿闻缪刺奈何？取之何如？"岐伯曰："邪客于足少阴之络，令人卒心痛暴胀，胸胁支满，无积者，刺然骨之前出血，如食顷而已，不已，左取右，右取左，病新发者，取五日已。邪客于手少阳之络，令人喉痹舌卷，口干心烦，臂外廉痛，手不及头，刺手中指次指爪甲上，去端如韭叶各一痏，壮者立已，老者有顷已，左取右，右取左，此新病数日已。邪客于足厥阴之络，令人卒疝暴痛，刺足大指爪甲上，与肉交者各一痏，男子立已，女子有顷已，左取右，右取左。邪客于足太阳之络，令人头项肩痛，刺足小指爪甲上，与肉交者各一痏，立已，不已，刺外踝下三痏，左取右，右取左，如食顷已。邪客于手阳明之络，令人气满胸中，喘息而支胠，胸中热，刺手大指次指爪甲上，去端如韭叶各一痏，左取右，右取左，如食顷已。邪客于臂掌之间，不可得屈，刺其踝后，先以指按之痛，乃刺之，以月死生为数，月生一日一痏，二日二痏，十五日十五痏，十六日十四痛。邪客于足阳跷之脉，令人目痛从内眦始，刺外踝之下半寸所各二痏，左刺右，右刺左，如行十里顷而已。人有所堕坠，恶血留内，腹中满胀，不得前后，先饮利药，此上伤厥阴之脉，下伤少阴之络，刺足内踝之下，然骨之前血脉出血，刺足跗上动脉，不已，刺三毛上各一痏，见血立已，左刺右，右刺左。善悲惊不乐，刺如右方。邪客于手阳明之络，令人耳聋，时不闻音，刺手大指次指爪甲上，去端如韭叶各一痏，立闻，不已，刺中指爪甲上与肉交者，立闻，其不时闻者，不可刺也。耳中生风者，亦刺之如此数，左刺右，右刺左。凡痹往来行无常处者，在分肉间痛而刺之，以月死生为数，用针者，随气盛衰，以为痏数，针过其日数则脱气，不及日数则气不泻，左刺右，右刺左，病已止，不已，复刺之如法，月生一日一痏，二日二痏，渐多之，十五日十五痏，十六日十四痏，渐少之。邪客于足阳明之经，令人鼽衄上齿寒，刺足中指次指爪甲上，与肉交者各一痏，左刺右，右刺左。邪客于足少阳之络，令人胁痛不得息，咳而汗出，刺足小指次指爪甲上，与肉交者各一痏，不得息立已，汗出立止，咳者温衣饮食，一日已，左刺右，右刺左，病立已，不已，复刺如法。邪客于足少阴之络，令人嗌痛不可内食，无故善怒，气上走贲上，刺足下中央之脉各三痏，凡六刺，立已，左刺右，右刺左。嗌中肿，不能内唾，时不能出唾者，缪刺然骨之前，出血立已，左刺右，右刺左。邪客于足太阴之络，令人腰痛，引少腹控䏚，不可以仰息，刺腰尻之解，两胛之上，是腰俞，以月死生为痏数，发针立已，左刺右，右刺左。邪客于足太阳之络，令人拘挛背急，引胁而痛，刺之从项始数脊椎侠脊，疾按之应手如痛，刺之旁三痏，立已。邪客于足少阳之络，令人留于枢中痛，髀不可举，刺枢中以毫针，寒则久留针，以月死生为数，立已。治诸经刺之，所过者不病，则缪刺之。耳聋，刺手阳明，不已，刺其通脉出耳前者。齿龋，刺手阳明，不已，刺其脉入齿中，立已。邪客于五脏之间，其病也，脉引而痛，时来时止，视其病，缪刺之于手足爪甲上，视其脉，出其血，间日一刺，一刺不已，五刺已。缪传引上齿，齿唇寒痛，视其手背脉血者去之，足阳明中指爪甲上一痏，手大指次指爪甲上各一痏，立已，左取右，右取左。邪客于手足少阴太阴足阳明之络，此五络皆会于耳中，上络左角，五络俱竭，令人身脉皆动，而形无知也，其状若尸，或曰尸厥，刺其足大指内侧爪甲上，去端如韭叶，后刺足心，后刺足中指爪甲上各一痏，后刺手大指内侧，去端如韭叶，后刺手心主，少阴锐骨之端各一痏，立已，不已，以竹管吹其两耳，鬄其左角之发方一寸燔治，饮以美酒一杯，不能饮者灌之，立已。凡刺之数，先视其经脉，切而从之，审其虚实而调之，不调者经刺之，有痛而经不病者缪刺之，因视其皮部有血络者尽取之，此缪刺之数也。"

[译文]

黄帝说："希望听听怎样缪刺，如何取穴。"岐伯说："邪气侵犯足少阴经的络脉，使人突然心痛，腹部突然胀大，胸胁部支撑胀满但无积聚，可针刺然谷穴令针刺出血，刺后大约一顿饭的时间病就可以缓解；如未缓解就要用左病刺右、右病刺左的方法。如果是新病，针刺五天左右就可痊愈。"

"邪气侵犯手少阳经的络脉，使人发生喉痛痹塞、舌卷，口干心烦，手臂外侧疼痛，手不能上举到头部，针刺应刺手小指侧的次指指甲上方，距离指甲如韭叶宽处的关冲穴，左右各刺一次。身体强壮的病人可以立即缓解，老年人稍等片刻后即可缓解。如左侧病变可取右手，如右侧病变可取左手。如是新病，几天就可痊愈。邪气侵犯足厥阴经的络脉，使人突然发生疝气，剧烈疼痛，应针刺足大趾爪甲上与肉交接处的大敦穴，各刺一针。如是男子病情立即缓解，如是女子稍等片刻亦缓解。如左侧病变取右足，如右侧病变取左足。邪气侵犯足太阳经的络脉，使人头部、项部、肩部疼痛，应针刺足小趾爪甲上与皮肉交接处的至阴穴，左右各刺一针，立即缓解。如病未缓解，可刺外踝下的金门穴三针。如左侧有病刺右侧金门穴，如右侧有病刺左侧金门穴。大约一顿饭的工夫可以缓解。邪气侵犯手阳明经的络脉可使人胸中气满，喘息而胸胁部胀满、胸中发热，可针刺大指侧的次指指甲上方，离指甲有韭菜叶宽处，左右各刺一次。左侧有病可刺右手，右侧有病可刺左手，一般针后一顿饭左右即可缓解。邪气侵入手掌臂之间，病人关节不能屈伸，应针刺病人腕后方，先用手按压疼痛部位然后进针。针刺数以月亮圆缺为依据，月亮日渐向圆，第一天一针，第二天二针，第十五天十五针；月亮日渐向缺，第十六日减为十四针，以后逐日减少一针。邪气侵犯人体足部的阳跷脉，可使人眼睛疼痛，从目内眦开始，应当针刺足外踝下面约半寸处的申脉穴，左右各刺二针。如左侧有病针刺右边，如右侧有病则针刺左边，约相当人步行十里路的时间病可缓解。有的人由于堕坠跌伤致使瘀血停留体内，腹部胀满，大小便不通，治疗时可先服通便导瘀之药。这是由于堕坠，在上损伤了厥阴经脉，在下损伤了少阴经的络脉。针刺时应取病人足内踝之下、然谷之前的血脉，并刺出血，然后针刺足背上的动脉；如果针刺后病未缓解，可再针足大趾上三毛处的大敦穴，左右各刺一次，见血后立即就会缓解。如左侧病应刺右足，如右侧病应刺左足。如病人有善悲、善惊、平素郁闷不乐，其针刺治疗方法同上。邪气侵犯手阳明经的络脉使人耳聋，有时能听到声音，有时听不到声音，应针刺手大指侧的次指指甲上方，距离指甲如韭菜叶宽处的商阳穴，左右各一针，立即可听到声音。如无效果，可再刺中指指甲上与皮肉交接处的中冲穴，立即就可以听到声音。若是完全听不到声音，就不要再针刺治疗了。假若耳鸣如有风声，也可用上述方法针刺。如左耳有病可刺右手，如右耳有病可刺左手。凡人患往来游走、行止无定的痹症，应在其疼痛部位刺其分肉之间，针刺之数以月亮盈亏为依据，针刺时还要随着人体在月亮圆缺周期中气血的盛衰来确定针刺的次数。如超过应刺的日数，可使人正气外脱。如达不到应刺的日数，邪气不能外泄。如病在左侧则针刺右边，病在右侧针刺左边。病痊愈则停止针刺；如病未愈，按上述方法再针。一般月亮初生，初一刺一针，初二刺二针，逐日增加，至十五日刺十五针，十六日刺十四针，逐日减少。病邪侵入足阳明经的络脉，可使人鼻塞、衄血、上齿寒冷，应针刺足中趾侧的次趾爪甲上方于皮肉交接处的厉兑穴，左右各一针。左病则刺右足，右病则刺左足。邪气侵入足少阳经的络脉使人胁肋疼痛，呼吸不畅，咳嗽汗出，应针刺足小趾次趾爪甲上与肉交接处的窍阴穴，左右各刺一次，呼吸不畅的症状可立刻缓解，出汗的症状也可以缓解。如果病人有咳嗽的症状则要注意衣被及饮食的温热，这样一天病就好了，左病则刺右边，右病则刺左边，病可很快缓解。如病不能缓解，可再用上法针刺。病邪侵犯足少阴经的络脉可使人咽痛不能进食，经常无故发怒，气上冲直至贲门之上，治疗应取足中央的涌泉穴，左右各三针，共六针，病情可立即缓解。左侧有病则针刺右足，右侧有病则针刺左足。如果咽喉肿痛不能咽下或有时不能吐出唾液的病人，应针刺然骨前的然谷穴使之出血，病情很快缓解。针刺时应掌握左病刺右足，右病刺左足。病邪侵入足太阴经的络脉使人腰痛，牵引到胁下，不能仰身呼吸，可针刺腰骶骨缝中、挟脊肌肉上方的腰俞穴，根据月亮的圆缺决定针刺的次数，出针后病可立即痊愈。如左病刺右腰，如右病刺左腰。病邪侵犯足太阳经的络脉可使人背部拘急，牵引到胁肋部疼痛，应针刺从项部开始沿脊椎两旁迅速按压，在病人感到压痛的部位周围针刺三次，病可立即痊愈。邪气侵犯足少阳经的络脉使入环跳部位疼痛，腿骨不能举动，可以用毫针针刺环跳穴，如因寒邪所致，留针时间可长一些，应根据月亮盈亏的情况确定针刺的次数，病情很快好转。大凡治疗各经的疾病采用针刺时，如各经循行所过之处未见病变，应采用缪刺法。耳聋的病人应针刺手阳明经商阳穴，如不见效，可再刺手阳明经脉走向耳前的听宫穴。龋齿病可针刺手阳明经的商阳穴，如不见效，可刺手阳明经脉走向齿中的经脉，病就可立即治愈。邪气侵犯人体五脏之间，其病变可见经脉牵引而痛，疼痛时发时止，应审察病人病情，在手足爪甲上进行缪刺。同时应审察有瘀血的络脉，刺出其血，隔一天针一次，如针一次不好，连刺五次后病可痊愈。阳明经的病邪交错传感，牵引至上齿，可出现齿唇寒冷疼痛的情况，可视病人手背上有瘀血的经脉针刺出血，然后在足阳明经中趾爪甲上刺一针，在手大指侧的次指爪甲上左右各刺一针，病很快痊愈。如左侧有病则针刺右手，如右侧有病则针刺左手。邪气侵犯手少阴、手太阴、足少阴、足太阴和足阳明的络脉，这五条经的络脉均会聚在耳中，并向上络于左耳上面的额角。如果这五条络脉的经气全部衰竭就会使人全身经脉振动，而形体却无知觉，就像死尸一样，有的人把它称为尸厥。这时应当针刺病人足大趾内侧爪甲上距离爪甲有韭菜叶宽处的隐白穴，再刺足心的涌泉穴，再刺足中趾爪甲上的厉兑穴，左右各一针。然后再刺手大指内侧距离爪甲有韭菜叶宽处的少商穴，再刺手少阴经在掌后锐骨之端的神门穴，左右各一针，病可立即痊愈。如果病不愈，可用竹管吹病人两耳朵，将病人左侧头角处的毛发剃下，约一方寸左右，烧成灰，用好酒一杯冲服，如病人不能饮用时，可灌入口中，很快就可以治愈了。大凡针刺的方法，先诊察病人的经脉，循经切按，详审病人虚实然后进行调治；如果经脉不调就用巨刺的方法治疗；如有病痛而经脉没有病变，可用缪刺法治疗，如果看见病人皮部有瘀血的络脉，应尽量地将瘀血刺出。以上是缪刺大法。"

四时刺逆从论篇第六十四

　　"厥阴有余，病阴痹①；不足，病生热痹②；滑则病狐疝风③，涩则病少腹积气。少阴有余病，皮痹隐轸；不足，病肺痹；滑则病肺风疝④，涩则病积溲血。太阴有余，病肉痹寒中；不足，病脾痹；滑则病脾风疝，涩则病积心腹时满。阳明有余，病脉痹身时热；不足，病心痹；滑则病心风疝，涩则病积时善惊。太阳有余，病骨痹身重；不足，病肾痹；滑则病肾风疝，涩则病积善时巅疾。少阳有余，病筋痹胁满；不足，病肝痹；滑则病肝风疝，涩则病积时筋急目痛。"

　　[注释]

　　①阴痹：厥阴为风木之气，风木有余则邪并于肝，肝经之脉，结于诸阴之分，故病为阴痹。②热痹：关节红肿热痛的病症。③狐疝风：《素问识》曰："《经脉篇》肝所生病为狐疝，而本篇以风者，《寿夭刚柔篇》云：'病在于阴者谓之痹，病在于阳者谓之风。'凡脉滑为阳有余，今脉滑者，并以风称之，其义可知。"④肺风疝：病名，因疝气外感风邪所致。

　　[译文]

　　"厥阴之气有余发为阴痹，而不足则发为热痹；若脉见滑象则患狐疝风；脉见涩象则少腹中有积气。少阴之气又有余发为皮痹或瘾疹，而不足则发为肺痹；若脉见滑象则患肺风疝；脉见涩象则主积聚和尿血。太阴之气有余发为肉痹和寒中，而不足则发为脾痹；若脉见滑象则患脾风疝；脉见涩象则主积聚和心腹胀满。阳明之气有余发为脉痹，身体有时发热，而不足则发为心痹；若脉见滑象则患心风疝；脉见涩象则主积聚和时常有惊恐。太阳之气有余发为骨痹，身体沉重，而不足则发为肾痹；若脉见滑象则患肾风疝；涩象则主积聚或头部疾患。少阳之气有余发为筋痹和胸胁胀满，而不足则发为肝痹；若脉见滑象则患肝风疝；涩象则主积聚以及筋脉拘急和眼目疼痛的病症。"

"是故春气在经脉，夏气在孙络，长夏气在肌肉，秋气在皮肤，冬气在骨髓中。"帝曰："余愿闻其故。"岐伯曰："春者，天气始开，地气始泄，冻解冰释，水行经通，故人气在脉。夏者，经满气溢，入孙络受血，皮肤充实。长夏者，经络皆盛，内溢肌中。秋者，天气始收，腠理闭塞，皮肤引急①。冬者盖藏，血气在中，内着骨髓，通于五脏。是故邪气者，常随四时之气血而入客也，至其变化不可为度，然必从其经气，辟除②其邪，除其邪则乱气不生。"

[注释]

①皮肤引急：指皮肤毛孔收缩。②辟除：排除。

[译文]

"这是因为春天风木之气在经脉，夏天君火之气在孙络，长夏湿土之气在肌肉，秋天燥金之气在皮肤，冬天寒水之气在骨髓中。"黄帝说："我想听听其中的道理。"岐伯答道："春天，天之阳气开始升发，地之阴气开始外泄，冰冻逐渐融解，水道通行，经脉畅通，所以人气在经脉。夏天，经脉中气满而流溢孙络，孙络得到了气血的滋养，皮肤也就充实了。长夏季节，经脉冲气血充盛，向内溢入到肌肉中。秋天，天气开始收敛，人的皮肤腠理闭塞，毛孔收缩。冬天主闭藏，气血在人体内部运行，精气附着于骨髓，在五脏内流通。所以邪气常常随着四时气血的不同情况而入侵人体，至于它们的具体变化是难以预料的。但是，在治疗时，所有的病都必须顺着四时的经气来祛除病邪。这样，逆乱之气就不会产生了。"

帝曰："逆四时而生乱气奈何？"岐伯曰："春刺络脉，血气外溢，令人少气；春刺肌肉，血气环逆①，令人上气；春刺筋骨，血气内着，令人腹胀。夏刺经脉，血气乃竭，令人解㑊；夏刺肌肉，血气内却②，令人善恐；夏刺筋骨，血气上逆，令人善怒。秋刺经脉，血气上逆，令人善忘；秋刺络脉，气不外行，令人卧不欲动；秋刺筋骨，血气内散，令人寒慄。冬刺经脉，血气皆脱，令人目不明；冬刺络脉，内气外泄，留为大痹③；冬刺肌肉，阳气竭绝，令人善忘。凡此四时刺者，大逆之病，不可不从也，反之，则生乱气相淫病焉。故刺不知四时之经，病之所生，以从为逆，正气内乱，与精相薄④，必审九候，正气不乱，精气不转。"

[注释]

①环逆：指气血循环逆乱。②却：闭。③大痹：指藏气虚而邪痹于五脏。④薄：通"搏"。

[译文]

黄帝说："如果逆四时而针刺引起气血逆乱会怎样呢？"岐伯说："春天针刺络脉，血气就会向外散溢使人气短；如果刺肌肉，气血循环就会逆乱使人气逆而喘；如果刺筋骨，血气就会留着体内而不通使人腹胀。夏天针刺经脉，血气就会衰竭使人倦惰；如果刺肌肉，血气内闭，使人容易惊恐；如果刺筋骨，血气就会逆上使人容易发怒。秋天针刺经脉使人血气上逆，使人健忘；如果刺络脉使人卫气不能循行于外而嗜睡，不想活动；如果刺筋骨，气血在体内耗散，使人寒战。冬天针刺经脉就会气血虚脱，使人视物不清；如果刺络脉，血气就会向外泄越，使人发生大痹；如果针刺肌肉就会阳气衰竭，使人记忆力减退。上述四时的针刺方法都会引起气机逆乱的疾患。所以针刺时必须顺应四时经气的变化，违反四时经气的变化而针刺就会产生逆乱之气，气血相互混乱而产生疾病。因此针刺时如果不懂得四时经气的所在和疾病发生的原因，以顺为逆，就会使正气逆乱，邪气与精气相互搏击而发生疾病。一定要仔细审察九候的脉象，这样进行针刺正气就不会乱了，邪气也不会与静气相聚了。"

帝曰："善。刺五脏，中心一日死，其动为噫。中肝五日死，其动为语。中肺三日死，其动为咳。中肾六日死，其动为嚏欠。中脾十日死，其动为吞。刺伤人五脏必死，其动，则依其脏之所变候知其死①也。"

[注释]

①依其脏之所变候知其死：张介宾说："见其变动之候，则识其伤在某藏，故可知其死期。"

[译文]

黄帝说："好。如果针刺误中五脏，刺中心脏一天之内就会死，其病变的症状是嗳气；刺中肝脏五天之内就会死，其病变的症状是多语；刺中肺脏三天之内就会死，其病变的症状是咳嗽；刺中肾脏六天之内就会死，其病变的症状是打喷嚏和呵欠；刺中脾脏十天之内就会死，其病变的症状是吞咽困难。刺伤人的五脏必致死亡。刺中后所发生的病变症状就是各脏所伤的依据，并可以此来预测死亡的日期。"

标本病传论篇第六十五

黄帝问曰："病有标本，刺有逆从奈何？"岐伯对曰："凡刺之方，必别阴阳，前后相应，逆从得施，标本相移，故曰有其在标而求之于标，有其在本而求之于本，有其在本而求之于标，有其在标而求之于本。故治有取标而得者，有取本而得者，有逆取而得者；有从取而得者。故知逆与从，正行无问，知标本者，万举万当，不知标本，是谓妄行。"

[译文]

黄帝问："疾病有标病本病，刺法有逆治从治，这是为什么呢？"岐伯回答道："大凡针刺的原则必须辨明病之阴阳属性和前后关系，然后确定实施逆治或从治、治标还是治本。所以说有的标病治标，有的本病治本，有的标病治本，有的本病治标。因而在治疗时，有治标而愈的，有治本而愈的，有逆治而愈的，有从治而愈的。所以掌握了逆治从治的原则，便能掌握正确的治疗而不必顾虑。了解了标本之间的轻重缓急就能屡治屡效，万无一失。如果不知道这些就是盲目施治了。"

"夫阴阳、逆从、标本之为道也，小而大，言一而知百病之害，少而多，浅而博，可以言一而知百也。以浅而知深，察近而知远，言标与本，易而勿及。治反为逆，治得为从^①。先病而后逆者治其本^②，先逆而后病者治其本，先寒而后生病者治其本，先病而后生寒者治其本，先热而后生病者治其本，先热而后生中满者治其标，先病而后泄者治其本，先泄而后生他病者治其本，必且调之，乃治其他病，先病而后生中满者治其标，先中满而后烦心者治其本。人有客气有同气。小大不利治其标，小大利治其本。病发而有余^③，本而标之，先治其本，后治其标。病发而不足，标而本之，先治其标，后治其本。谨察间甚^④，以意调之，间者并行，甚者独行^⑤。先小大不利而后生病者治其本。"

[注释]

①治反为逆，治得为从：不能辨别标本，治之相反的，称为逆治；能够分辨标本，治之得当，称为从治。②先病而后逆者治其本：先生病后病势逆的应该以治疗其先病为本。③病发而有余：张介宾注："此以气强弱而言标本，如病发之气有余，则必侮及他藏之气，而因本以传标，故必先治其本；病发之气不足，则必受他藏他气之侮，而因标以传本，故必先治其标。"④间甚：间，指病轻。甚，指病重。⑤间者并行，甚者独行：指病轻的可以标本同治，病重的标急治标、本急治本。

[译文]

"关于阴阳、逆从、标本的道理，可以由小及大，从某一点出发就可以了解各种疾病的危害；也可以由少及多，由浅到博，从一种疾病而推知各种疾病。从浅便能知深，察近便能知远。讲标本的道理，容易理解却很难做到。相反而治的为逆治，相顺而治的为顺治。如果先患某种疾病而后才气血逆乱的当先治其本病；先有气血逆乱而后才发病的当先治其本。先感受寒邪而后生病的当先治其本；先生病而后感受寒邪的亦当治其本。先感受热邪而后生病的当先治其本；先生病而后产生中焦胀满的当先治其标。先生病而后出现泄泻的当先治其本病；先出现泄泻而后产生他病的当先治疗泄泻而后才可治疗他病。先生病而后产生中焦胀满的应先治其标；先中焦胀满而后产生心烦的应先治其本。人体内有邪气，亦有真气。大小便不利的应先治其标；大小便通利的应先治其本。如果疾病发生而表现为有余的实症，应当用本而标之的治法，当先治其本，后治其标；如果疾病发生而表现为不足的虚症，应当用标而本之的治法，即先治其标，后治其本。应慎重地观察疾病的轻重，用心调治，凡病轻的标本同治，凡病重的当先治标或治本。如先有大小便不通利的而后发生其他疾病的应当先治其本病即通利大小便。"

"夫病传者，心病先心痛，一日而咳，三日胁支痛，五日闭塞不通，身痛体重，三日不已死，冬夜半，夏日中。肺病喘咳，三日而胁支满痛，一日身重体痛，五日而胀^①，十日不已死，冬日入，夏日出。肝病头目眩胁支满，三日体重身痛，五日而胀，三日腰脊少腹痛胫酸，三日不已死，冬日入，夏早食。脾病身痛体重，一日而胀，二日少腹腰脊痛胫酸，三日背䏝^②筋痛小便闭，十日不已死，冬人定，夏晏食^③。肾病少腹腰脊痛，胻痠，三日背䏝筋痛小便闭，三日腹胀，三日两胁支痛，三日不已死，冬大晨^④，夏晏晡。胃病胀满，五日少腹腰脊痛，胻三日背䏝筋痛小便闭，五日身体重，六日不已死，冬夜半后，夏日昳^⑤。膀胱病小便闭，五日少腹胀腰脊痛，胻一日腹胀，一日身体痛，二日不已死，冬鸡鸣^⑥，夏下晡。诸病以次相传，如是者，皆有死期，不可刺。间一脏止，及至三四脏者，乃可刺也。"

［注释］

①五日而胀：脾传于肾，水壅不行，故胀。②䏝：脊肉。③晏食：晚饭之时。④大晨：指天亮之时。⑤日昳：指午后。⑥鸡鸣：指半夜后。

［译文］

"疾病的传变一般先传其所胜之脏。如心病先有心痛，大约一天就传于肺而出现咳嗽；大约三天传于肝而见胁肋痛；大约五天传于脾而出现胃脘痞闷闭塞不通，身体疼痛而重；如果再过三天不愈的就会死亡。冬天死在半夜，夏天死在中午。如是肺病先有咳嗽，大约三天传于肝出现胁肋胀满疼痛，再过一天传于脾可有身体沉重疼痛，再过五天传于胃而见腹胀，再过十天不愈的就会死亡。冬天死在日落的时候，夏天死在日出的时候。如是肝病先出现头痛目眩、胁肋胀满，大约三天传于脾而见身体沉重疼痛，再过五天传于胃而胀满，再过三天传于肾产生腰脊少腹疼痛、腿胫发酸，再过三天不愈的就会死亡。冬天死在日落的时辰，夏天死在吃早饭的时间。如是脾病则身体沉重疼痛，大约一天传于胃而见腹胀，再过两天传于肾而见少腹腰脊疼痛、腿胫酸困，再过三天传于膀胱可见背脊疼痛、小便不通，再过十天不愈的就会死亡。冬天死于夜深人静的时候，夏天死于吃晚饭的时候。如是肾病则见少腹腰脊疼痛、腿胫发酸，三天后传于膀胱可见背脊筋痛、小便不通，再过三天传于胃而见腹胀，再过三天传于肝而出现胁肋胀痛，再过三天不愈的就会死亡。冬天死在天亮的时候，夏天死在黄昏的时候。如是胃病可见腹胀，大约五天传于肾则见少腹腰脊疼痛、腿胫发酸，再过三天传于膀胱可见背脊筋痛、小便不通，再过五天传于脾而见身体疼痛沉重，再过六天不愈的就会死亡。冬天死在半夜以后，夏天死在午后。如是膀胱有病则见小便闭塞不通，大约五天传于肾而见少腹胀满、腰脊疼痛、腿胫发酸，再过一天传于胃而见胃脘胀满，再过一天传于脾可见身体疼痛，再过二天不愈的就会死亡。冬天死于半夜鸡鸣时，夏天死于下午。各种病征按次序相互传变，像上述次序相传的都有一定的死期，不可用刺法。如果间脏相传或隔三四脏相传的方可用针刺治疗。"

天元纪大论篇第六十六

黄帝问曰："天有五行，御五位^①，以生寒暑燥湿风，人有五脏，化五气，以生喜怒思忧恐，论言五运相袭而皆治之，终期^②之日，周而复始，余已知之矣，愿闻其与三阴三阳之候奈何合之？"

[注释]

①御五位：指主东、南、中、西、北五个方位。②期：即一年。

[译文]

黄帝问道："天有五行主五方之位，从而产生了寒、暑、燥、湿、风；人有五脏化生五气，从而产生了喜、怒、思、忧、恐。《六节藏象论》中谈到五运之气相互承袭，各有其主治的时令，一年一周期，如此周而复始。这些道理我已经知道了。希望听听五运和三阴、三阳这六气是怎么结合的？"

鬼臾区稽首再拜对曰："昭乎哉问也。夫五运阴阳者，天地之道也，万物之纲纪，变化之父母，生杀之本始，神明之府也，可不通乎！故物生谓之化，物极谓之变，阴阳不测谓之神，神用无方^①谓之圣。夫变化之为用也，在天为玄，在人为道，在地为化，化生五味，道生智，玄生神。神在天为风，在地为木，在天为热，在地为火，在天为湿，在地为土，在天为燥，在地为金，在天为寒，在地为水，故在天为气，在地成形，形气相感而化生万物矣。然天地者，万物之上下也；左右者，阴阳之道路也；水火者，阴阳之征兆也；金木者，生成之终始也②。气有多少，形有盛衰，上下相召而损益彰矣。"

[注释]

①神用无方：张介宾注："神之为用，变化莫测，故曰无方。"②金木者，生成之终始也：金代表秋，木代表春，春秋一生一成，而为万物之始终。

[译文]

鬼臾区恭敬行礼回答道："问得很明确啊！五运阴阳是天地间的规律，是万物的纲领，是变化的本源，是生长、消亡的根本，是神明之所在，难道可以不了解吗？所以万物的生长称为化，生长发展到极端就产生变，阴阳变化莫测，所以称为神，能够灵活运用神而不拘泥于方的称为圣。阴阳变化的作用，在天为深奥莫测的宇宙，在人为生理、病理变化的规律，在地就是万物的化生，化生出五味，人们明白了这些道理就产生了智慧，深奥莫测就产生了神。这种神明的变化，在天表现为风，在地为木；在天为热，在地为火；在天为湿，在地为土；在天为燥，在地为金；在天为寒，在地为水。总之在天为无形的六气，在地为有形的五行，形气相互感应就化生了天地万物。所以，天地是万物上下的范围，左右是阴阳升降的道路，水火是阴阳的表现，秋春是生长收成的终始。气有多少的不同，形有盛衰的分别，形气相互感应，于是不足和有余的现象就很明显了。"

帝曰："愿闻五运之主时也何如？"鬼臾区曰："五气运行，各终期日①，非独主时也。"帝曰："请闻其所谓也。"鬼臾区曰："臣积考《太始天元册》文曰：太虚寥廓②，肇基化元，万物资始，五运终天，布气真灵，揔统坤元③，九星悬朗，七曜周旋，曰阴曰阳，曰柔曰刚，幽显既位，寒暑弛张，生生化化，品物④咸章。臣斯十世，此之谓也。”

[注释]

①期日：指三百六十五日。②太虚寥廓：指天空广阔无垠。③坤元：指地之德，为生长万物之根。④品物：指万物。

[译文]

黄帝说：“我希望听您讲讲五运主四时是怎么回事？”鬼臾区答道：“五气运行，每运各主一年，并不是仅仅主一个时令。”黄帝说：“那么请您讲讲其中的缘由。”鬼臾区说：“我查考了《太始天元册》，上面说道：广阔无垠的天空是生化的基础，也是万物滋生的起始。五运循行于天道以及六元真灵之气的敷布，是总统大地万物生长的根本规律。九星悬挂辉耀，七星循行环绕，于是天地有了阴阳的变化，也有了柔刚的区别，昼夜有明暗的交替，四季有寒暑的往来，这样生化不息，万物自然都明显的繁荣昌盛了。我家已经十世相传的就是这些道理。”

帝曰：“善。何谓气有多少，形有盛衰？”鬼臾区曰：“阴阳之气，各有多少，故曰三阴三阳也。形有盛衰，谓五行之治，各有太过不及也。故其始也，有余而往，不足随之，不足而往，有余从之，知迎知随，气可与期。应天为天符①，承岁为岁直②，三合③为治。”

[注释]

①天符：运气与司天之气相应而符合。②岁直：运气与年支之气相同。③三合：主运、司天、年支三者之会合。

[译文]

黄帝说：“好。什么是气有多少，形有盛衰呢？”鬼臾区答道：

"阴阳之气各有多少的不同，所以有三阴、三阳的分别。形有盛衰是说五行主岁运，各有太过与不及。如果开始的时候太过了，接下来的一运便是不及；如果开始是不及的，接下来的一运便是太过。明白了这个道理，就可以知道运气变化的周期了，凡是中运与司天之气相应而符合的叫做天符，与该岁的年支相符的叫做岁直，既是天符又是岁直的便叫做三合。"

帝曰："上下相召①奈何？"鬼臾区曰："寒暑燥湿风火，天之阴阳②也，三阴三阳上奉之。木火土金水火，地之阴阳③也，生长化收藏下应之。天以阳生阴长，地以阳杀阴藏。天有阴阳，地亦有阴阳。木火土金水火，地之阴阳也，生长化收藏。故阳中有阴，阴中有阳。所以欲知天地之阴阳者，应天之气，动而不息，故五岁而右迁，应地之气，静而守位④，故六期而环会⑤，动静相召，上下相临，阴阳相错，而变由生也。"

[注释]

①上下相召：上为天，下为地，相召者，谓天地之气相互感召。②天之阴阳：指风、寒、暑、湿、燥、火分属三阴三阳。③地之阴阳：指主时之气的三阴三阳。④应地之气，静而守位：张介宾注："应地之气，天气之应地支也。静而守位，以地承天而地支不动也。"⑤六期而环会：指六年运气循环一周。

[译文]

黄帝说："天地之气上下相互感应是怎么回事？"鬼臾区答道："寒、暑、燥、湿、风、火是天之阴阳变化而生的，三阴三阳与其相应；木、火、土、金、水是地之阴阳变化而生的，生长化收藏与之相应。所以天是阳生阴长，地是阳杀阴藏，天地皆有阴阳，阳中有阴，阴中有阳。所以要了解天地阴阳，就必须知道与六气相应的五运是运动不息的，因此每经过五年就右迁一步；与五运相应的六气是静止的，因此经过六年才循环一周。天地动静上下相互影响，阴阳相互交错，于是变化就产生了。"

帝曰："上下周纪^①，其有数乎？"鬼臾区曰："天以六为节，地以五为制。周天气者，六期为一备；终地纪者，五岁为一周。君火以明，相火以位。五六相合而七百二十气^②，为一纪，凡三十岁；千四百四十气，凡六十岁，而为一周，不及太过，斯皆见矣。"

[注释]

①上下周纪：天干在上，五岁为一周，地支在下，七百二十气为一纪。
②气：指节气。

[译文]

黄帝问道："天地间运气的循环运动变化也有定数吗？"鬼臾区回答说："天以六气为节，地以五行为制。六气司天需要六年才能循环一周，五行制地需要五年才可循环一周。因为君火主宰神明，相火主运，所以运有五，气有六，五六相合共三十年为一纪，共有七百二十个节气；经过一千四百四十个节气，是为六十年甲子一周，于是不及和太过都可以显现出来了。"

帝曰："夫子之言，上终天气，下毕地纪，可谓悉矣。余愿闻而藏之，上以治民，下以治身，使百姓昭着，上下和亲，德泽下流，子孙无忧，传之后世，无有终时，可得闻乎？"鬼臾区曰："至数^①之机，迫迮^②以微，其来可见，其往可追，敬之者昌，慢之者亡，无道行私，必得夭殃，谨奉天道，请言真要。"

[注释]

①至数：指五运六气相合的定数。②迮：通"窄"，有"近"的意思。

[译文]

黄帝说："先生所言，上至天气，下达地理，真是详细啊！我要把这些牢记于心，上以治百姓的疾苦，下以保养自己的身体，使百姓都了解这些道理，上下和睦，使恩德惠及百姓后代，子子孙孙无忧，传于后世，永不终结，您能不能再给我讲讲呢？"鬼臾区说："五运六气相合的规律可以说是近乎微妙的，它的变化，其未来可以察见，其以往可以追寻。重视这种规律就能保持健康；忽视了它就会发生疾病，甚至死亡。违背了自然规律，肆意放纵，必定会遭受灾殃。所以要谨慎地尊奉它，请让我讲讲它的真正要旨吧。"

帝曰："善言始者，必会于终，善言近者，必知其远，是则至数极而道不惑，所谓明矣。愿夫子推而次之，令有条理，简而不匮，久而不绝，易用难忘，为之纲纪，至数之要，愿尽闻之。"鬼臾区曰："昭乎哉问！明乎哉道！如鼓之应桴，响之应声也。臣闻之，甲己之岁，土运统之①；乙庚之岁，金运统之；丙辛之岁，水运统之；丁壬之岁，木运统之；戊癸之岁，火运统之。"

[注释]

①甲己之岁，土运统之：指甲年则阳土通纪全年之运，己年则阴土通纪全年之运。余类推。

[译文]

黄帝说："善于把握事物的起源，必然能推知事物发展的结果；善于了解事物的现状，必然能预测其将来的发展。只有这样才能对五运六气相合的道理有透彻深刻的理解而不至于迷惑。希望先生您有条不紊、简明扼要地讲解，使人容易记住，不会忘记，便于应用，我希望听到这样一个完整的道理。"鬼臾区答道："您问得高明啊！道理也很清楚，就像鼓锤敲在鼓上，发出声音马上就得到回声。我曾听说，甲年和己年都属于土运，乙年和庚年都属于金运，丙年和辛年都属于水运，丁年和壬年都属于木运，戊年和癸年都属于火运。"

帝曰："其于三阴三阳，合之奈何？"鬼臾区曰："子午之岁，上见少阴[①]；丑未之岁，上见太阴；寅申之岁，上见少阳；卯酉之岁，上见阳明；辰戌之岁，上见太阳；巳亥之岁，上见厥阴。少阴所谓标也，厥阴所谓终也[②]。厥阴之上，风气主之；少阴之上，热气主之；太阴之上，湿气主之；少阳之上、相火主之；阳明之上，燥气主之；太阳之上，寒气主之。所谓本也，是谓六元。"帝曰："光乎哉道！明乎哉论！请着之玉版，藏之金匮，署曰《天元纪》。"

［注释］

①子午之岁，上见少阴：逢子年、午年，则少阴司天在上，因三阴、三阳为六气之上奉于天，故称为见。②少阴所谓标也，厥阴所谓终也：子午为起首，其始故谓标。从少阴子午而数到厥阴乙亥为一周，厥阴为阴之尽也，其尽故谓终。标，首。终，尽。

［译文］

黄帝说："那么五运和三阴三阳怎么相合呢？"鬼臾区答道："子、午年都是少阴司天，丑、未年都是太阴司天，寅、申年都是少阳司天，卯、酉年都是阳明司天，辰、戌年都是太阳司天，巳、亥年都是厥阴司天。年支阴阳的次序以子年为始，亥年为终。厥阴主风气，少阴主热气，太阴主湿气，少阳主相火，阳明主燥气，太阳主寒气。所谓因为风、寒、暑、湿、燥、火是三阴三阳的本气，它们都是天元之气所生，故称六元。"黄帝说："这真是熠熠发光的道理啊！您讲得又这么明白！请允许我把它刻在玉版上，藏在金匮里，署名为《天元纪》。"

五运行大论篇第六十七

黄帝坐明堂，始正天纲①，临观八极②，考建五常，请天师而问之曰："论言天地之动静，神明为之纪，阴阳之升降，寒暑彰其兆。余闻五运之数于夫子，夫子之所言，正五气之各主岁尔，首甲定运，余因论之。"鬼臾区曰："土主甲己，金主乙庚，水主丙辛，木主丁壬，火主戊癸。子午之上，少阴主之；丑未之上，太阴主之；寅申之上，少阳主之；卯酉之上，阳明主之；辰戌之上，太阳主之；巳亥之上，厥阴主之。不合阴阳，其故何也？"岐伯曰："是明道也，此天地之阴阳也。夫数之可数者，人中之阴阳也，然所合，数之可得者也。夫阴阳者，数之可十，推之可百，数之可千，推之可万。天地阴阳者，不以数推以象之谓也。"

［注释］

①天纲：指天之黄道、二十八星宿等。②八极：地之八方。

［译文］

黄帝坐在明堂里，开始厘正天文学的纲纪，观察八方的地理形势，研究五运六气的规律，乃向天师岐伯请问道："有关医书上说，天地的动静是以自然界中变化莫测的物象为纲纪，阴阳升降是以寒暑的更换显示它的征兆。我也听先生讲过五运变化的规律，先生所讲的仅是五运之气分别主岁。关于六十甲子，从甲年开始定运的问题，我又与鬼臾区进一步加以讨论。"鬼臾区说："土运主甲己年，金运主乙庚年，水运主丙辛年，木运主丁壬年，火运主戊癸年。子、午年是少阴司天，丑、未年是太阴司天，寅、申年是少阳司天，卯、酉年是阳明司天，辰、戌年是太阳司天，巳、亥年是厥阴司天，这些与以前所论的阴阳不怎么符合是什么道理呢？"岐伯说："这个道理是很明显的，因为五运六气是天地的阴阳啊！可以数得清的是人身中的阴阳，因而它符合阴阳的规律，而且可以用类推的方法求得。至于阴阳的变化，若进一步推演之，可以从十而至百，由千而及万，但是天地的阴阳变化是不能用数字去类推的，只能从自然万象的变化中去推求。"

帝曰："愿闻其所始也。"岐伯曰："昭乎哉问也！臣览《太始天元册》文，丹天之气经于牛女戊分，黅天之气经于心尾己分，苍天之气经于危室柳鬼，素天之气经于亢氐昴毕，玄天之气经于张翼娄胃。所谓戊己分者，奎壁角轸，则天地之门户也。夫候之所始，道之所生，不可不通也。"

[译文]

黄帝说："我想听您讲讲运气学说是怎样创始的。"岐伯说："您提这个问题是很高明的啊！我曾看到《太始天元册》里记载，赤色的天气经过牛、女二宿及西北方的戊分；黄色的天气经过心、尾二宿及东南方的己分；青色的天气经过危、室二宿与柳、鬼二宿之间；白色的天气经过亢、氐二宿与昴、毕二宿之间；黑色的天气经过张、翼二宿与娄、胃二宿之间。所谓戊分即奎、壁二宿所在处，己分即角、轸二宿所在处，奎、壁在立秋到立冬的节气之间，角、轸在立春到立夏的节气之间，所以是天地阴阳的门户。这是推演时令的开始，也是自然规律所产生的，不可以不通晓啊。"

帝曰："善。论言天地者，万物之上下①，左右②者，阴阳之道路，未知其所谓也。"岐伯曰："所谓上下者，岁上下见阴阳之所在也。左右者，诸上见厥阴，左少阴右太阳；见少阴，左太阴右厥阴；见太阴，左少阳右少阴；见少阳，左阳明右太阴；见阳明，左太阳右少阳；见太阳，左厥阴右阳明。所谓面北而命其位，言其见也。"

[注释]

①上下：上，司天。下，在泉。②左右：指司天之左右。

[译文]

黄帝说："好。在天元纪大论中曾说：'天地是万物的上下，左右是阴阳的道路'，不知道是什么意思?"岐伯说："这里所说的上下指的是该年的司天在泉所在位置的阴阳属性。所说的左右指的是司天的左右间气，凡是厥阴司天，左间是少阴，右间是太阳；少阴司天，左间是太阴，右间是厥阴；太阴司天，左间是少阳，右间是少阴；少阳司天，左间是阳明，右间是太阴；阳明司天，左间是太阳，右间是少阳；太阳司天，左间是厥阴，右间是阳明。这里说的左右是面向北方而定的。"

帝曰："何谓下?"岐伯曰："厥阴在上则少阳在下，左阳明右太阴①；少阴在上则阳明在下，左太阳右少阳；太阴在上则太阳在下，左厥阴右阳明；少阳在上则厥阴在下，左少阴右太阳；阳明在上则少阴在下，左太阴右厥阴；太阳在上则太阴在下，左少阳右少阴。所谓面南而命其位，言其见也。上下相遘②，寒暑相临，气相得则和，不相得则病。"帝曰："气相得而病者何也?"岐伯曰："以下临上③，不当位也。"

①左阳明右太阴：左右指在泉之左右。②上下相遘：司天在上，在泉在下，五运居中，三气相交，是上下相遘。③以下临上：王冰注："土临火，火临木，木临水，水临金，金临土，皆以下临上，不当位也。"

［译文］

黄帝说："什么叫下（在泉）呢？"岐伯说："厥阴司天则少阳在泉，在泉的左间是阳明，右间是太阴；少阴司天则阳明在泉，在泉的左间是太阳，右间是少阳；太阴司天则太阳在泉，在泉的左间是厥阴，右间是阳明；少阳司天则厥阴在泉，在泉的左间是少阴，右间是太阳；阳明司天则少阴在泉，在泉的左间是太阳，右间是厥阴；太阳司天则太阴在泉，在泉的左间是少阳，右间是少阴。这里所说的左右是面向南方而定的。上下互相交感，寒暑互相加临，其气相生的就属平和，其气彼此相克的就要生病。"黄帝问："若其气相生而生病是什么原因呢？"岐伯说："这是由于以下加临于上，属不当其位，所以也要生病。"

帝曰："动静何如？"岐伯曰："上者右行，下者左行，左右周天，余而复会也。"帝曰："余闻鬼臾区曰，应地者静。今夫子乃言下者左行，不知其所谓也，愿闻何以生之乎？"岐伯曰："天地动静，五行迁复，虽鬼臾区其上候①而已，犹不能遍明。夫变化之用，天垂象，地成形，七曜纬虚②，五行丽地。地者，所以载生成之形类也。虚者，所以列应天之精气也。形精之动，犹根本之与枝叶也，仰观其象，虽远可知也。"

［注释］

①上候：张介宾说："天运之候"。②七曜纬虚：谓日月五星循行于太虚。

［译文］

黄帝说："司天、在泉运转的动静是怎样的呢？"岐伯说："司

天之气在上向右运行；在泉在下是向左运行，左行和右行左右旋转
一周为一年，又回到原来的位置。"黄帝说："我听鬼臾区说应地之
气是主静的。现在先生乃说下者左行，不明白您的意思，我想听听
是怎么产生的？"岐伯说："天地的运动和静止，五行的循环运行是
很复杂的，鬼臾区虽然知道天的运行情况，但是没有全面地了解。
关于天地变化的作用，天显示的是日月二十八宿等星象，地形成了
有形的物质。日月五星围绕在宇宙之中，五行之气附着在大地之
上。所以地载运各类有形的物质，宇宙布列日月五星。地之形质与
天之精气的运动就像根和枝叶的关系。虽然距离很远，但通过对天
象的观察还是可以了解的。"

帝曰："地之为下否乎？"岐伯曰："地为人之下，太虚之中
者也。"帝曰："冯乎？"岐伯曰："大气举之也。燥以干之，暑
以蒸之，风以动之，湿以润之，寒以坚之，火以温之。故风寒在
下，燥热在上，湿气在中，火游行其间，寒暑^①六入，故令虚而
生化也。故燥胜则地干，暑胜则地热，风胜则地动，湿胜则地
泥，寒胜则地裂，火胜则地固矣。"

[注释]

①寒暑：指一年。

[译文]

黄帝说："大地是不是在下面呢？"岐伯说："应该说大地是在
人的下面，在宇宙的中间。"黄帝说："它在宇宙中间依靠的是什
么？"岐伯说："是空间的大气把它举起来的。燥气使它干燥，暑气
使它蒸发，风气使它运动，湿气使它滋润，寒气使它坚实，火气使
它温暖。所以风寒在下，燥热在上，湿气在中，火气游行于诸气之
间，一年之内风、寒、暑、湿、燥、火六气下临于大地，因而化生
万物。所以燥气太过地就干燥，暑气太过地就炽热，风气太过地上

万物皆动，湿气太过地就湿润，寒气太过地就坼裂，火气太过地就坚固。"

帝曰："天地之气，何以候之？"岐伯曰："天地之气，胜复①之作，不形于诊也。《脉法》曰：天地之变，无以脉诊。此之谓也。"帝曰："间气何如？"岐伯曰："随气所在，期于左右。"帝曰："期之奈何？"岐伯曰："从其气则和，违其气则病，不当其位者病，迭移其位者病，失守其位者危，尺寸反者死，阴阳交者死。先立其年，以知其气，左右应见，然后乃可以言死生之逆顺。"

[注释]

①胜复：胜，克贼侵犯。复，报复。

[译文]

黄帝说："司天、在泉之气从脉上怎样诊察呢？"岐伯说："司天、在泉之气，天气与地气胜复的变化不能表现于脉搏上。《脉法》上说：天地的变化不能根据脉象进行诊察。就是这个意思。"黄帝说："左右间气的反应怎样呢？"岐伯说："可以随着间气的位置，诊察左右手的脉搏。"黄帝说："怎样测知呢？"岐伯说："脉气与岁气相应的就无病，脉气与岁气相违的就生病，相应之脉不当其位而见于他位的要生病，左右脉相反的要生病，相应之脉位反见于相克脉象的病情危重，两手尺脉和寸脉皆相反的就要死亡，阴阳交见的也要死亡。首先要确立每年的司天、在泉，明确左右间气应当出现的位置，然后才可以预测人的生死和病情的逆顺。"

帝曰："寒暑燥湿风火，在人合之奈何？其于万物何以生化？"岐伯曰："东方生风，风生木，木生酸，酸生肝，肝生筋，筋生心。其在天为玄，在人为道，在地为化。化生五味，道生智，玄生神，化生气。神在天为风，在地为木，在体为筋，在气为柔，在脏为肝。其性为暄，其德为和，其用为动，其色为苍，其化为荣，其虫毛，其政为散，其令宣发，其变摧拉，其眚①为陨，其味为酸，其志为怒。怒伤肝，悲胜怒；风伤肝，燥胜风；酸伤筋，辛胜酸。"

[注释]

①眚：作"灾害"解。

[译文]

黄帝说："寒、暑、燥、湿、风、火六气与人体是怎样配合的呢？对于万物的生化又有什么作用呢？"岐伯说："东方应春而生风，春风能使木类生长，木气化生酸味，酸味滋养肝脏，肝滋养筋膜，肝木生心火，所以筋能养心。六气的变化，在天为玄冥之象，在人为认识事物的变化规律，在地为万物的生化。地有生化，然后能生成五味，认识了事物的规律，然后能生成智慧，天有无穷的力量，所以生生不息，从而产生五运六气。所以六气的变化具体表现为：在天应在风，在地应在木，在人体应在筋，在气应在柔和，在脏应在肝。其性为温暖，其德为平和，其功用为动，其色为青，其生化为繁荣，其虫为毛兽类，其作用为发散，其时令为宣布阳和，其变动为摧折败坏，其灾为陨落，其味为酸，其情志为怒。怒能伤肝，悲哀能抑制怒气；风气能伤肝，燥气能克制风气；酸味能伤筋，辛味能克制酸味。"

"南方生热，热生火，火生苦，苦生心，心生血，血生脾。其在天为热，在地为火，在体为脉，在气为息，在脏为心。其性为暑，其德为显，其用为躁，其色为赤，其化为茂，其虫羽，其政为明，其令郁蒸，其变炎烁，其眚燔焫，其味为苦，其志为喜。喜伤心，恐胜喜；热伤气，寒胜热；苦伤气，咸胜苦。"

"南方应夏而生热，热盛则生火，火能生苦味，苦味入心，滋养心脏，心能生血，心气通过血以滋养脾脏。它在天应在热，在地应在火，在人体应在脉，在气应在阳气生长，在脏应在心。其性为暑热，其德为显现物象，其功用为躁动，其色为赤，其生化为茂盛，其虫为鸟羽类，其作用为明显，其时令为热盛，其变动为炎热灼烁，其灾为燔灼焚烧，其味为苦，其情志为喜。喜能伤心，恐惧能抑制喜气；热能伤气，寒能克制热气；苦味能伤气，咸味能克制苦味。"

"中央生湿，湿生土，土生甘，甘生脾，脾生肉，肉生肺。其在天为湿，在地为土，在体为肉，在气为充，在脏为脾。其性静兼，其德为濡，其用为化，其色为黄，其化为盈，其虫倮①，其政为谧，其令云雨，其变动注，其眚淫溃，其味为甘，其志为思。思伤脾，怒胜思；湿伤肉，风胜湿；甘伤脾，酸胜甘。"

［注释］

①倮：无毛无甲无鳞的动物。

［译文］

"中央应长夏而生湿，湿能生土，土能生甘味，甘味入脾，能滋养脾脏，脾能滋肌肉，脾气通过肌肉而滋养肺脏。它在天应于湿，在地应于土，人体应于肉，在气应于物体充盈，在脏应于脾。其性安静能兼化万物，其德为濡润，其功用为生化，其色黄，其生化为万物盈满，其虫为倮虫类，其政为安静，其令为布化云雨，其变化为久雨不止，其灾为湿雨土崩，其味为甘，其情志为思。思能伤脾，怒能抑制思虑；湿能伤肌肉，风能克制湿气，甘味能伤脾，酸味能克制甘味。"

"西方生燥，燥生金，金生辛，辛生肺，肺生皮毛，皮毛生肾。其在天为燥，在地为金，在体为皮毛，在气为成，在脏为肺，其性为凉，其德为清，其用为固，其色为白，其化为敛，其虫介，其政为劲，其令雾露，其变肃杀，其眚苍落，其味为辛，其志为忧。忧伤肺，喜胜忧；热伤皮毛，寒胜热；辛伤皮毛，苦胜辛。"

[译文]

"西方应秋而生燥，燥能生金，金能生辛味，辛味入肺而能滋养肺脏，肺能滋养皮毛，肺气通过皮毛而又能滋养肾脏。变化莫测的神，它在天应于燥，在地应于金，在人体应于皮毛，在气应于万物成熟，在脏应于肺。其性为清凉，其德为洁净，其功用为坚固，其色为白，其生化为收敛，其虫为介壳类，其政为刚劲切切，其令为雾露，其变动为严酷摧残，其灾为青干而凋落，其味为辛，其情志为忧愁。忧能伤肺，喜能抑制忧愁；热能伤皮毛，寒能克制热气；辛味能伤皮毛，苦味能克制辛味。"

"北方生寒，寒生水，水生咸，咸生肾，肾生骨髓，髓生肝。其在天为寒，在地为水，在体为骨，在气为坚，在脏为肾。其性为凛，其德为寒，其用为藏，其色为黑，其化为肃，其虫鳞，其政为静，其令霰雪，其变凝冽，其眚冰雹，其味为咸，其志为恐。恐伤肾，思胜恐；寒伤血，燥胜寒；咸伤血，甘胜咸。五气更立，各有所先，非其位则邪，当其位则正。"

[译文]

"北方应冬而生寒，寒能生水，水能生咸味，咸味入肾而能滋养肾脏，肾能滋养骨髓，肾气通过骨髓而能滋养肝脏。变化莫测的神其具体表现为：在天应于寒，在地应于水，在人体应于骨，在气应于物体坚实，在脏应于肾。其性为严凛，其德为寒冷，其功用为闭藏，其色为黑，其生化为整肃，其虫为鳞片类，其政为平静，其令为霜雪，其变动为水冰气寒，其灾为冰雹，其味为咸，其情志为恐。恐能伤肾，思能抑制恐惧；寒能伤血，燥能克制寒气；咸味能伤血，甘味能克制咸味。五方之气交替主时各有先期而至的气候，与时令不合的是邪气，与时令相合的是正常之气。”

帝曰：“病生之变何如？”岐伯曰：“气相得则微，不相得则甚。”帝曰：“主岁何如？”岐伯曰：“气有余，则制己所胜而侮所不胜；其不及，则己所不胜侮而乘之，己所胜轻而侮之。侮反受邪，侮而受邪，寡于畏也。”帝曰：“善。”

[译文]

黄帝问：“邪气致病所发生的变化是怎样的呢？”岐伯说：“来气与主时之方位相合则病情轻微，来气与主时之方位不相合则病情严重。”黄帝问：“五气主岁是怎样的呢？”岐伯说：“凡气有余则能克制自己所克之气，而又能欺侮克制自己之气；气不足则克制自己之气趁其不足而来欺侮，自己所克之气也轻蔑地欺侮自己。由于本气有余而进行欺侮或乘别气之不足而进行欺侮的也往往要受邪，是因为它无所畏惧而缺少防御的能力。”黄帝说：“好。”

六微旨大论篇第六十八

　　黄帝问曰："呜呼远哉！天之道也，如迎浮云，若视深渊，视深渊尚可测，迎浮云莫知其极。夫子数言谨奉天道，余闻而藏之，心私异之，不知其所谓也。愿夫子溢志尽言其事，令终不灭，久而不绝，天之道可得闻乎？"岐伯稽首再拜对曰："明乎哉问，天之道也！此因天之序，盛衰之时也。"

　　[译文]

　　黄帝问道："关于天的道理多么深远呀！像仰望空中的浮云，又像俯视深渊一样，渊虽深还可以被测知，仰望浮云则不知它的终极之处。先生多次谈到要小心谨慎地尊奉天地运行的自然规律，我听到以后都记在心里，但是心里独自有些疑惑，不明白说的是什么意思。请先生尽情地讲讲其中的道理，使它永远地流传下去，不致失传。您可以把它的规律讲给我听吗？"岐伯再次恭敬地回答说："您提的问题很高明啊！所谓天之道就是自然的变化而显示出来的时序盛衰。"

　　帝曰："愿闻天道六六之节盛衰何也？"岐伯曰："上下有位，左右有纪。故少阳之右，阳明治之；阳明之右，太阳治之；太阳之右，厥阴治之；厥阴之右，少阴治之；少阴之右，太阴治之；太阴之右，少阳治之。此所谓气之标，盖南面而待也。故曰：因天之序，盛衰之时，移光定位，正立而待之。此之谓也。少阳之上，火气治之，中见厥阴；阳明之上，燥气治之，中见太阴；太阳之上，寒气治之，中见少阴；厥阴之上，风气治之，中见少阳；少阴之上，热气治之，中见太阳；太阴之上，湿气治之，中见阳明。所谓本也，本之下，中之见也，见之下，气之标也，本标不同，气应异象。"

[译文]

黄帝说："我想听听关于天道六气六步的盛衰情况是怎样的？"岐伯说："上下六步有一定的位置，左右升降有一定的范围，所以少阳的右间是阳明主治；阳明的右间是太阳主治；太阳的右间是厥阴主治；厥阴的右间是少阴主治；少阴的右间是太阴主治；太阴的右间是少阳主治。这就是所说的六气之标，是面向南方而定的位置。所以说，自然气象变化的顺序和盛衰的时间是靠观看日光移影来确定的。说的就是这个意思。少阳司天，火气主治，少阳与厥阴相表里，故厥阴为中见之气；阳明司天，燥气主治，阳明与太阴相表里，故太阴为中见之气；太阳司天，寒气主治，太阳与少阴相表里，故少阴为中见之气；厥阴司天，风气主治，厥阴与少阳相表里，故少阳为中见之气；少阴司天，热气主治，少阴与太阳相表里，故太阳为中见之气；太阴司天，湿气主治，太阴与阳明相表里，故阳明为中见之气。这就是所谓本元之气，本气之下，是中见之气，中见之下，是六气之标，由于本标不同，所以反应的现象也不一样。"

帝曰："其有至而至[①]，有至而不至，有至而太过[②]，何也？"岐伯曰："至而至者和；至而不至，来气不及也；未至而至，来气有余也。"帝曰："至而不至，未至而至如何？"岐伯曰："应则顺，否则逆，逆则变生，变则病。"帝曰："善。请言其应。"
岐伯曰："物生其应也，气脉其应也。"

[注释]

①至而至：前一"至"指时令，后一"至"指六气。这句是说六气之至
与时令的到来相一致。②至而太过：指未到其时而有其气。

[译文]

黄帝说："六气有时至而气亦至，有时至而气不至，有先时而
气至太过，这是为什么呢？"岐伯说："时至而气亦至，为和平之
气；时至而气不至，是应至之气有所不及；时未至而气已至是应至
之气有余。"黄帝说："时至而气不至，时未至而气已至会怎样呢？"
岐伯说："时与气相应的是顺，时与气不相应的是逆，逆就要发生
反常的变化，反常的变化就是要生病。"黄帝说："好。请您再讲讲
其相适应的情况。"岐伯说："万物对六气的感应表现其生长的情
况。六气对于人体的影响从脉象上可以反映出来。"

帝曰："善。愿闻地理之应六节气位何如？"岐伯曰："显明
之右，君火之位也；君火之右，退行一步，相火治之；复行一
步，土气治之；复行一步，金气治之；复行一步，水气治之；复
行一步，木气治之；复行一步，君火治之。相火之下，水气承
之；水位之下，土气承之；土位之下，风气承之；风位之下，金
气承之；金位之下，火气承之；君火之下，阴精承之。"帝曰：
"何也？"岐伯曰："亢则害，承乃制，制则生化^①，外列盛衰，
害则败乱，生化大病。"

[注释]
①制则生化：指一克一生则变化无穷。

[译文]
黄帝说："好。我想听您讲讲六气主时的位置是怎样的？"岐伯

说:"春分之后是少阴君火所主的时位;君火的右边,再退行一步,为相火所主时位;再退行一步,为土气所主时位;再退行一步,为金气所主时位;再退行一步,为水气所主时位;再退行一步,为木气所主时位;再退行一步,为少阴君火所主时位。相火的下面水气承之;水气的下面土气承之;土位的下面风气承之;风气的下面金气承之;金气的下面火气承之,君火的下面阴精承之。"黄帝说:"这是什么原因呢?"岐伯说:"六气亢盛时就要为害,相承之气可以制约它,递相制约才能维持正常的生化,才能抵御外来太过不及的邪气,若亢害无制则生化之机毁败紊乱,必然发生大病。"

帝曰:"盛衰何如?"岐伯曰:"非其位^①则邪,当其位则正,邪则变甚,正则微。"帝曰:"何谓当位?"岐伯曰:"木运临卯,火运临午,土运临四季,金运临酉,水运临子,所谓岁会^②,气之平也。"帝曰:"非位何如?"岐伯曰:"岁不与会也。"帝曰:"土运之岁,上见太阴;火运之岁,上见少阳、少阴;金运之岁,上见阳明;木运之岁,上见厥阴;水运之岁,上见太阳,奈何?"岐伯曰:"天之与会也。故《天元册》曰天符。"帝曰:"天符岁会何如?"岐伯曰:"太一天符之会也。"帝曰:"其贵贱何如?"岐伯曰:"天符为执法,岁位为行令,太一天符为贵人。"帝曰:"邪之中也奈何?"岐伯曰:"中执法者,其病速而危;中行令者,其病徐而持;中贵人者,其病暴而死。"帝曰:"位之易也何如?"岐伯曰:"君位臣则顺,臣位君则逆。逆则其病近,其害速;顺则其病远,其害微。所谓二火也。"帝曰:"善。愿闻其步何如?"岐伯曰:"所谓步者,六十度而有奇,故二十四步积盈百刻而成日也。"

[注释]

①非其位:指不在五方正位的寅、申、巳、亥。②岁会:中运之气与岁

支五行所属相同者。

[译文]

黄帝说："气的盛衰变化是怎样的呢?"岐伯说："不当其位的是邪气，恰当其位的是正气，邪气则变化很严重，正气则变化很轻微。"黄帝说："怎样叫恰当其位呢?"岐伯说："例如木运遇到卯年，火运遇到午年，土运遇到辰、戌、丑、末年，金运遇到酉年，水运遇到子年，这就叫岁会，属于平气。"黄帝说："不当其位是怎样的呢?"岐伯说："就是主岁的天干与地支不能相会于五方正位。"黄帝说："土运之年遇到太阴司天;火运之年遇到少阳、少阴司天;金运之年遇到阳明司天;木运之年遇到厥阴司天;水运之年遇到太阳司天是怎样的呢?"岐伯说："这是中运与司天相会，所以《天元册》中叫做天符。"黄帝说："既是天符，又是岁会是怎样的呢?"岐伯说："这叫做太一天符。"黄帝说："它们有什么贵贱的分别吗?"岐伯说："天符好比执法，岁会好比行令，太一天符好比贵人。"黄帝说："感受邪气发病时，三者有什么区别呢?"岐伯说："中于执法之邪，发病快速而危重;中于行令之邪，发病缓慢而持久;中于贵人之邪，发病急剧而多死。"黄帝说："六气位置互易时会怎样?"岐伯说："君位客气居于臣位主气之上的为顺，臣位客气居于君位主气之上的为逆。逆者发病快而急，顺者发病慢而轻。这里主要是指君火的相火说的。"黄帝说："好。我想听听关于六步是怎样的?"岐伯说："一步就是六十日有余，每年是六步，所以在二十四步中，也就是四年内，积每年刻度的余数共为一百刻，就成为一日。"

帝曰:"六气应五行之变何如?"岐伯曰:"位有终始，气有国中，上下不同，求之亦异也。"帝曰:"求之奈何?"岐伯曰:"天气始于甲，地气始于子，子甲相合，命曰岁立，谨候其时,气可与期。"帝曰:"愿闻其岁,六气始终,早晏何如?"岐伯曰:"明乎哉问也!甲子之岁,初之气,天数始于水下一刻,终于八十七刻半;二之气,始于八十七刻六分,终于七十五刻;三之气,始于七十六刻,终于六十二刻半;四之气,始于六十二刻六分,终于五十刻;五之气,始于五十一刻,终于三十七刻半;六之气,始于三十七刻六分,终于二十五刻。所谓初六,天之数也。乙丑岁,初之气,天数始于二十六刻,终于一十二刻半;二之气,始于一十二刻六分,终于水下百刻;三之气,始于一刻,终于八十七刻半;四之气,始于八十七刻六分,终于七十五刻;五之气,始于七十六刻,终于六十二刻半;六之气,始于六十二刻六分,终于五十刻。所谓六二,天之数也。丙寅岁,初之气,天数始于五十一刻,终于三十七刻半;二之气,始于三十七刻六分,终于二十五刻;三之气,始于二十六刻,终于一十二刻半;四之气,始于一十二刻六分,终于水下百刻;五之气,始于一刻,终于八十七刻半;六之气,始于八十七刻六分,终于七十五刻。所谓六三,天之数也。丁卯岁,初之气,天数始于七十六刻,终于六十二刻半;二之气,始于六十二刻六分,终于五十刻;三之气,始于五十一刻,终于三十七刻半;四之气,始于三十七刻六分,终于二十五刻;五之气,始于二十六刻,终于一十二刻半;六之气,始于一十二刻六分,终于水下百刻。所谓六四,天之数也。次戊辰岁,初之气,复始于一刻,常如是无已,周而复始。"

[译文]

黄帝说:"六气与五行相应的变化是怎样的呢?"岐伯说:"主时的六气的每一气位都有始有终,一气中又分为初气和中气,又有天气和地气的不同,所以推求起来也就有了差异。"黄帝说:"如何推求呢?"岐伯说:"天气始于天干之甲,地气始于地支之子,子和甲交和起来就叫岁立,紧密地注意交气的时间、六气变化的情况,就可以推求出来。"黄帝说:"我想听听关于每年六气的始终早晚是怎样的?"岐伯说:"您提的这个问题很高明啊!甲子之年,初气始于水下一刻,终于八十七刻五分;第二气开始于八十七刻六分,终止于七十五刻;第三气开始于七十六刻,终止于六十二刻五分;第四气开始于六十二刻六分,终止于五十刻;第五气开始于五十一刻,终止于三十七刻五分;第六气开始于三十七刻六分,终止于二十五刻。这就是六气循环的第一周期中各气始终的刻分数。乙丑之年,初气开始于二十六刻,终止于十二刻五分;第二气开始于十二刻六分,终止于漏水下至一百刻;第三气开始于一刻,终止于八十七刻五分;第四气开始于八十七刻六分,终止于七十五刻;第五气开始于七十六刻,终止于六十二刻五分;第六气开始于六十二刻六分,终止于五十刻。这就是六气循环的第二周期中各气始终的刻分数。丙寅之年,初气开始于五十一刻,终止于三十七刻五分;第二气开始于三十七刻六分,终止于二十五刻;第三气开始于二十六刻,终止于十二刻五分;第四气开始于十二刻六分,终止于漏水下至一百刻;第五气开始于一刻,终止于八十七刻五分;第六气开始于八十七刻六分,终止于七十五刻。这就是六气循环的第三周期中各气终始的刻分数。丁卯之年,初气开始于七十六刻,终止于六十二刻五分;第二气开始于六十二刻六分,终止于五十刻;第三气开始于五十一刻,终止于三十七刻五分,第四气开始于三十七刻六分,终止于二十五刻;第五气开始于二十六刻,终止于十二刻五分;第六气开始于十二刻六分,终止于漏水下至一百刻。这就是六气循环的第四周期中各气始终的刻分数。依次相推便是戊辰年,初之气又开始于一刻,经常如此,没有终时,一周之后又重新开始。"

帝曰："愿闻其岁候何如？"岐伯曰："悉乎哉问也！日行一周，天气始于一刻，日行再周，天气始于二十六刻，日行三周，天气始于五十一刻，日行四周，天气始于七十六刻，日行五周，天气复始于一刻，所谓一纪①也。是故寅午戌岁气会同，卯未亥岁气会同，辰申子岁气会同，巳酉丑岁气会同②，终而复始。"

[注释]

①一纪：这里以四年为一纪，标志着一个循环周期。②岁气会同：岁气，指一年中六气始终的刻分数。会同，指六气始终的刻分数复归相同。

[译文]

黄帝说："我想听听一年来计算又该怎样？"岐伯说："您问的很详尽啊！太阳运行第一周时，天时开始于一刻；太阳运行第二周时，天时开始于二十六刻；太阳运行第三周时，天时开始于五十一刻；太阳运行第四周时，天时开始于七十六刻；太阳运行第五周时，天时又开始于一刻。天气四周大循环就叫做一纪。所以寅、午、戌三年，六气始终的时刻相同，卯、未、亥三年相同，辰、申、子三年相同，巳、酉、丑三年相同，周流不息，终而复始。"

帝曰："愿闻其用也。"岐伯曰："言天者求之本①，言地者求之位②，言人者求之气交。"帝曰："何谓气交？"岐伯曰："上下之位，气交之中，人之居也。故曰：天枢之上，天气主之；天枢③之下，地气主之；气交之分，人气从之，万物由之。此之谓也。"帝曰："何谓初中？"岐伯曰："初凡三十度而有奇，中气同法。"帝曰："初中何也？"岐伯曰："所以分天地也。"帝曰："愿卒闻之。"岐伯曰："初者地气也，中者天气也。"帝曰："其升降何如？"岐伯曰："气之升降，天地之更用也。"帝曰："愿闻其用何如？"岐伯曰："升已而降，降者谓天；降已而升，升者谓地。天气下降，气流于地；地气上升，气腾于天。故高下相召，升降相因，而变作矣。"

[注释]

①本：指天气之本，即风、寒、湿、热、燥、火六气。②位：即六气分主六时的步位。③天枢：指天地之气相交的交点，也就是所谓气交。

[译文]

黄帝说："我想听听六气的作用是怎样的。"岐伯说："研究天气的变化当推求于六气的根本；研究地气的变化当推求于六气应五行之位；研究人体的变化当推求于气交。"黄帝说："什么是气交呢？"岐伯说："天气居于上，地气居于下，上下交互于气交之中，为人类所居之处。所以说天枢以上天气主之，天枢以下地气主之；在气交之处，人气顺从天地之气的变化，万物由此而生，就是这个意思。"黄帝说："什么是初气中气呢？"岐伯说："初气占一气中的三十度有零，中气也是这样。"黄帝说："为什么要分初气和中气呢？"岐伯说："是为了区别天气与地气。"黄帝说："请您详尽地讲讲。"岐伯说："初气代表地气，中气代表天气。"黄帝说："天地之气的升降是怎样的呢？"岐伯说："气的升降是天气和地气互相作用的结果。"黄帝说："我想听听它们的互相作用是怎样的？"岐伯说："由上升而下降，下降是天气的作用；由下降而上升，上升是地气的作用。天气下降，气就下流于地；地气上升，气就蒸腾于天。由于天气和地气的相互感应，上升和下降相互为因果，产生了自然界的运动和变化。"

帝曰："善。寒湿相遘①，燥热相临，风火相值②，其有间乎？"岐伯曰："气有胜复，胜复之作，有德有化③，有用有变，变则邪气居之。"

[注释]

①遘：作"遇"解。②值："当"之意。③有德有化：德，指本质。化，

指生息。

［译文］

黄帝说："好。寒气与湿气、燥气与热气、风气与火气等六气互相交合而发生作用，将会有什么变化呢？"岐伯说："六气里有胜有复，而胜复的变化中有生化与作用、有原因与变异，而异常变化就要产生邪气。"

帝曰："何谓邪乎？"岐伯曰："夫物之生从于化，物之极^①由乎变，变化之相薄，成败之所由也。故气有往复^②，用有迟速，四者之有，而化而变，风之来也。"帝曰："迟速往复，风所由生，而化而变，故因盛衰之变耳。成败倚伏游乎中何也？"岐伯曰："成败倚伏^③生乎动，动而不已，则变作矣。"

［注释］

①极：终也。②往复：即往返。③倚伏：指成败之间隐藏相互的结果。

［译文］

黄帝说："什么是邪气？"岐伯说："物体的新生是从化而来，物体到极点是由变而成，变和化的互相斗争与转化乃是成败的根本原因。由于气有往来不息的运动变化，作用有缓慢与迅速，有进退迟速，就产生了化和变，并发生了六气的变化。"黄帝说："气有迟速进退，所以发生六气变化，有化有变是由于气的盛衰变化所致。成和败相互为因，潜处于事物之中，是什么原因呢？"岐伯说："成败相互隐伏的关键在于运动，不断的运动就会发生不断的变化。"

帝曰："有期乎？"岐伯曰："不生不化，静之期也。"帝曰："不生化乎？"岐伯曰："出入废则神机化灭，升降息则气立孤危。故非出入，则无以生长壮老已；非升降，则无以生长化收藏。是以升降出入，无器不有。故器者生化之宇，器散则分之，生化息矣。故无不出入，无不升降。化有小大，期有近远，四者之有，而贵常守，反常则灾害至矣。故曰：无形无患。此之谓也。"帝曰："善。有不生不化乎？"岐伯曰："悉乎哉问也！与道合同，惟真人也。"帝曰："善。"

[译文]

黄帝说："变化的出现有停止的时候吗？"岐伯说："不生不化乃是相对稳定的时期。"黄帝说："物有不生化的吗？"岐伯说："没有出入活动，生命活动就要熄灭；没有升降运动，也就不会有自然界的各种事物了。所以说，没有出入就没有生长壮老已；没有升降就没有自然界中的生长化收藏的生化过程。因此，升降出入是没有一种物体不具备的。因而物体就像是生化之器，若器物的形体不存在了，则升降出入也就要随生化之机停止了。因此说，任何物体无不存有出入升降之机。不过化有大小的不同，时间有远近的区别，不管大小远近，贵在保持正常，如果反常就要发生灾害。所以说离开了物体的形态也就无所谓灾害。就是这个意思。"黄帝说："好。有没有不生不化的人呢？"岐伯说："您问的很详尽啊！能够结合自然规律而适应其变化的，只有'真人'才能做到。"黄帝说："好。"

气交变大论篇第六十九

黄帝问曰："五运更治，上应天期，阴阳往复，寒暑迎随，真邪相薄，内外分离，六经波荡，五气倾移，太过不及，专胜兼并①，愿言其始，而有常名，可得闻乎？"岐伯稽首再拜对曰："昭乎哉问也！是明道也。此上帝所贵，先师传之，臣虽不敏，往闻其旨。"帝曰："余闻得其人不教，是谓失道，传非其人，慢泄天宝。余诚菲德，未足以受至道；然而众子哀其不终，愿夫子保于无穷，流于无极，余司其事，则而行之奈何？"岐伯曰："请遂言之也。《上经》曰：夫道者，上知天文，下知地理，中知人事，可以长久。此之谓也。"帝曰："何谓也？"岐伯曰："本气位也。位天者，天文也。位地者，地理也。通于人气之变化者，人事也。故太过者先天，不及者后天，所谓治化②而人应之也。"

［注释］

①专胜兼并：专胜，是指一气太过独盛，侵犯他气。兼并，是指一气不及而两气相兼侵并。②治化：指六气变化。

［译文］

黄帝问道："五运交替与在天之六气相应，阴阳往复与寒暑变化相随，真气与邪气相争，内外不得统一，六经的血气动荡不安，五脏之气出现偏盛、偏衰而倾移，太过则一气独胜，不及则二气相并，我要知道它起始的原理和一般的常规，您是否能讲给我听?"岐伯恭敬地答道："您问得很好! 这是应该明白的道理，它一直是历代帝王所注意的问题，也是历代医师传授下来的，我的学问虽然很肤浅，但过去曾听老师讲过他的道理。"黄帝道："我听人家说，遇到适当的人而不教称为失道; 如传授给不适当的人是轻视学术、不负责任的表现。我虽然没有很高的修养，不一定符合传授学术的要求，但是群众多疾病而夭亡是应同情的。希望先生为了保全群众多疾病的健康和学术的永远流传，只要先生讲出来，我一定按照规矩来做，您看怎样?"岐伯说："让我详细地讲给您听吧!《上经》说：研究医学之道的要上知天文，下知地理，中知人事，他的学说才能保持长久。就是这个道理。"黄帝又问："这是什么意思?"岐伯说："这是为了推求天、地、人三气的位置啊。求天位的是天文; 求地位的是地理; 通晓人气变化的是人事。因而太过的气先天时而至，不及的气后天时而至，所以说天地的运动有正常的变化，而人体的活动也随之起着相应的变化。"

帝曰："五运之化，太过何如?"岐伯曰："岁木太过，风气流行，脾土受邪。民病飧泄食减，体重烦冤，肠鸣腹支满，上应岁星①。甚则忽忽善怒，眩冒巅疾。化气不政，生气独治，云物飞动，草木不宁，甚而摇落，反胁痛而吐甚，冲阳②绝者死不治，上应太白星③。"

[注释]
①岁星：木星。②冲阳：胃脉。③太白星：金星。

[译文]
黄帝道："五运气化太过是什么情况?"岐伯说："木运太过则风气流行，脾土受其侵害。人们多患泄泻，饮食减少，肢体沉重无

力，烦闷抑郁，肠鸣，腹胀，这是由于木气太过的缘故。在天上应木星光明，显示木气过于亢盛的征象，甚至会不时容易发怒，并出现头昏眼花等头部病症。这是土气无权，木气独胜的现象，好像天上的云在飞跑，地上的万物迅速变动，草木动摇不定甚至枝叶摇落。人们多病胁部疼痛，呕吐不止。若冲阳脉绝，多死亡而无法治疗。在天上应金星光明，这是木胜则金气制之的缘故。"

"岁火太过，炎暑流行，肺金受邪。民病疟，少气咳喘，血溢血泄注下，嗌燥耳聋，中热肩背热，上应荧惑星①。甚则胸中痛，胁支满胁痛，膺背肩胛间痛，两臂内痛，身热骨痛而为浸淫。收气②不行，长气③独明，雨水霜寒，上应辰星④。上临少阴少阳，火燔焫，水泉涸，物焦槁，病反谵妄狂越，咳喘息鸣，下甚血溢泄不已，太渊绝者死不治，上应荧惑星。"

［注释］

①荧惑星：火星。②收气：金气。③长气：火气。④辰星：水星。

［译文］

"火运太过则暑热流行，肺受火邪。人们多患疟疾，呼吸少气，咳嗽气喘，吐血衄血，二便下血，水泻如注，咽喉干燥，耳聋，胸中热，肩背热。在天上应火星光明，显示火热之气过于亢盛的征象。在人体甚至会有胸中疼痛，胁下胀满，胁痛，胸背肩胛间等部位疼痛，两臂内侧疼痛，身热肤痛，而发生浸淫疮。这是金气不振，火气独旺的现象，火气过旺就会有雨冰霜寒的变化，这是火热之极，寒水来复的关系。在天上应水星光明，这是显示火盛则水气制之。如果遇到少阴或少阳司天的年份，火热之气更加亢盛，有如燃烧烤灼，以致水源干涸，植物焦枯。人们发病多见谵语妄动，发狂越常，咳嗽气喘痰鸣，火气甚于下部则血从二便下泄不止。若太渊脉绝，多死亡而无法治疗。在天上应火星光明，这是火盛的表示。"

"岁土太过，雨湿流行，肾水受邪。民病腹痛，清厥意不乐，体重烦冤，上应镇星①。甚则肌肉萎，足痿不收，行善瘛，脚下痛，饮发中满食减，四肢不举。变生得位②，藏气③伏，化气④独治之，泉涌河衍，涸泽生鱼，风雨大至，土崩溃，鳞见于陆，病腹满溏泄肠鸣，反下甚而太溪绝者死不治，上应岁星。"

[注释]

①镇星：土星。②变生得位：土运太过，变而又生病，又当土旺之时，谓之"变生得位"。③藏气：水气。④化气：土气。

[译文]

"土运太过则雨湿之气流行，肾受邪湿。人们多病腹痛，四肢厥冷，情绪忧郁，身体困重而烦闷，这是土气太过所至。在天上应土星光明，甚至见肌肉枯萎，两足痿弱不能行动，抽掣挛痛，土病则不能克制水，以致水饮之邪积于体内而生胀满，饮食减少，四肢无力，不能举动。若遇土旺之时，水气无权，土气独旺，则湿令大行，因此泉水喷涌，河水高涨，本来干涸的池泽也会滋生鱼类了，若木气来复，风雨暴至，使堤岸崩溃，河水泛滥，陆地可出现鱼类。人们就会病肚腹胀满，大便溏泄，肠鸣，泄泻不止。而太溪脉绝，多死亡无法治疗，在天上应木星光明。"

"岁金太过，燥气流行，肝木受邪。民病两胁下少腹痛，目赤痛眦疡，耳无所闻。肃杀而甚，则体重烦冤，胸痛引背，两胁满且痛引少腹，上应太白星。甚则喘咳逆气，肩背痛，尻阴股膝髀腨胻足皆病，上应荧惑星。收气峻，生气下，草木敛，苍干凋陨，病反暴痛，胠胁不可反侧，咳逆甚而血溢，太冲绝者死不治，上应太白星。"

"金运太过则燥气流行，邪气伤肝。人们多病两胁之下及少腹疼痛，目赤而痛，眼梢溃烂，耳朵听不到声音。燥金之气过于亢盛就会身体重而烦闷，胸部疼痛并牵引及背部，两胁胀满，而痛势下连少腹。在天上应金星光明，甚则发生喘息咳嗽，呼吸困难，肩背疼痛，尻、阴、股、膝、足等处都感疼痛的病症。在天上应火星光明。如金气突然亢盛，水气下降，在草木则生气收敛，枝叶枯干凋落。在人们的疾病多见胁肋急剧疼痛，不能翻身，咳嗽气逆，甚至吐血衄血。若太冲脉绝，多死亡而无法治。在天上应金星光明。"

"岁水太过，寒气流行，邪害心火。民病身热烦心躁悸，阴厥①上下中寒，谵妄心痛，寒气早至，上应辰星。甚则腹大胫肿，喘咳，寝汗出憎风，大雨至，埃雾朦郁，上应镇星。上临太阳，则雨冰雪，霜不时降，湿气变物，病反腹满肠鸣，溏泄食不化，渴而妄冒，神门②绝者死不治，上应荧惑、辰星。"

[注释]

①阴厥：属于虚寒之厥冷。②神门：心脉。

[译文]

"水运太过则寒气流行，邪气损害心。人们多患发热，心悸，烦躁，四肢逆冷，全身发冷，谵语妄动，心痛。寒气非时早至，在天上应水星光明。水邪亢盛则有腹水，足胫浮肿，气喘咳嗽，盗汗，怕风。土气来复则大雨下降，尘土飞扬如露一样的迷蒙郁结，在天上应土星光明。如遇太阳寒水司天则雨冰霜雪不时下降，湿气大盛，物变其形。人们多患腹中胀满，肠鸣便泻，食不化，渴而妄冒。如神门脉绝，多死亡而无法治疗。在天上应火星失明，水星光芒。"

帝曰："善。其不及何如？"岐伯曰："悉乎哉问也！岁木不及，燥乃大行，生气失应，草木晚荣，肃杀而甚，则刚木辟著，柔萎苍干，上应太白星，民病中清①，胠胁痛，少腹痛，肠鸣溏泄，凉雨时至，上应太白星，其谷苍。上临阳明，生气失政，草木再荣，化气乃急，上应太白、镇星，其主苍早②。复则炎暑流火，湿性燥，柔脆草木焦槁，下体再生，华实齐化，病寒热，疮疡，痱胗，痈痤。上应荧惑、太白，其谷白坚③。白露早降，收杀气行，寒雨害物，虫食甘黄，脾土受邪，赤气后化，心气晚治，上胜肺金，白气乃屈，其谷不成，咳而鼽，上应荧惑、太白星。"

[注释]

①中清：指中焦虚寒。②苍早：指草木过早地凋谢了。③白坚：张介宾："白坚属金，秀而不实。"

[译文]

黄帝说："好。五运不及怎样？"岐伯说："问得真详细啊！木运不及，燥气就会旺盛，生发之气与时令不相适应，草木不能应时繁荣。肃杀之气亢盛，使劲硬的木受刑而碎裂如辟，本来柔嫩苍翠的枝叶变得萎弱干枯，在天上应金星光明。人们多患气虚寒，胠胁部疼痛，少腹痛，腹中鸣响，大便溏泄。在气候方面是冷雨不时下降，在天上应金星光明，在五谷是青色的谷不能成熟。如遇阳明司天，金气抑木，木气失却了应有的生气，草木在夏秋再变繁荣，所以开花结实的过程非常急促，很早就凋谢，在天上应金、土二星光明。金气抑木，木生火，于是就会炎热如火，湿润的变为干燥，柔嫩的变为干枯焦槁，枝叶从根部重新生长，开花结实并见。在人体则炎热之气郁于皮毛，多病寒热、疮疡、痱疹、痈痤，在天上应金、火二星，在五谷则外强中干，秀而不实。白霜提早下降，秋收肃杀之气流行，寒雨非时，损害万物，味甘色黄之物多生虫蛀，所以稻谷没有收获。在人则脾土先受其邪，火气后起，所以心气亦继之亢盛，火气克金，金气乃得抑制，所以其谷物不能成熟，在疾病是咳嗽鼻塞。在天上应金星与火星。"

"岁火不及，寒乃大行，长政不用，物荣而下，凝惨而甚，则阳气不化，乃折荣美，上应辰星，民病胸中痛，胁支满，两胁痛，膺背肩胛间及两臂内痛，郁冒朦昧，心痛暴喑，胸腹大，胁下与腰背相引而痛，甚则屈不能伸，髋髀如别①，上应荧惑、辰星，其谷丹。复则埃郁②，大雨且至，黑气乃辱，病鹜溏腹满，食饮不下，寒中肠鸣，泄注腹痛，暴挛痿痹，足不任身，上应镇星、辰星，玄谷不成。"

[注释]

①髋髀如别：形容臀股之间不能活动自如，犹如分离一样。②埃郁：土湿之气止蒸为云。埃，土气。郁，蒸。

[译文]

"火运不及，寒气就旺盛，夏天生长之气不能发挥作用，万物就缺乏向上茂盛的力量。阴寒凝滞之气过盛则阳气不能生化，繁荣美丽的生机就受到摧折，在天上应水星光明。人们的疾病是胸中疼痛，胁部胀满，两胁疼痛，上胸部、背部、肩胛之间及两臂内侧都感疼痛，抑郁眩晕，头目不清，心痛，突然失音，胸腹肿大，胁下与腰背相互牵引而痛，甚则四肢蜷曲不能伸展，臀股之间不能活动自如。在天上应火星失明、水星光明，赤色的谷类不能成熟。火被水抑，火起反应则生土气来复，于是埃尘郁冒，大雨倾盆，水气受到抑制，故病见大便时时溏泄，腹中胀满，饮食不下，腹中寒冷鸣响，大便泄泻如注，腹中疼痛，两足急剧拘挛、萎缩麻木、不能行走。在天上应土星光明、水星失明，黑色之谷不能成熟。"

"岁土不及，风乃大行，化气不令，草木茂荣，飘扬而甚，秀而不实，上应岁星，民病飧泄霍乱，体重腹痛，筋骨繇复①，肌肉瞤酸，善怒，脏气举事，蛰虫早附，咸病寒中，上应岁星、镇星，其谷。复则收政严峻，名木苍凋，胸胁暴痛，下引少腹，善太息，虫食甘黄，气客于脾，黅谷乃减，民食少失味，苍谷乃损，上应太白、岁星。上临厥阴，流水不冰，蛰虫来见，脏气不用，白乃不复，上应岁星，民乃康。"

[注释]

①繇复：筋骨摇动而强直。

[译文]

"土运不及，风气因而流行，土气失却生化之能力，风气旺盛，虽然草木茂盛繁荣，但枝叶飘扬，秀而不实，在天上应木星明亮。人们的疾病多见消化不良的泄泻，上吐下泻的霍乱，身体重，腹中痛，筋骨动摇，肌肉跳动酸疼，时常容易发怒。寒水之气失制而旺，在虫类提早伏藏，在人都病寒泄中满，在天上应木星光明、土星失明，在谷类其色黄不能结实。木邪抑土，土生金，于是秋收之气当令出现一派严肃峻烈之气，坚固的树木也不免要枝叶凋谢，所以胸胁急剧疼痛，波及少腹，常呼吸少气而太息。凡味甘色黄之物被虫蛀食，邪气客于脾上，人们多病饮食减少，食而无味。金气胜木，所以青色之谷受到损害，在天上应金星光亮、木星减明。如遇厥阴司天相火在泉则流水不能结冰，本来早已冬眠的虫类重新又活动起来。不及的土运得在泉相火之助，所以寒水之气不致独旺，而土得火助木气不能克土，所以也没有金气的反应，人们也就康健，在天上应木星正常。"

"岁金不及，炎火乃行，生气乃用，长气专胜，庶物以茂，燥烁以行，上应荧惑星，民病肩背瞀重，鼽嚏血便注下，收气乃后，上应太白星，其谷坚芒[①]。复则寒雨暴至，乃零冰雹霜雪杀物，阴厥且格，阳反上行，头脑户痛，延及囟顶发热，上应辰星，丹谷不成，民病口疮，甚则心痛。”

［注释］

①坚芒：指白色的谷类。

［译文］

“金运不及，火气与木气就相应地旺盛，长夏之气专胜，所以万物因而茂盛，干燥烁热，在天上应火星光明。人们多患肩背闷重，鼻塞流涕，喷嚏，大便下血，泄泻如注。秋收之气不能及时而至，在天上应金星失明、火星光明，白色的谷类不能及时成熟。火邪抑金起反应而生水，于是寒雨之气突然而来，以致降落冰雹霜雪，杀害万物，阴气厥逆而格拒使阳气反而上行，所以头后部疼痛，病势连及头顶，发热。在天上应水星光明、火星失明，在谷类应红色之谷不能成熟。人们多发病为口腔生疮，甚至心痛。”

“岁水不及，湿乃大行，长气反用，其化乃速，暑雨数至，上应镇星，民病腹满身重，濡泄寒疡流水，腰股痛发，股膝不便，烦冤足痿清厥，脚下痛，甚则跗肿，脏气不政，肾气不衡，上应辰星，其谷秬[①]。上临太阴，则大寒数举，蛰虫早藏，地积坚冰，阳光不治，民病寒疾于下，甚则腹满浮肿，上应镇星，其主黅谷。复则大风暴发，草偃木零，生长不鲜，面色时变，筋骨并辟，肉瞤瘛，目视䀮䀮，物疏璺[②]，肌肉胗发，气并膈中，痛于心腹，黄气乃损，其谷不登，上应岁星。”

［注释］

①秬：黑色谷类。②疏璺：分裂。

［译文］

“水运不及，湿土之气因而大盛，水不治火，火气反而生旺，万物的生化很迅速，在天上应土星光明。人们多患腹胀，身体困重，大便溏泄，阴性疮疡脓水稀薄，腰股疼痛，下肢关节活动不利，烦闷抑郁，两脚萎弱厥冷，脚底疼痛，甚至足背浮肿。这是由于冬藏之气不能发挥作用，肾气不平衡，在天上应土星光明、水星失明，在五谷应黑色的谷类不能成熟。如遇太阴司天，寒水在泉，则寒气时时侵袭，虫类很早就冬眠，地上的积水结成厚冰，阳气伏藏，不能发挥它温暖的作用，人们多患下半身的寒性疾病甚至腹满浮肿，在天上应土星光明、火星失明，在谷类应黄色之稻成熟。土邪抑水而起反应则生风木，因而大风暴发，草类偃伏，树木凋零，生长的力量不能显著，面色时时改变，筋骨拘急疼痛，活动不利，肌肉跳动抽掣，两眼昏花，视觉不明或失常，物体视之若分裂，肌肉发出风疹，若邪气侵入胸膈之中，就有心腹疼痛。这是木气太过，土气受伤，属土的谷类没有收获，在天上应木星光明，土星失明。”

帝曰：“善。愿闻其时也。”岐伯曰：“悉哉问也！木不及，春有鸣条律畅之化，则秋有雾露清凉之政，春有惨凄残贼之胜，则夏有炎暑燔烁之复，其眚东，其脏肝，其病内舍胠胁，外在关节。”

[译文]

黄帝说：“很对。希望听您讲讲五气与四时相应的关系。”岐伯说：“问的真详细啊！木运不及的，如果春天有和风使草木萌芽抽条的正常时令，那秋天也就有雾露润泽而凉爽的正常气候；如果春天反见寒冷惨凄霜冻残贼的秋天气候，那夏天就有特别炎热的反应。它的自然灾害在东方，在人体应在肝脏，其病所内在胠胁部，外在筋骨关节。”

"火不及，夏有炳明光显之化，则冬有严肃霜寒之政，夏有惨凄凝冽之胜，则不时有埃昏大雨之复，其眚南，其脏心，其病内舍膺胁，外在经络。土不及，四维[1]有埃云润泽之化，则春有鸣条鼓拆之政，四维发振拉飘腾之变，则秋有肃杀霖霪之复，其眚四维[2]，其脏脾，其病内舍心腹，外在肌肉四肢。金不及，夏有光显郁蒸之令，则冬有严凝整肃之应，夏有炎烁燔燎之变，则秋有冰雹霜雪之复，其眚西，其脏肺，其病内舍膺胁肩背，外在皮毛。水不及，四维有湍润埃云之化，则不时有和风生发之应，四维发埃昏骤注之变，则不时有瓢荡振拉之复，其眚北，其脏肾，其病内舍腰脊骨髓，外在溪谷踹膝。夫五运之政，犹权衡也，高者抑之，下者举之，化者应之，变者复之，此生长化成收藏之理，气之常也，失常则天地四塞矣。故曰：天地之动静，神明为之纪，阴阳之往复，寒暑彰其兆。此之谓也。"

[注释]

①四维：此指时令的辰、戌、丑、未四月。②四维：此指四隅，即东南、西南、西北、东北四个方向。

[译文]

"火运不及的，如果夏天有景色明显的正常气候，那冬天也就有严肃霜寒的正常时令；如果夏天反见萧条惨凄寒冻的冬天气候，那时常会有倾盆大雨的反应。它的自然灾害在南方，在人体应在心脏，其病所内在胸胁部，外在经络。土运不及的，如果辰、戌、丑、未月有尘土飘扬和风细雨的正常时令，那春天也就有风和日暖的正常气候；如果辰、戌、丑、未月仅见狂风拔倒树木的变化，那秋天也就有久雨霜雪的反应。它的自然灾害在四隅，在人体应在脾脏，其病所内在心腹，外在肌肉四肢。金运不及的，如果夏天有景色明显树木茂盛的正常时令，那冬季也就有冰冻寒冷的正常气候；如果夏天出现如火烧灼的过于炎热的气候，那秋天就会有冰雹霜雪的反应。它的自然灾害在西方，在人体应在肺脏，其病所内在胸胁肩背，外在皮毛。水运不及的，辰、戌、丑、未月有尘砂荡扬而无暴雨的气候，则时常有风生发的正常气候；如果辰、戌、丑、未月有出现飞沙走石的狂风暴雨的变化，则时时会有吹断的树木飘荡的反应。它的自然灾害在北方，在人体应在肾脏，其病所内在腰脊骨髓，外在肌肉之会与小腿膝弯等处。要之，五运的作用好似权衡之器，太过的加以抑制，不及的加以帮助，正常则和平，反常则必起反应，这是生长化收藏的道理，是四时气候应有的规律，如果失却了这些规律，天地之气不升不降就是闭塞不通了。所以说：天地的动静受自然力量的规律所控制，阴去阳来、阳去阴来的变化可以从四时寒暑来显示出它的征兆。就是这个意思。"

帝曰："夫子之言五气之变，四时之应，可谓悉矣。夫气之动乱，触遇而作，发无常会，卒然灾合，何以期之？"岐伯曰："夫气之动变，固不常在，而德化政令灾变，不同其候也。"帝曰："何谓也？"岐伯曰："东方生风，风生木，其德敷和①，其化生荣，其政舒启，其令风，其变振发，其灾散落。南方生热，热生火，其德彰显，其化蕃茂，其政明曜，其令热，其变销烁，其灾燔焫。中央生湿，湿生土，其德溽蒸②，其化丰备，其政安静，其令湿，其变骤注，其灾霖溃。西方生燥，燥生金，其德清洁，其化紧敛，其政劲切，其令燥，其变肃杀，其灾苍陨。北方生寒，寒生水，其德凄沧，其化清谧，其政凝肃，其令寒，其变溧洌，其灾冰雪霜雹。是以察其动也，有德有化，有政有令，有变有灾，而物由之，而人应之也。"

[注释]

①敷和：指布散和气。②溽蒸：湿热。

[译文]

黄帝道："先生讲五气的变化与四时气候的相应，可以说很详尽了。既然气的动乱是有所触犯而发生的，发作又没有一定的规律，往往突然相遇而生灾害，怎样才能先期知道呢？"岐伯说："五气的变动固然没有常规，然而它们的德性、生化的作用、治理的政令以及异常变化和灾害都是各有不相同的。"黄帝又问："怎样理解呢？"岐伯说："风是生于东方的，风能使木气旺盛。木的特性是柔和地散发，它的生化作用是滋生荣盛，它行使的职权是舒展阳气，宣通筋络，行时令是风，它的异常变化是发散太过而动荡不宁，它的灾害是摧残散落。热是生于南方的，热能使火气旺盛。火的特性是光明显著，它的生化作用是繁荣茂盛，它行使的职权是明亮光耀，行时令是热，它的异常变化是销铄煎熬，它的灾害作用是焚烧。湿是生于中央的，湿能使土气旺盛。土的特性是洋溢，它的生化作用是充实丰满，它行使的职权比较安静，行时令是湿，它的异常变化是急剧的暴风雨，它的灾害是久雨不止，泥烂堤崩。燥是生于西方的，燥能使金气旺盛。金的特性是清洁凉爽，它的生化作用是紧缩收敛，它行使的职权是锐急的，行时令是干燥，它的异常变化是肃杀，它的灾害是干枯凋落。寒是生于北方的，寒能使水气旺盛。水的特性是寒冷的，它的生化作用是清静而安谧的，它行使的职权是凝固严厉的，行时令是寒冷，它的异常变化是剧烈的严寒和冰冻，它的灾害是冰雹霜雪。所以观察它的运动，分别它的特性、生化、政令、变异、灾害就可以知道万物因之而起的变化以及人类因之而生的疾病了。"

帝曰："夫子之言岁候，其不及太过，而上应五星。今夫德化政令，灾眚变易，非常而有也，卒然而动，其亦为之变乎。"岐伯曰："承天而行之，故无妄动，无不应也。卒然而动者，气之交变也，其不应焉。故曰：应常不应卒。此之谓也。"帝曰：
"其应奈何？"岐伯曰："各从其气化也。"

[译文]

黄帝说："先生讲过五运的不及太过与天上的五星相应。现在
五运的德、化、政、令、灾害、变异并不是按常规发生的，而是突
然的变化，五星是不是也会随之变动呢？"岐伯说："五星是随天的
运动而运动的，所以它不会妄动，天道的变化，五星无不与之相
应。突然而来的变动是气相交和所起的偶然变化，与天运无关，所
以五星不受影响。因此说：常规发生是相应的，突然发生是不相应
的。就是这个意思。"黄帝问道："五星与天运正常相应的规律是怎
样的？"岐伯说："各从其天运之气的变化而变化。"

帝曰："其行之徐疾逆顺何如？"岐伯曰："以道留久，逆守
而小，是谓省下①。以道而去，去而速来，曲而过之，是谓省遗
过②也。久留而环，或离或附，是谓议灾与其德也。应近则小，
应远则大。芒而大倍常之一，其化甚；大常之二，其眚即发也。
小常之一，其化减；小常之二，是谓临视，省下之过与其德也。
德者福之，过者伐之。是以象之见也，高而远则小，下而近则
大，故大则喜怒迩，小则祸福远。岁运太过，则运星北越，运气
相得，则各行以道。故岁运太过，畏星失色而兼其母，不及，则
色兼其所不胜。肖者瞿瞿，莫知其妙，闵闵之当，孰者为良，妄
行无征，示畏侯王。"

[注释]

①省下：察看所属之分野。②省遗过：察看过失。

[译文]

黄帝问道："五星运行的徐缓迅速、逆行顺行是怎样的？"岐伯
说："五星在它的轨道上运行，如久延而不进或逆行留守，其光芒

变小，叫做省下；若在其轨道上去而速回或屈曲而行，称为省遗过；若久延不进而回环旋转，似去似来的，称为议灾或议德。气候的变化近则小，变化远则大。光芒大于正常一倍的说明气化亢盛；大两倍的则灾害即至。小于正常一倍的说明气化减退；小两倍的称为临视。省察在下之过与德，有德的获得幸福，有过的会得灾害。所以五星之象，高而远的就小，低而近的就大；大则福祸近，小则福祸远。岁运太过的主运之星就向北越出常道；运气相和则五星各运行在经常的轨道上。所以岁运太过，被制之星就暗淡而兼母星的颜色。取法天地的人看见了天的变化，如果尚不知道是什么道理，心里非常忧惧，不知道应该怎样才好，妄行猜测毫无征验，徒然使侯王畏惧。"

帝曰："其灾应何如？"岐伯曰："亦各从其化也，故时至有盛衰，凌犯有逆顺，留守有多少，形见有善恶，宿属①有胜负，征应有吉凶矣。"

[注释]

①宿属：张介宾说："谓二十八宿及十二辰位，各有五行所属之异。"

[译文]

黄帝又道："五星在灾害方面的应验怎样？"岐伯说："也是各从其气的变化而变化的。所以时令有盛衰，侵犯有逆顺，留守时间有长短，所见的形象有好坏，星宿所属有胜负，征验所应有吉凶。"

帝曰："其善恶何谓也？"岐伯曰："有喜有怒，有忧有丧，有泽有燥，此象之常也，必谨察之。"帝曰："六者高下异乎？"岐伯曰："象见高下，其应一也，故人亦应之。"帝曰："善。其德化政令之动静损益皆何如？"岐伯曰："夫德化政令灾变，不能相加①也。胜复盛衰，不能相多也。往来小大，不能相过也。

用之升降，不能相无也。各从其动而复之耳^②。"

黄帝问："好坏怎样？"岐伯说："有喜悦有愤怒，有忧愁有悲伤，有润泽有燥乱，这是星象变化所常见的，必须小心观察。"黄帝又道："星象的喜、怒、忧、丧、泽、燥六种现象，对星位的高低有无关系？"岐伯说："五星的形象虽有高下的不同，但其应于物候是一致的，所以人体也是这样相应的。"黄帝道："对。它们德、政、化、令的动静损益是怎样的？"岐伯说："五气的德、政、化、令与灾变都是有一定规律而不能彼此相加的，胜复和盛衰不能随意增多的，往来大小不能随便超越的，升降作用不会互不存在的，这些都是从运动中所产生出来的。"

帝曰："其病生何如？"岐伯曰："德化者气之祥，政令者气之章，变易者复之纪，灾眚者伤之始^①，气相胜^②者和，不相胜者病，重感^③于邪则甚也。"帝曰："善。所谓精光之论，大圣之业，宣明大道，通于无穷，究于无极也。余闻之，善言天者，必应于人，善言古者，必验于今，善言气者，必彰于物，善言应者，同天地之化，善言化言变者，通神明之理，非夫子孰能言至道欤！乃择良兆而藏之灵室，每旦读之，命曰《气交变》，非齐戒不敢发，慎传也。"

黄帝道："它们与疾病发生关系是怎样的？"岐伯说："德化是

五气正常的吉祥之兆，政令是五气规则和表现形式，变易是产生胜气与复气的纲纪，灾祸是万物损伤的开始。大凡人的正气能抗拒邪气就健康无病，不能抗拒邪气就会生病，如果重复感受邪气病就更加严重了。"黄帝说："讲得好。这些正是所谓精深高明的理论，圣人的伟大事业，研究发扬它的道理，达到了无穷无尽的境界。我听说：善于谈论自然规律的必定能应验于人，善于谈论古代的必定能应验于现在，善于谈论气化的必定能应用于万物，善于谈论应变的必定能顺应天地变化的规律，善于谈论化与变的就会通达自然界变化莫测的道理。除了先生，还有谁能够说清楚这些至理要道呢？于是选择了一个好日子，把它藏在书室里，每天早晨取出来攻读，这篇文章称为《气交变》。不是专心诚意的时候不敢打开，非常谨慎地传于后世。"

五常政大论篇第七十^①

　　黄帝问曰："太虚寥廓，五运回薄^②，衰盛不同，损益相从，愿闻平气^③何如而名？何如而纪也？"岐伯对曰："昭乎哉问也！木曰敷和，火曰升明，土曰备化，金曰审平，水曰静顺。"帝曰："其不及奈何？"岐伯曰："木曰委和，火曰伏明，土曰卑监，金曰从革，水曰涸流。"帝曰："太过何谓？"岐伯曰："木曰发生，火曰赫曦，土曰敦阜，金曰坚成，水曰流衍。"

[注释]

　　①说明：本篇内容重复、繁杂之处有所删减。②回薄：指循环运动不息。③平气：指不盛不衰的正常之气。

[译文]

　　黄帝问道："宇宙深远广阔无边，五运循环不息。其中有盛衰的不同，随之而有损益的差别，请您告诉我五运中的平气是怎样命名，怎样定其标志的？"岐伯答道："您问得真有意义！所谓平气，木称为敷和，散布着温和之气，使万物荣华；火称为升明，明朗而有盛长之气，使万物繁茂；土称为备化，具备着生化万物之气，使万物具备形体；金称为审平，发着宁静和平之气，使万物结实；水称为静顺，有着寂静和顺之气，使万物归藏。"黄帝问："五运不及会怎样？"岐伯说："如果不及，木称为委和，无阳和之气，使万物萎靡不振；火称为伏明，少温暖之气，使万物暗淡无光；土称为卑监，无生化之气，使万物萎弱无力；金称为从革，无坚硬之气，使万物质松无弹力；水称为涸流，无封藏之气，使万物干枯。"黄帝问："太过了会怎样？"岐伯说："如果太过，木称为发生，过早地散布温和之气，使万物提早发育；火称为赫曦，散布着强烈的火气，使万物烈焰不安；土称为敦阜，有着浓厚坚实之气，反使万物不能成形；金称为坚成，有着强硬之气，使万物刚直；水称为流衍，有溢满之气，使万物漂流不能归宿。"

帝曰："天不足西北，左寒而右凉，地不满东南，右热而左温，其故何也？"岐伯曰："阴阳之气，高下之理，太少之异也。东南方，阳也，阳者其精降于下，故右热而左温。西北方，阴也，阴者其精奉于上，故左寒而右凉。是以地有高下，气有温凉，高者气寒，下者气热，故适寒凉者胀，之温热者疮，下之则胀已，汗之则疮已，此腠理开闭之常，太少之异耳。"

[译文]

黄帝问："天气不足于西北，北方寒而西方凉；地气不满于东南，南方热而东方温。这是什么缘故？"岐伯说："天气有阴阳，地势有高低，其中都有太过与不及的差异。东南方属阳，阳气有余，阳精自上而下降，所以南方热而东方温。西北方属阴，阴气有余，阴精自下而上奉，所以北方寒而西方凉。因此，地势有高有低，气候有温有凉，地势高的气候寒凉，地势低下的气候温热。所以在西北寒凉的地方多胀病，在东南温热的地方多疮疡。胀病用下法则胀可消，疮疡用汗法则疮疡自愈。这是气候和地理影响人体腠理开闭的一般情况，无非是太过和不及的区别造成的。"

帝曰："其余寿夭何如？"岐伯曰："阴精所奉其人寿，阳精所降其人夭。"帝曰:"善。其病也,治之奈何?"岐伯曰:"西北之气散而寒之,东南之气收而温之,所谓同病异治也。故曰:气寒气凉,治以寒凉,行水渍之①。气温气热,治以温热,强其内守。必同其气,可使平也,假者反之。"

[注释]

①行水渍之:指用热汤浸渍,以散外寒。

[译文]

黄帝道:"天气寒热与地势高下对于人的寿夭有什么关系呢?"岐伯说:"阴精上承的地方阳气坚固,故其人长寿;阳精下降的地方阳气常发泄而衰薄,故其人多夭。"黄帝说:"对。若发生病变应怎样处理?"岐伯说:"西北方天气寒冷,其病多外寒而里热,应散其外寒而凉其里热;东南方天气温热,因阳气外泄故生内寒,所以应收敛其外泄的阳气而温其内寒。这是所谓同病异治即同样发病而治法不同。所以说:气候寒凉的地方多内热,可用寒凉药治之,并可以用汤液浸渍的方法;气候温湿的地方多内寒,可以温热的方法治之以加强内部阳气的固守。治法必须与该地的气候相同才能使之平调,但必须辨别其相反的情况,如西北之人有假热之寒病,东南之人有假寒之热病,又当用相反的方法治疗。"

帝曰:"善。一州之气,生化寿夭不同,其故何也?"岐伯曰:"高下之理,地势使然也。崇高则阴气治之,污下则阳气治之,阳胜者先天,阴胜者后天,此地理之常,生化之道也。"帝曰:"其有寿夭乎?"岐伯曰:"高者其气寿,下者其气夭,地之小大异也,小者小异,大者大异。故治病者,必明天道地理,阴阳更胜,气之先后,人之寿夭,生化之期,乃可以知人之形气矣。"

[译文]

黄帝道:"对。但有地处一州而生化寿夭各有不同是什么缘故?"岐伯道："虽在同一州，而地势高下不同，故生化寿夭的不同是地势的不同所造成的。因为地势高的地方属于阴气所治，地势低的地方属于阳气所治。阳气盛的地方气候温热，万物生化往往先四时而早成，阴气盛的地方气候寒冷，万物常后于四时而晚成，这是地理的常规而影响着生化迟早的规律。"黄帝道："有没有寿和夭的分别呢？"岐伯说："地势高的地方，阴气所治，故其人寿；地势低下的地方，阳气多泄，其人多夭。而地势高下相差有程度上的不同，相差小的其寿夭差别也小，相差大的其寿夭差别也大，所以治病必须懂得天道和地理，阴阳的相胜，气候的先后，人的寿夭，生化的时间，然后可以知道人体内外形气的病变了。"

帝曰："岁有胎孕不育，治之不全^①，何气使然？"岐伯曰："六气五类，有相胜制也，同者盛之，异者衰之，此天地之道，生化之常也。故厥阴司天，毛虫静，羽虫育，介虫不成；在泉，毛虫育，倮虫耗，羽虫不育。少阴司天，羽虫静，介虫育，毛虫不成；在泉，羽虫育，介虫耗不育。太阴司天，倮虫静，鳞虫育，羽虫不成；在泉，倮虫育，鳞虫不成。少阳司天，羽虫静，毛虫育，倮虫不成；在泉，羽虫育，介虫耗，毛虫不育。阳明司天，介虫静，羽虫育，介虫不成；在泉，介虫育，毛虫耗，羽虫不成。太阳司天，鳞虫静，倮虫育；在泉，鳞虫耗，倮虫不育。诸乘所不成之运，则甚也。故气主有所制，岁立有所生，地气制己胜，天气制胜己，天制色，地制形，五类衰盛，各随其气之所宜也。故有胎孕不育，治之不全，此气之常也，所谓中根也。根于外者亦五，故生化之别，有五气五味五色五类五宜也。"

[注释]

①治之不全：指岁气使胎孕与不育有不同的情况。

[译文]

黄帝道："在同一年中，有的动物能胎孕繁殖，有的却不能生育，岁治之气有所不全，这是什么原因造成的？"岐伯说："六气和五类动物之间有相胜而制约的关系。若六气与动物的五行相同则生育力就强盛，如果不同生育力就衰退。这是自然规律，万物生化的常规。所以逢厥阴风木司天，毛虫不生育亦不耗损，厥阴司天则少阳相火在泉，羽虫同地之气，故得以生育，火能克金，故介虫不能生成；若厥阴在泉，毛虫同其气则多生育，因木克土，故倮虫遭受损耗，羽虫静而不育。少阴君火司天，羽虫同其气，故羽虫不生育亦不耗损，少阴司天则阳明燥金在泉，介虫同地之气，故得以生育，金克木，故毛虫不能生成；少阴在泉，羽虫同其气则多生育，火克金，故介虫遭受损耗且不得生育。太阴湿土司天，倮虫同其气，故倮虫不生育亦不耗损，太阴司天则太阳寒水在泉，鳞虫同地之气，故鳞虫多生育，水克火，故羽虫不能生成；太阴在泉，倮虫同其气则多生育，土克水，故鳞虫不能生成。少阳相火司天，羽虫同其气，故羽虫不能生育亦不耗损，少阳司天则厥阴风木在泉，毛虫同地之气，故多生育，木克土，故鳞虫不能生成；少阳在泉，羽虫同其气则多生育，火克金，故介虫遭受损耗，而毛虫静而不育。阳明燥金司天，介虫同天之气，故介虫静而不生育，阳明司天则少阴君火在泉，羽虫同地之气则多生育，火克金，故介虫不得生成；阳明在泉，介虫同其气则多生育，金克木，故毛虫损耗而羽虫不能生成。太阳寒水司天，鳞虫同天之化，故鳞虫静而不育，太阳司天则太阴湿土在泉，倮虫同地之气，故多生育；太阳在泉；鳞虫同其气则多生育，水克火，故羽虫损耗，倮虫静而不育。凡五运被六气所乘的时候，被克之年所应的虫类则更不能孕育。所以六气所主的司天在泉，各有制约的作用，自甲相合，而岁运在中，秉五行而立，万物都有所生化，在泉之气制约我所胜者，司天之气制约岁气之胜我者，司天之气制色，在泉之气制形，五类动物的繁盛和衰微，各自随着天地六气的不同而相应。因此有胎孕和不育的分别，生化的情况也不能完全一致，这是运气的一种常度，因此称之为中根。在中根之外的六气，同样根据五行而施化，所以万物的生化有五气、五味、五色、五类的分别随五运六气而各得其宜。"

帝曰："何谓也？"岐伯曰："根于中者，命曰神机，神去则机息。根于外者，命曰气立，气止则化绝。故各有制，各有胜，各有生，各有成。故曰：不知年之所加，气之同异，不足以言生化。此之谓也。"

[译文]

黄帝道："这是什么道理？"岐伯说："根于中的叫做神机，它是生化作用的主宰，所以神去则生化的机能也停止；根于外的叫做气立，假如没有六气在外则生化也随之而断绝。故运各有制约，各有相胜，各有生，各有成。因此说：如果不知道当年的岁运和六气的加临以及六气和岁运的异同，就不足以谈生化。就是这个意思。"

帝曰："气始而生化，气散而有形，气布而蕃育，气终而象变，其致一也。然而五味所资^①，生化有薄厚，成熟有少多，终始不同，其故何也？"岐伯曰："地气制之也，非天不生，地不长也。"

[注释]

①资：作"禀受"解。

[译文]

黄帝道："万物开始受气而生化，气散而有形，气敷布而蕃息，气终的时候形象便发生变化，万物虽不同，但这种情况是一致的。然而如五谷的滋生，生化有厚有薄，成熟有少有多，开始和结果也有不同，这是什么缘故呢？"岐伯说："这是由于受在泉之气所控制，故其生化非天气则不生，非地气则不长。"

帝曰："愿闻其道。"岐伯曰："寒热燥湿，不同其化也。故少阳在泉，寒毒不生，其味辛，其治苦酸，其谷苍丹。阳明在泉，湿毒不生，其味酸，其气湿，其治辛苦甘，其谷丹素。太阳在泉，热毒不生，其味苦，其治淡咸，其谷黔秬。厥阴在泉，清毒不生，其味甘，其治酸苦，其谷苍赤，其气专，其味正。少阴在泉，寒毒不生，其味辛，其治辛苦甘，其谷白丹。太阴在泉，燥毒不生，其味咸，其气热，其治甘咸，其谷黔秬。化淳则咸守，气专则辛化而俱治。"

[译文]

黄帝说："希望听您讲讲其中的道理。"岐伯说："寒、热、燥、湿等气，其气化作用各有不同。故少阳相火在泉则寒毒之物不生，火能克金，味辛的东西被克而不生，其所主之味是苦和酸，在谷类是属青和火红色的一类。阳明燥金在泉则湿毒之物不生，味酸及属生的东西都不生，其所主之味是辛、苦、甘，在谷类是属于火红和素色的一类。太阳寒水在泉则热毒之物不生，凡苦味的东西都不生，其所主之味是淡和咸，在谷类属土黄和黑色一类。厥阴风木在泉则消毒之物不生，凡甘味的东西都不生，其所主之味是酸、苦，在谷类是属于青和红色之类；厥阴在泉则少阳司天，上阳下阴，木火相合，故其气化专一，其味纯正。少阴君火在泉则寒毒之物不生，味辛的东西不生，其所主之味是辛、苦、甘，在谷类是属于白色和火红之类。太阴湿土在泉则燥毒之物不生，凡咸味及气热的东西都不生，其所主之味是甘和咸，在谷类是属于土黄和黑色之类；太阴在泉是土居地位，所以其气化淳厚，足以制水，故咸味得以内守，其气专精而能生金，故辛味也得以生化而与湿土同治。"

"故曰：补上下者从之，治上下者逆之，以所在寒热盛衰而调之。故曰：上取下取，内取外取，以求其过。能毒者以厚药，不胜毒者以薄药①。此之谓也。气反者，病在上，取之下；病在下，取之上；病在中，旁取之。治热以寒，温而行之；治寒以热，凉而行之；治温以清，冷而行之；治清以温，热而行之。故消之削之，吐之下之，补之泻之，久新同法。"

[注释]

①厚药、薄药：指药之气味厚薄。

[译文]

"所以说：因司在天泉之气不及而病不足的用补法当顺其气，因太过而病有余的治疗时当逆其气，根据其寒热盛衰进行调治。所以说：从上、下、内、外取治，总要探求致病的原因。凡体强能耐受毒药的就给予性味厚的药物，凡体弱不能耐受毒药的就给予性味薄的药物。就是这个道理。若病气有相反的，如病在上，治其下；病在下的，治其上；病在中的，治其四旁。治热病用寒药而用温服法；治寒病用热药而用凉服法；治温病用凉药而用冷服法；治清冷的病用温药而用热服的方法。故用消法通积滞，用削法攻坚积，用吐法治上部之实，补法治虚症泻法治实症，凡久病新病都可根据这些原则进行治疗。"

帝曰："病在中而不实不坚，且聚且散，奈何?"岐伯曰："悉乎哉问也! 无积者求其藏，虚则补之，药以祛之，食以随之，行水渍之，和其中外，可使毕已。"

[译文]

黄帝道："若病在内，不实也不坚硬，有时聚而有形，有时散而无形，那怎样治疗呢?"岐伯说："您问得真仔细! 这种病如果没有积滞的应当从内脏方面去探求，虚的用补法，有邪的可先用药驱其邪，然后以饮食调养之或用水渍法调和其内外，便可使病痊愈。"

帝曰："有毒无毒，服有约乎？"岐伯曰："病有久新，方有大小，有毒无毒，固宜常制矣。大毒治病，十去其六，常毒治病，十去其七，小毒治病，十去其八，无毒治病，十去其九，谷肉果菜，食养尽之，无使过之，伤其正也。不尽，行复如法，必先岁气，无伐天和，无盛盛，无虚虚，而遗人夭殃，无致邪，无失正，绝人长命。"

[译文]

黄帝道："有毒药和无毒药，服用时有一定的规则吗？"岐伯说："病有新有久，处方有大有小，药物有毒无毒，服用时当然有一定的规则。凡用大毒之药，病去十分之六不可再服；一般的毒药，病去十分之七不可再服；小毒的药物，病去十分之八不可再服；即使没有毒之药，病去十分之九也不可再服。以后就用谷类、肉类、果类、蔬菜等饮食调养，使邪去正复而病痊愈，不要用药过度，以免伤其正气。如果邪气未尽，再用药时仍如上法。必须首先知道该年的气候情况，不可违反天人相应的规律。不要实症用补使其重实，不要虚症误下使其重虚，而造成使人夭折生命的灾害。不要误补而使邪气更盛，不要误泄而损伤人体正气，断送了人的性命！"

帝曰："其久病者，有气从不康，病去而瘠，奈何？"岐伯曰："昭乎哉圣人之问也！化不可代，时不可违。夫经络以通，血气以从，复其不足，与众齐同，养之和之，静以待时，谨守其气，无使倾移，其形乃彰，生气以长，命曰圣王。故大要曰：无代化，无违时，必养必和，待其来复。此之谓也。"帝曰：

"善。"

黄帝道："病久的人，气机虽已调顺而身体不得康复，病虽去而形体依然瘦弱，应当怎样处理呢？"岐伯说："您所问的真精细啊！要知道天地之气化是不可用人力来代行的，四时运行的规律是不可以违反的。若经络已经畅通，血气已经和顺，要恢复正气的不足，使与平常人一样，必须注意保养，协调阴阳，耐心等待天时，谨慎守护真气，不使有所消耗，其形体就可以壮实，生气就可以长养，这就是圣王的法度。所以《大要》上说：不要以人力来代替天地之气化，不要违反四时的运行规律，必须善于调养，协调阴阳，等待真气的恢复。就是这个意思。"黄帝道："对。"

六元正纪大论篇第七十一^①

　　黄帝问曰："六化六变^②，胜复淫治，甘苦辛咸酸淡先后，余知之矣。夫五运之化，或从天气，或逆天气，或从天气而逆地气，或从地气而逆天气，或相得^③，或不相得^④，余未能明其事。欲通天之纪，从地之理，和其运，调其化，使上下合德，无相夺伦，天地升降，不失其宜，五运宣行，勿乖其政，调之正味，从逆奈何？"岐伯稽首再拜对曰："昭乎哉问也。此天地之纲纪，变化之渊源，非圣帝孰能穷其至理欤！臣虽不敏，请陈其道，令终不灭，久而不易。"

　　[注释]

　　①说明：本篇内容重复、繁杂之处有所删减。②六化六变：六气的正常变化和异常变化。六化，六气的正常变化。六变，六气的异常变化。③相得：相生。④不相得：相胜。

　　[译文]

　　黄帝问道："六气的正常生化和异常生化，胜气、复气等淫邪致病及其主治原则，甘、苦、辛、咸、酸、淡诸气味所化的情况，我已经知道了。关于五运主岁的气化，或与司天之气相顺，或与司天之气相逆，或与司天之气相反而与司地之气相顺，或与司地之气相反而与司天之气相顺，或与岁运之气相生，或与岁运司天相制，我还未能完全明了其中的道理。我想通晓司天在泉的道理，并据此以协调运气之所化，使上下之功德能相互应合，不致破坏正常的秩序，天地升降的正常规律，不失其宜，五运之气的布化运行，不致违背其应时的政令，根据运气的顺逆情况调之以五味，应当怎样呢？"岐伯再次跪拜回答道："这个问题提的很高明啊！这是有关天气和地气问题的一个总纲，是万物变化的本源，若非圣明之帝，谁能够穷尽这些至理要道呢？我对这个问题虽然领会不深，愿意讲述其中的道理，使它永远不致灭绝，能长期流传而不被更改。"

帝曰："五运行同天化^①者，命曰天符，余知之矣。愿闻同地化^②者何谓也？"岐伯曰："太过而同天化者三，不及而同天化者亦三，太过而同地化者三，不及而同地化者亦三，此凡二十四岁也。"帝曰："愿闻其所谓也。"岐伯曰："甲辰甲戌太宫下加^③太阴，壬寅壬申太角下加厥阴，庚子庚午太商下加阳明，如是者三。癸巳癸亥少徵下加少阳，辛丑辛未少羽下加太阳，癸卯癸酉少徵下加少阴，如是者三。戊子戊午太徵上临^④少阴，戊寅戊申太徵上临少阳，丙辰丙戌太羽上临太阳，如是者三。丁巳丁亥少角上临厥阴，乙卯乙酉少商上临阳明，己丑己未少宫上临太阴，如是者三。除此二十四岁，则不加不临也。"帝曰："加者何谓？"岐伯曰："太过而加同天符，不及而加同岁会也。"帝曰："临者何谓？"岐伯曰："太过不及，皆曰天符，而变行有多少，病形有微甚，生死有早晏耳。"

[注释]

①同天化：岁运与司天之气一致。②同地化：岁运与地泉之气一致。③下加：下加于上为加，运与在泉同化，谓之下加。④上临：上临于下为临，运与司天同化，谓之上临。

[译文]

黄帝说："五运值年与司天之气同化的叫天符，我已经知道了。我想听听五运与在泉之气同化是怎样的呢？"岐伯说："岁运太过而与司天之气同化的有三，岁运不及而与司天之气同化的也有三，岁运太过而与在泉之气同化的有三，岁运不及而与在泉之气同化的也有三，属于这类情况的共有二十四年。"黄帝说："请您把上述情况进一步加以说明。"岐伯说："甲辰、甲戌年中运太宫，为土运太过，下加太阴湿土在泉；壬寅、壬申年中运太角，为木运太过，下加厥阴风木在泉；庚子、庚午年中运太商，为金运太过，下加阳明燥金在泉；像这种情况的有三。癸巳、癸亥年中运少徵，为火运不及，下加少阳相火在泉；辛丑、辛未年中运少羽，为水运不及，下加太阳寒水在泉；癸卯、癸酉年中运少徵，为火运太过，下加少阴君火在泉；像这种情况的也有三。戊子、戊午年中运太徵，为火运太过，上临少阴君火司天；戊寅、戊申年中运太徵，为火运太过，上临少阳相火司天；丙辰、丙戌年中运太羽，为水运太过，上临太阳寒水司天；像这种情况有三。丁巳、丁亥年中运少角，为木运不及，上临厥阴风木司天；乙卯、乙酉年中运少商，为金运不及，上临阳明燥金司天；己丑、己未年中运少宫，为土运不及，上临太阴湿土司天；像这种情况的也有三。除此二十四年之外的就是中运与司天在泉不加不临的年份。"黄帝说："加是什么意思呢？"岐伯说："岁运太过而与在泉相加的是同天符，岁运不及而与在泉相加的是同岁会。"黄帝说："临是什么意思呢？"岐伯说："凡是岁运太过或不及于司天想临的都叫做天符，由于运气变化有太过不及的不同，病情变化则有轻微与严重的差异，生死转归也有早晚的区别。"

帝曰："夫子言用寒远寒，用热远热，余未知其然也，愿闻何谓远？"岐伯曰："热无犯热，寒无犯寒，从者和，逆者病，不可不敬畏而远之，所谓时与六位也。"帝曰："温凉何如？"岐伯曰："司气以热，用热无犯，司气以寒，用寒无犯，司气以凉，用凉无犯，司气以温，用温无犯，间气同其主无犯，异其主则小犯之，是谓四畏①，必谨察之。"帝曰："善。其犯者何如？"岐伯曰："天气反时，则可依时，及胜其主②则可犯，以平为期，而不可过，是谓邪气反胜者。故曰：无失天信③，无逆气宜④，无翼其胜，无赞其复，是谓至治。"

[注释]

①四畏：寒热温凉四气，应畏而避之。②胜其主：客气太过。③天信：天气根据时令而有所变迁。④气宜：六气之宜忌。

[译文]

黄帝说："先生说'用寒远寒，用热远热'，我不明白其所以然，还想听听怎样叫做远。"岐伯说："用热性药品者不要触犯主时之热，用寒性药品者不要触犯主时之寒，适从这一原则就可以和平，违背这一原则就能导致疾病，所以对主时之气不可不畏而忌之，这就是所说的应时而起的六步之气的方位。"黄帝说："温凉之气次于寒热，应当怎样呢？"岐伯说："主时之气为热的用热性药品时不可触犯，主时之气为寒的用寒性药品时不可触犯，主时之气为凉的用凉性药品时不可触犯，主时之气为温的用温性药品时不可触犯，间气与主气相同的不可触犯，间气与主气不相同的可以稍稍犯之，由于寒、热、温、凉四气不可随意触犯，所以谓之四畏，必须谨慎地加以考察。"黄帝说："好。在什么情况下可以触犯呢？"岐伯说："天气与主时之气相反的，可以主时之气为依据，客气胜过主气的则可以触犯，以达到平衡协调为目的而不可使之太过，这是指邪气胜过主气者而言。所以说不要误了气候的常识，不要违背了六气之所宜，不可帮助胜气，不可赞助复气，这才是最好的治疗原则。"

帝曰："善。论言热无犯热，寒无犯寒。余欲不远①热，不远热奈何？"岐伯曰："悉乎哉问也！发表不远热，攻里不远寒。"帝曰："不发不攻②而犯寒犯热，何如？"岐伯曰："寒热内贼③，其病益甚。"帝曰："愿闻无病者何如？"岐伯曰："无者生之，有者甚之。"帝曰："生者何如？"岐伯曰："不远热则热至，不远寒则寒至。寒至则坚否腹满，痛急下利之病生矣。热至则身热，吐下霍乱，痈疽疮疡，瞀郁注下，瘛肿胀，呕，鼽衄头痛，骨节变，肉痛，血溢血泄，淋闷④之病生矣。"帝曰："治之奈何？"岐伯曰："时必顺之，犯者治以胜也。"

[注释]

①远：回避。②不发不攻：不因发表而犯热，不因攻里而犯寒。③贼：贼害。④淋闷：小便淋涩不利，大便闭结不通。

[译文]

黄帝说："好。前面论述过用热品时不要触犯主时之热；用寒品时不要触犯主时之寒。我想不避热不避寒应当怎样呢？"岐伯说："您问的很全面啊！发表时可以不避热，攻里时可以不避寒。"黄帝说："不发表不攻里时而触犯了寒热会怎样呢？"岐伯说："若寒热之气伤害于内，他的病就更加严重了。"黄帝说："我想听听无病的人会怎样呢？"岐伯说："无病的人能够生病，有病的人会更加严重。"黄帝说："生病的情况是怎样的呢？"岐伯说："不避热时则热至，不避寒时则寒至。寒至则发生腹部坚硬痞闷胀满、疼痛急剧、下利等病；热至则发生身热、呕吐下利、霍乱、痈疽疮疡、混冒郁闷泄下、肌肉抽动、筋脉抽搐、肿胀、呕吐、鼻塞衄血、头痛、骨节改变、肌肉疼痛、血外溢或下泄、小便淋沥、癃闭不通等病。"黄帝说："应当怎样治疗呢？"岐伯说："主时之气必须顺从之，触犯了主时之气时可用相胜之气的药品加以治疗。"

黄帝问曰："妇人重身^①，毒^②之何如？"岐伯曰："有故无殒^③，亦无殒也。"帝曰："愿闻其故何谓也？"岐伯曰："大积大聚，其可犯也，衰其大半而止，过者死。"帝曰："善。郁之甚者治之奈何？"岐伯曰："木郁达之，火郁发之，土郁夺之，金郁泄之，水郁折之，然调其气，过者折之，以其畏^④也，所谓写之。"帝曰："假^⑤者何如？"岐伯曰："有假其气，则无禁也。所谓主气不足，客气胜也。"

[注释]

①重身：怀孕。②毒：用峻烈药物治疗。③殒：损伤。④畏：相制之药。⑤假：假借。

[译文]

黄帝问道："妇女怀孕，若用毒药攻伐时会怎样呢？"岐伯回答说："只要有应攻伐的疾病存在则母体不会受伤害，胎儿也不会受伤害。"黄帝说："我想听听这是什么道理。"岐伯说："身虽有妊，而有大积大聚这种病是可以攻伐的，但是在积聚衰减一大半时就要停止攻伐，攻伐太过了就要引起死亡。"黄帝说："好。郁病之严重者应当怎样治疗呢？"岐伯说："肝木郁的应当舒畅条达之；心火郁的应当发散之。脾土郁的应当去除之；肺金郁的应当宣泄之；肾水郁的应当节制之；这样去调整五脏的气机，凡气太过的就要折服其气，因为太过则畏折，就是所谓泻法。"黄帝说："假借之气致病应当怎样治疗呢？"岐伯说："如果主气不足而有假借之气致病时就不必要遵守'用寒远寒，用热远热'等禁忌法则了。这就是所谓主气不足，客气胜之而有非时之气的意思。"

帝曰："至哉圣人之道！天地大化运行之节，临御之纪，阴阳之政，寒暑之令，非夫子孰能通之！请藏之灵兰之室，署曰

《六元正纪》，非斋戒不敢示，慎传也。"

[译文]

黄帝说："圣人的要道真伟大呀！关于天地的变化，运行的节律，运用的纲领，阴阳的治化，寒暑的号令，不是先生谁能通晓它！我想把它藏在灵兰室中，署名叫《六元正纪》，不经过洗心自戒不敢随意将其展示，不是诚心实意的人不可轻易传授给他。"

刺法论篇第七十二（遗失）
本病论篇第七十三（遗失）
至真要大论篇第七十四

黄帝问曰："五气交合，盈虚更作，余知之矣。六气分治，司天地者，其至何如？"岐伯再拜对曰："明乎哉问也！天地之大纪，人神①之通应也。"帝曰："愿闻上合昭昭，下合冥冥②奈何？"岐伯曰："此道③之所主，工之所疑也。"

[注释]

①神：自然现象。②上合昭昭，下合冥冥：人体的变化与天地变化相应。昭昭，明亮。冥冥，玄远、幽暗。③道：医理。

[译文]

黄帝问道："五运之间的相互交合，主岁中的太过与不及交替为用，我已经知道了。六气分治于一年中，主管司天、在泉，其气来时是什么样的情况啊？"岐伯拜了两次而回答说："您问的多么好啊！这是自然变化的基本规律，人体的机能活动是与天地变化相适应的。"黄帝说："我希望听您讲一下，它怎样上合于昭昭的天道与下合于玄远的地气？"岐伯说："这是医学理论的重要内容，是一般医生难以明白的。"

帝曰："愿闻其道也。"岐伯曰："厥阴司天，其化以风；少阴司天，其化以热；太阴司天，其化以湿；少阳司天，其化以火；阳明司天，其化以燥；太阳司天，其化以寒。以所临脏位，命其病①者也。"帝曰："地化②奈何？"岐伯曰："司天同候，间气③皆然。"帝曰："间气何谓？"岐伯曰："司左右者，是谓间气也。"帝曰："何以异之？"岐伯曰："主岁者纪岁，间气者纪步也。"

[注释]

①以所临脏位，命其病：根据六气司天的偏胜之气影响五脏，而产生的病变来命名疾病名称。如厥阴风木之位，是肝脏之气活动的时期。②地化：在泉之气，在下位。与在上位之司天之气相对应。③间气：六气分治，在上者为司天，在下者为在泉，两者的左右各四个方位之气称间气。

[译文]

黄帝说："我想听您讲讲这方面的道理！"岐伯说："厥阴司天，气从风化；少阴司天，气从热化；太阴司天，气从湿化；少阳司天，气从火化；阳明司天，气从燥化；太阳司天，气从寒化。一般是根据客气所临的脏位来命名疾病的。"黄帝问："在泉之气的气化是怎样的？"岐伯说："与司天的规律一样，间气也是如此。"黄帝问："什么是间气呢？"岐伯说："位居司天和在泉之左右的气就叫做间气。"黄帝道："它与司天、在泉有何区别？"岐伯说："司天、在泉主岁之气主管一年的气化，间气之气主管一步的气化。"

帝曰："善。岁主奈何？"岐伯曰："厥阴司天为风化①，在泉为酸化，司气为苍化，间气为动化。少阴司天为热化，在泉为苦化，不司气化，居气为灼化②。太阴司天为湿化，在泉为甘化，司气为黅化，间气为柔化。少阳司天为火化，在泉为苦化，司气为丹化，间气为明化。阳明司天为燥化，在泉为辛化，司气为素化，间气为清化。太阳司天为寒化，在泉为咸化，司气为玄化，间气为藏化。故治病者，必明六化分治，五味五色所生，五脏所宜，乃可以言盈虚病生之绪也。"

①化：从化。②不司气化，居气为灼化：六气中有君火、相火，五运有一火，六气分主五运，则君火不主运，君不司运即不司气化。居气是间气，因心为君主，少阴为君火，尊称它为居气，火性燔灼，故其气为灼化。

[译文]

黄帝说："讲得对！一岁之中气化的情况是怎样的呢？"岐伯说："厥阴司天为风化，在泉为酸化，岁运为苍化，间气为动化；少阴司天为热化，在泉为苦化，岁运不司气化，间气为灼化；太阴司天为湿化，在泉为甘化，岁运为黄化，间气为柔化；少阳司天为火化，在泉为苦化，岁运为丹化，间气为明化；阳明司天为燥化，在泉为辛化，岁运为素化，间气为清化；太阳司天为寒化，在泉为咸化，岁运为玄化，间气为藏化。所以医生想要治好疾病就必须弄清楚六气所司的气化、分治特点，以及五味、五色的产生与五脏之所宜，这样才能明白运气的太过、不及和疾病的发生之间的关系。"

帝曰："厥阴在泉而酸化，先余知之矣。风化之行也何如？"岐伯曰："风行于地，所谓本也，余气同法。本乎天者，天之气也，本乎地者，地之气也，天地合气，六节①分而万物化生矣。故曰：'谨候气宜②，无失病机。'此之谓也。"帝曰："其主病何如？"岐伯曰："司岁备物，则无遗主矣。"帝曰："先岁物何也？"岐伯曰："天地之专精也③。"帝曰："司气者何如？"岐伯曰："司气者主岁同，然有余不足也。"帝曰："非司岁物何谓也？"岐伯曰："散也，故质同而异等也，气味有薄厚，性用有躁静，治保④有多少，力化有浅深，此之谓也。"帝曰："岁主藏害何谓？"岐伯曰："以所不胜命之，则其要也。"

[注释]

①六节：六部之气的分化。②气宜：六气变化的机宜。③天地之专精也：按岁气采备的药物，吸收了天地精华，性味醇厚。④治保：有效成分含量。

[译文]

黄帝说："关于厥阴在泉而从酸化的道理，我以前就知道了！风的气化运行又怎样呢？"岐伯说："风气行于地，这是本于地之气而为风化，其余火、湿、燥、寒诸气也是这样。因为本属于天的是天之气，本属于地的是地之气，天地之气相互交通化合产生了六节变化的节序，万物随之而逐渐生长变化。医学上常说：'要谨慎地观察六气变化的机宜，不可贻误病机。'也是这个道理。"黄帝说："应该怎么选择主治疾病的药物呢？"岐伯说："根据岁气来采备相应的药物，则药物的治病功效就可以保全了。"黄帝说："为什么首先想到要采备岁气所生化的药物呢？"岐伯说："因其吸收了当时的天地精专之气，故气专而力厚。"黄帝问："司运气的药物怎么样？"岐伯说："它与前药差别不大，但性味总是有太过或不及的不宜之处。"黄帝道："不属司岁之气生化的药物又怎样呢？"岐伯说："其气散而不专。所以非司岁和司岁的药物比较，重量虽同，却有品质、等级上的差别，气味有厚薄之分，性能有躁静之别，有效成分的含量有多少的不同，药力所达也有深浅之别。就是这个道理。"黄帝道："主岁之气会伤害五脏是怎么回事呢？"岐伯说："从五脏受其所不胜之气的克制来考虑，是回答这个问题的关键所在。"

帝曰："治之奈何？"岐伯曰："上淫于下，所胜平之，外淫于内，所胜治之。"帝曰："善。平气何如？"岐伯曰："谨察阴阳所在而调之，以平为期，正者正治，反者反治。"帝曰："夫子言察阴阳所在而调之，论言人迎与寸口相应，若引绳小大齐等，命曰平，阴之所在寸口何如？"岐伯曰："视岁南北，可知之矣。"帝曰："愿卒闻之。"岐伯曰："北政之岁，少阴在泉，则寸口不应；厥阴在泉，则右不应；太阴在泉，则左不应。南政之岁，少阴司天，则寸口不应；厥阴司天，则右不应；太阴司天，则左不应。诸不应者，反其诊则见矣。"帝曰："尺候何如？"岐伯曰："北政之岁，三阴在下，则寸不应；三阴在上，则尺不应。南政之岁，三阴在天，则寸不应；三阴在泉，则尺不应。左右同。故曰：'知其要者，一言而终，不知其要，流散无穷。'此之谓也。"

[译文]

黄帝说："怎么治疗呢？"岐伯说："司天之气胜于下的用其所胜之气来平调；在泉之气胜于内的用其所胜之气来治疗。"黄帝说："对！岁气平和之年怎样呢？"岐伯说："仔细观察阴阳病变的表现加以调整，以达到平衡为目的。正病用正治法，反病用反治法。"黄帝说："先生说观察阴阳之所再来调治，医论中说人迎和寸口脉搏动相通应，拿一根细绳置于这两个部位，如果脉的搏动大小一样、强弱一样的称为平脉。那么阴气聚在寸口的情况是怎样的呢？"岐伯说："看主岁是南政还是北政就可以知道了。"黄帝道："请您详尽地讲给我听。"岐伯说："北政的年份，少阴在泉则寸口不应；厥阴在泉，则右脉不应；太阴在泉，则左脉不应。南政的年份，少阴司天则寸口不应；厥阴司天则右脉不应；太阴司天则左脉不应。凡是寸口脉不应的，诊人迎脉即可。"黄帝道："尺部之候怎样？"岐伯说："北政的年份，三阴在泉则寸部不应；三阴司天则尺部不应。南政的年份，三阴司天则寸部不应；三阴在泉则尺部不应。左右脉是相同的。所以说：'能掌握其要领的，一句话就能说明白；如果不知要领，说东说西，还是讲不明白。'就是这个道理。"

帝曰："善。天地之气，内淫而病何如？"岐伯曰："岁厥阴在泉，风淫所胜，则地气不明，平野昧^①，草乃早秀^②。民病洒洒振寒，善伸数欠，心痛支满，两胁里急，饮食不下，膈咽不通，食则呕，腹胀善噫，得后与气，则快然如衰，身体皆重。岁少阴在泉，热淫所胜，则焰浮川泽，阴处反明。民病腹中常鸣，气上冲胸，喘不能久立，寒热皮肤痛，目瞑齿痛肿，恶寒发热如疟，少腹中痛腹大，蛰虫不藏。岁太阴在泉，草乃早荣，湿淫所胜，则埃昏岩谷，黄反见黑，至阴之交。民病饮积，心痛，耳聋浑浑^③，嗌肿喉痹，阴病血见，少腹痛肿，不得小便，病冲头痛，目似脱，项似拔，腰似折，髀不可以回，腘如结，腨如别。"

[注释]

①昧：昏暗不明。②秀：植物吐穗开花，多指庄稼。③浑浑：形容听觉失聪，反应迟钝之症。多由湿浊上蒙，肝胆实火或肾气虚所致。

[译文]

黄帝说："讲得好！司天、在泉之气淫胜于内而发病的情况是怎样的？"岐伯说："厥阴在泉之年，风气淫盛则地面尘土飞扬，原野昏暗不清，草类提早开花。人们多病洒洒然振栗恶寒，时喜伸腰呵欠，心痛而有撑满感，两侧胁及腹部拘急不舒，饮食消化不好，胸膈咽部不通畅，食入则呕吐、腹胀、多嗳气，得大便或转失气后觉得轻快一些，好像病情衰减了一样，但是仍有浑身沉重不适感。少阴在泉之年，热气淫盛，川泽中阳气蒸腾，阴处反觉清明。人们多出现腹中时常鸣响，逆气上冲胸脘，气喘不能久立，恶寒发热，皮肤痛、眼模糊、齿痛、下颌肿、恶寒发热如疟状、少腹疼痛、腹部胀大的病症。气候温热以致虫类亦不能潜藏。太阴在泉之年，草类提早开花，湿气淫盛则峡谷之间湿浊昏蒙，黄色亦有发黑之象，这是湿盛类水伤于脾肾的原因。人们多发生饮邪积聚、心痛、耳聋、头目不清、咽喉肿胀、喉痹，阴经病变而有出血症状，少腹胀满疼痛，小便不通，气上冲致头痛，目胀如脱出，项部似被拔伸，腰部似被折断，大腿不能灵活转动，膝弯好像被束缚，小腿肚好像裂解开一样的病症。"

"岁少阳在泉，火淫所胜，则焰明郊野，寒热更至。民病注泄赤白，少腹痛溺赤，甚则血便。少阴同候。岁阳明在泉，燥淫所胜，则雾霿[1]清暝。民病喜呕，呕有苦，善大息，心胁痛不能反侧，甚则嗌干面尘，身无膏泽，足外反热。岁太阳在泉，寒淫所胜，则凝肃惨。民病少腹控[2]睾，引腰脊，上冲心痛，血见，嗌痛颔肿。"

[注释]

①霿：(méng)：天色昏暗。②控：引起，牵引。

[译文]

"少阳在泉之年，火气淫盛则远处郊野之地也是一片火热熏灼之象，寒热之气交互作用。人们多出现泄下如注、下痢赤白、少腹痛、小便色赤甚则便血的病症。其余症候与少阴在泉之年相同。阳明在泉之年，燥气淫盛则雾气清冷昏暗，人们多出现喜呕、呕吐苦水、时叹息、心胁部疼痛不能转侧，甚至咽喉干、面色晦暗如蒙尘土一般，身体干枯而不润泽，足外侧反热的病症。太阳在泉之年，寒气淫盛则天地间一派凝肃惨栗之状。人们多出现少腹疼痛牵引睾丸、腰脊，向上冲心而痛、吐血、咽喉痛、两下颌部肿的病症。"

帝曰："善。治之奈何？"岐伯曰："诸气在泉，风淫于内，治以辛凉，佐以苦，以甘缓之，以辛散之。热淫于内，治以咸寒，佐以甘苦，以酸收之，以苦发之。湿淫于内，治以苦热，佐以酸淡，以苦燥之，以淡泄之。火淫于内，治以咸冷，佐以苦辛，以酸收之，以苦发之。燥淫于内，治以苦温，佐以甘辛，以苦下之。寒淫于内，治以甘热，佐以苦辛，以咸泻之，以辛润之，以苦坚之。"

[译文]

黄帝说："讲得对！怎样治疗呢？"岐伯说："凡是在泉之气，风气太过而盛于体内的，主要是用辛凉性味的药物治病，以苦味药为辅佐，用甘味药来缓和肝木，用辛味药来散风邪；热气太过而侵淫体内的，主要是用咸寒性味的药物治病，以甘苦药为辅佐，以酸味来收敛阴气，用苦味药来发泄热邪；湿气太过而侵淫体内的，主要是用苦热性味的药物治病，以酸淡的药物为辅佐，用苦味药以燥湿，用淡味药以渗泄湿邪；火气太过而侵淫体内的，主要是用咸冷性味的药物治病，以苦辛的药物为辅佐，用酸味来收敛阴气，以苦味药发泄火邪；燥气太过而侵淫体内的，主要是用苦温性味的药物治病，以甘辛的药物为辅佐，以苦味泄下；寒气太过而侵淫体内的，主要是用甘热性味的药物治病，以苦辛的药物为辅佐，用咸味药以泻水，用辛味药以温润，以苦味药来坚守阴液。"

帝曰："善。天气之变何如？"岐伯曰："厥阴司天，风淫所胜，则太虚①埃昏，云物以扰，寒生春气，流水不冰。民病胃脘当心而痛，上支两胁，膈咽不通，饮食不下，舌本②强，食则呕，冷泄腹胀，溏泄瘕水闭，蛰虫不去，病本于脾。冲阳绝，死不治。"

[注释]

①太虚：天地世界。②舌本：舌根。

[译文]

黄帝道："讲得对！司天之气的变化又是怎样的呢？"岐伯说："厥阴司天，风气淫胜则天空尘埃乱飞、一片昏暗，云雾扰动不宁，在寒季行春之时令则流水不能结冰，蛰虫不去潜伏。人们多病胃脘，心部疼痛，上撑两胁，咽膈不通利，饮食消化不良，舌根强硬，食则呕吐、寒泻、腹胀、便溏、下痢、小便不通，病的根本在脾脏。如冲阳脉绝多属不治的死症。"

"少阴司天，热淫所胜，怫热至，火行其政。民病胸中烦热，嗌干，右胠满，皮肤痛，寒热咳喘，大雨且至，唾血血泄，鼽衄嚏呕，溺色变，甚则疮疡胕肿^①，肩背臂臑^②及缺盆中痛，心痛肺䐜，腹大满，膨膨而喘咳病本于肺。尺泽绝，死不治。"

[注释]

①胕肿：全身浮肿。②臑：人自肩至肘前侧靠近腋部的隆起的肌肉。

[译文]

"少阴司天，热气淫胜，则天气郁热，君火行其政令，闷热的天气已至。人们多病胸中烦热，咽喉干燥，右胁下满，皮肤疼痛，恶寒发热，咳喘，唾血，便血，衄血，鼻塞流涕，喷嚏，呕吐，小便变色，甚则疮疡，浮肿，肩、背、臂、臑以及缺盆等处疼痛，心痛，肺胀，腹胀满，胸部胀满，气喘咳嗽，病的根本在肺脏。如尺泽脉按之不得多属不治的死症。"

"太阴司天，湿淫所胜，则沉阴且布，雨变枯槁，胕骨痛阴痹，阴痹者按之不得，腰脊头项痛，时眩，大便难，阴气不用，饥不欲食，咳唾则有血，心如悬，病本于肾。太溪绝，死不治。"

[译文]

"太阴司天，湿气淫胜则天气阴沉，乌云密布，雨水过多反使草木枯槁。人们多病浮肿，骨痛阴痹，阴痹之病按之不知痛处，腰脊头项疼痛，时时眩晕，大便困难，阴津被灼而不能发挥滋润作用，以致胃阴不足，有饥饿感但不欲进食，咳唾则有血，心悸如外悬，病的根本在肾脏。如太溪脉按之不得多属不治的死症。"

"少阳司天，火淫所胜，则温气流行，金政不平^①。民病头痛，发热恶寒而疟，热上皮肤痛，色变黄赤，传而为水，身面胕肿，腹满仰息，泄注赤白，疮疡咳唾血，烦心胸中热，甚则鼽衄，病本于肺。天府绝，死不治。"

[注释]

①金政不平：秋气当令，万物肃杀，气不平和。

[译文]

"少阳司天，火气淫胜则温热之气流行，秋金之令不平。人们多病头痛，发热恶寒而生疟疾，热气在表则皮肤疼痛，呈黄赤色，热邪内传于里则为水饮病，身面浮肿，腹胀满，只能仰面喘息，泄泻暴注，赤白下痢，疮疡，咳嗽吐血，心烦，胸中热，甚至鼻流涕出血，病的根本在肺脏。如天府脉按之绝多属不治的死症。"

"阳明司天，燥淫所胜，则木乃晚荣，草乃晚生，筋骨内变，民病左胠胁痛，寒清于中，感而疟，大凉革候，咳，腹中鸣，注泄鹜溏^①，名木敛，生菀于下，草焦上首，心胁暴痛，不可反侧，嗌干面尘腰痛，丈夫疝，妇人少腹痛，目昧眦，疡疮痤痈，蛰虫来见，病本于肝。太冲绝，死不治。"

[注释]

①鹜溏：大便水粪相杂，青黑如鸭粪者。

[译文]

"阳明司天，燥气淫胜则树木繁荣时间推迟，草类生长较晚。筋骨发生变化，寒凉、清冷之气在内，脏腑受邪而发生疟疾，清肃之气已至，改变了原来的气候，燥气伤肺则咳嗽，肠中不利而鸣响发为暴泄或便溏，叫做木敛。树木生发之气被抑制而郁伏于下，草类的花叶均现焦枯，金克木则发病为胸胁突然剧痛，不能转侧，咽喉干燥，面色如蒙尘，腰痛，男子疝，妇女少腹疼痛，眼目昏昧不明，眼角疼痛，疮疡、痈肿、粉刺多见，就像此时涌现出越来越多将要冬眠的虫一样，病的根本在肝脏。如太冲脉按之绝，多属不治的死症。"

"太阳司天，寒淫所胜，则寒气反至，水且冰，血变于中，发为痈疡，民病厥心痛，呕血血泄鼽衄，善悲，时眩仆。运火炎烈，雨暴乃雹，胸腹满，手热肘挛掖肿，心澹澹大动，胸胁胃脘不安，面赤目黄，善噫，嗌干，甚则色炲，渴而欲饮，病本于心。神门绝，死不治。所谓动气，知其藏也。"

[译文]

"太阳司天，寒气淫胜则寒气非时而至，水多结冰，人们多病于血脉内的变化，发生痈疡、厥逆心痛、呕血、便血、鼻塞流涕、鼻衄出血、善悲，时常眩晕仆倒。如遇戊癸火运炎烈则有暴雨冰雹。人体出现胸腹满、手热、肘臂挛急、腋部肿、心悸甚、胸胁胃脘不舒、面赤目黄、善嗳气、咽喉干燥，甚至面黑如炲、口渴欲饮的病症，病的根本在心脏。如神门处脉按之绝多属不治的死症。所以可以说，根据人体脉气的搏动可以测知内脏的功能状态。"

帝曰："善。治之奈何？"岐伯曰："司天之气，风淫所胜，平以辛凉，佐以苦甘，以甘缓之，以酸泻之。热淫所胜，平以咸寒，佐以苦甘，以酸收之。湿淫所胜，平以苦热，佐以酸辛，以苦燥之，以淡泄之。湿上甚而热，治以苦温，佐以甘辛，以汗为故而止。火淫所胜，平以酸冷，佐以苦甘，以酸收之，以苦发之，以酸复之，热淫同。燥淫所胜，平以苦湿，佐以酸辛，以苦下之。寒淫所胜，平以辛热，佐以甘苦，以咸泻之。"

黄帝说："讲得好！那么应该怎样治疗呢？"岐伯说："司天之气中，风气淫胜者治疗时应以辛凉药为主，以苦甘药为佐，以甘味药缓其急，以酸味药泻其邪；热气淫胜者治疗时应以咸寒药为主，以苦甘药为佐，以酸味药收敛阴气；湿气淫胜者治疗时应以苦热药为主，以酸辛药为佐，以苦味药燥湿，以淡味药泄湿邪；如湿邪甚于上部而有热，治疗时应以苦味温性药为主，以甘辛药为佐，这样使其发汗以驱邪外出，从而疾病停止；火气淫胜者治疗时应以咸冷药为主，以苦甘药为佐，以酸味药收敛阴气，以苦味药发泄火邪，以酸味药复其阴津；热淫的治法与火淫的治法相同；燥气淫胜者治疗时应以苦湿药为主，以酸辛药为佐，以苦味药下其燥结；寒气淫胜者治疗时应以辛热药为主，以苦甘药为佐，用咸味药泄其寒邪。"

帝曰："善。邪气反胜^①，治之奈何？"岐伯曰："风司于地，清反胜之^②，治以酸温，佐以苦甘，以辛平之。热司于地，寒反胜之，治以甘热，佐以苦辛，以咸平之。湿司于地，热反胜之，治以苦冷，佐以咸甘，以苦平之。火司于地，寒反胜之，治以甘热，佐以苦辛，以咸平之。燥司于地，热反胜之，治以平寒，佐以苦甘，以酸平之，以和为利。寒司于地，热反胜之，治以咸冷，佐以甘辛，以苦平之。"

［注释］

①邪气反胜：在泉之气不足被其所不胜之气侵害而为病。②风司于地，清反胜之：寅申岁，厥阴风木在泉，气不及则金之清气反胜之。

［译文］

黄帝说："讲得对！本气不足而邪气反胜所致之病应当怎样治疗呢？"岐伯说："风气在泉而反被清气胜的，治疗时应以酸温药为主，佐以苦甘，以辛味药平之；热气在泉而寒气反胜的，治疗时应以甘热药为主，佐以苦辛，以咸味药平之；湿气在泉而热气反胜的，治疗时应以苦寒药为主，佐以咸甘，以苦味药平之；或火在泉而寒气反胜的，治疗时应以甘热药为主，佐以苦辛，以咸味药平之；燥气在泉，而热气反胜的，治疗时应以平寒药为主，佐以苦甘，以酸味之药平之，以冷热平和为方制所宜；寒气在泉而热气反胜的，治疗时应以咸冷药为主，佐以甘辛，以苦味药平之。"

帝曰："其司天邪胜何如？"岐伯曰："风化于天[①]，清反胜之，治以酸温，佐以甘苦。热化于天，寒反胜之，治以甘温，佐以苦酸辛。湿化于天，热反胜之，治以苦寒，佐以苦酸。火化于天，寒反胜之，治以甘热，佐以苦辛。燥化于天，热反胜之，治以辛寒，佐以苦甘。寒化于天，热反胜之，治以咸冷，佐以苦辛。"

[注释]

①风化于天：风气司天。

[译文]

黄帝问道："司天之气不足而被所不胜之气克制所致之病应当怎样治疗？"岐伯说："风气司天而清凉之气反胜的主要用酸温药治疗，佐以甘苦药；热气司天而寒水之气反胜的主要用甘温药治疗，佐以苦酸辛药；湿气司天而热气反胜的主要用苦寒药治疗，佐以苦酸；火气司天而寒气反胜的主要用甘热药治疗，佐以苦辛药；燥气司天而热气反胜的主要用辛寒药治疗，佐以苦甘药；寒气司天而热气反胜的主要用咸冷药治疗，佐以苦辛药。"

帝曰："六气相胜奈何？"岐伯曰："厥阴之胜，耳鸣头眩，愦愦欲吐，胃膈如寒，大风数举，倮虫不滋，胠胁气并，化而为热，小便黄赤，胃脘当心而痛，上支两胁，肠鸣飧泄，少腹痛，注下赤白，甚则呕吐，膈咽不通。"

[译文]

黄帝说："六气偏胜引起人体发病的情况是怎样的呢？"岐伯说："厥阴风气偏胜则发病为耳鸣头眩，胃中嘈杂不适而欲吐，胃脘、横膈处好像受寒了一样；大风屡起，倮虫不能滋生，人们多病胁部气滞，化而成热则小便黄赤，胃脘及心胸处疼痛，上连两胁，肠鸣飧泄，少腹疼痛，下痢赤白，病甚则呕吐，咽膈之间阻塞不通。"

"少阴之胜，心下热善饥，脐下反动，气游三焦，炎暑至，木乃津，草乃萎，呕逆躁烦，腹满痛，溏泄，传为赤沃。太阴之胜，火气内郁，疮疡于中，流散于外，病在胠胁，甚则心痛热格^①，头痛喉痹项强，独胜则湿气内郁，寒迫下焦，痛留顶，互引眉间，胃满，雨数至，燥化乃见，少腹满，腰脽^②重强，内不便，善注泄，足下温，头重足胫胕肿，饮发于中，胕肿于上。"

[注释]

①热格：热气格拒于上。②脽（shuí）：一指臀部，一指尾椎骨。

[译文]

"少阴热气偏胜则病心下热，常有饥饿感，脐下有动气上逆，热气游走三焦；炎暑到来，树木因之流津，草类因之枯萎，人们发病为呕逆、烦躁、腹部胀满而痛、大便溏泻，日久传变为血痢。太阴热湿偏胜，火气郁于内则蕴藏酿成疮疡，流散在外则病生于胠胁甚则心痛，热气阻格于上部，出现头痛、喉痹、项强；单纯由于湿气偏胜而内郁，寒迫下焦则痛仅存在于头顶，每每痛引眉间，胃中满闷；多雨的季节到来就知道用燥化药治病的时候开始了，常见少腹满胀，腰臀部重而强直，妨碍入房，时时泄泻如注，足下温暖，头部沉重，足胫浮肿，水饮发于内而浮肿见于上部。"

"少阳之胜，热客于胃，烦心心痛，目赤欲呕，呕酸善饥，耳痛溺赤，善惊谵妄，暴热消烁，草萎水涸，介虫乃屈，少腹痛，下沃赤白。阳明之胜，清发于中，左胠胁痛溏泄，内为嗌塞，外发疝，大凉肃杀，华英改容，毛虫乃殃，胸中不便，嗌塞而咳。太阳之胜，凝凓①且至，非时水冰，羽乃后化，痔疟发，寒厥入胃，则内生心痛，阴中乃疡，隐曲不利，互引阴股，筋肉拘苛，血脉凝泣，络满色变，或为血泄，皮肤痞肿，腹满食减，热反上行，头项囟顶脑户中痛，目如脱，寒入下焦，传为濡泻。"

[注释]

①凓：寒冷。

[译文]

"少阳火气偏胜，热气客于胃则烦心、心痛、目赤、欲呕、呕吐出酸水，易饥饿，耳痛，小便赤色，易受惊，谵妄病多发，高热的天气消烁津液，使草枯萎，水干涸，介虫也屈伏少动，人们发病为少腹疼痛、下痢赤白。阳明燥金偏胜则清凉之气发于内，左胠胁疼痛，大便溏泄，内则咽喉窒塞，外为疝，大凉肃杀之气散布则草木之花、叶变色，有毛的虫类开始死亡，人们发病为胸中不舒，咽喉窒塞而咳嗽。太阳寒气偏胜，凝冻、寒冷之气到来，因有非常时令之冰冻，故羽类之虫延迟生化。人们发病为痔疮、疟疾，寒气入胃则生心病，阴部生疮疡，房事不利，连及两股内侧，筋肉拘急麻木，血脉凝滞，络脉郁滞充盈而变色或发为便血，皮肤因气血不和而塞滞为肿，腹中痞满而饮食减少，热气上逆，而头项巅顶脑户等处疼痛，目珠疼如脱出一样，寒气入于下焦，传变成为水泻。"

帝曰："治之奈何？"岐伯曰："厥阴之胜，治以甘清，佐以苦辛，以酸泻之。少阴之胜，治以辛寒，佐以苦咸，以甘泻之。太阴之胜，治以咸热，佐以辛甘，以苦泻之。少阳之胜，治以辛寒，佐以甘咸，以甘泻之。阳明之胜，治以酸温，佐以辛甘，以苦泄之。太阳之胜，治以甘热，佐以辛酸，以咸泻之。"

［译文］

黄帝说："怎样治疗呢？"岐伯说："厥阴风气偏胜致病主要用甘清药治疗，佐以苦辛药，用酸味药泻其盛气；少阴热气偏胜致病主要用辛寒药治疗，佐以苦咸药，用甘味药泻其胜气；太阴湿气偏胜致病主要用咸热药治疗，佐以辛甘药，用苦味药泻其胜气；少阳火气偏胜致病主要用辛寒药治疗，佐以甘咸药，用甘味药泻其胜气；阳明燥金偏胜致病主要用酸温药治疗，佐以辛甘药，用苦味药泻其胜气；太阳寒气偏胜致病主要用甘热药治疗，佐以辛酸药，用咸味药泻其胜气。"

帝曰："六气之复何如？"岐伯曰："悉乎哉问也！厥阴之复，少腹坚满，里急暴痛，偃木①飞沙，倮虫不荣，厥心痛，汗发呕吐，饮食不入，入而复出，筋骨掉眩清厥，甚则入脾，食痹而吐。冲阳绝，死不治。"

［注释］

①偃木：风大而使木卧倒或被摧毁。

［译文］

黄帝说："六气报复引起人体发病的情况是怎样的呢？"岐伯说："您问得真详细啊！厥阴风之气来复则发为少腹部坚满，腹胁之内拘急暴痛，树木倒卧，尘沙飞扬，倮虫不得生长；发生厥心痛，汗出伴呕吐，不思饮食或食入后复又吐出，筋脉抽痛，眩晕，手足逆冷，甚至风邪入脾，最终成为食痹症而尽数吐出。如果冲阳脉绝多属不治的死症。"

"少阴之复，燠热内作，烦躁鼽嚏，少腹绞痛，火见燔，嗌燥，分注①时止，气动于左，上行于右，咳，皮肤痛，暴喑心痛，郁冒不知人，乃洒淅恶寒，振谵妄，寒已而热，渴而欲饮，少气骨痿，隔肠②不便，外为浮肿哕噫，赤气后化，流水不冰，热气大行，介虫不复，病痱胗疮疡，痈疽痤痔，甚则入肺，咳而鼻渊。天府绝，死不治。"

[注释]

①分注：大、小便齐下。②隔肠：肠道似从中间隔开而上下不通畅。

[译文]

"少阴火气之复则人体懊恼烦热由内而生烦躁、鼻塞流涕、喷嚏、少腹绞痛；火势盛而燔灼，咽喉干燥，大、小便时泄时止，动气生于左腹部而向上逆行于右侧，咳嗽、皮肤痛、突然失音、心痛、昏迷不省人事或洒淅恶寒、振栗寒战、谵语妄动、寒止而发热，口渴欲饮水，少气，骨软萎弱，肠道梗塞而大便不通，外在出现肌肤浮肿、呃逆、嗳气；少阴火热之气后化，出现长流水而不结冰，热气肆行，使介虫不蛰伏，人们多病痱疹、疮疡、痈疽、粉刺、痔疮等病症，甚至热邪入肺，导致咳嗽、鼻渊病生，如果天府穴处脉动消失多属不治的死症。"

"太阴之复，湿变乃举，体重中满，食饮不化，阴气上厥，胸中不便，饮发于中，咳喘有声，大雨时行，鳞见于陆，头顶痛重，而掉瘛尤甚，呕而密默，唾吐清液，甚则入肾，窍泻无度。太溪绝，死不治。"

[译文]

"太阴湿气来复则由湿气变生的疾病广泛出现，如身体沉重，胸腹满闷，饮食不消化，阴湿之气上逆则胸中不畅，水饮生于内，咳喘有声；大雨不时地出现，洪水淹没了田地，鱼类跳跃到陆地上，人们多病发头顶痛而重，抽痛瘛疭得厉害，呕吐，不愿活动，神情默默，口吐清水，甚则湿邪入肾，出现泄泻不止的情况，如果太溪穴处脉动消失多属不治的死症。"

"少阳之复，大热将至，枯燥燔爇，介虫乃耗，惊瘛咳衄，心热烦躁，便数憎风，厥气上行，面如浮埃，目乃瞤瘛，火气内发，上为口糜呕逆，血溢血泄发而为疟，恶寒鼓栗，寒极反热，嗌络焦槁，渴引水浆，色变黄赤，少气脉萎，化而为水，传为胕肿，甚则入肺，咳而血泄。尺泽绝，死不治。"

[译文]

"少阳热气来复则大热将至，地面一片枯燥灼热之象，介虫因此而耗伤。人们多病惊恐瘛疭、咳嗽、衄血、心热烦躁、小便频繁、怕风，厥逆之气上行，面如蒙尘土一样，眼睛时常瞤动不宁，火气内生则上为口糜、呕逆，吐血、便血，发为疟疾则恶寒鼓栗，寒极生热，咽喉部干槁，渴而善饮，小便变为黄赤色，少气，脉萎弱，气蒸热化则为水病，传变为浮肿，甚则邪气入肺，咳嗽、便血，如果尺泽穴处脉绝多属不治的死症。"

"阳明之复，清气大举，森木苍干，毛虫乃厉，病生胠胁，气归于左，善太息，甚则心痛痞满，腹胀而泄，呕苦咳哕，烦心，病在膈中头痛，甚则入肝，惊骇筋挛。太冲绝，死不治。"

[译文]

"阳明燥金来复则清肃之气大行，树木苍老干枯，兽类因之而多发生疫病而死亡。人们多出现胠胁疾病，燥气偏行于左侧，容易叹息，甚则心痛痞满，腹胀而泄泻，呕吐苦水，咳嗽、呃逆，烦心，病在膈中，头痛，甚则邪气入肝，惊骇，筋挛。如果太冲穴处脉绝多属不治的死症。"

"太阳之复，厥气上行，水凝雨冰，羽虫乃死，心胃生寒，胸膈不利，心痛痞满，头痛善悲，时眩仆，食减，腰脽反痛，屈伸不便，地裂冰坚，阳光不治，少腹控睾，引腰脊，上冲心，唾出清水，及为哕噎，甚则入心，善忘善悲。神门绝，死不治。"

[译文]

"太阳寒气来复则寒气上行，水结成雨与冰雹，禽类因此死亡。人们多病心胃生寒气，胸膈不舒畅，心痛痞满，头痛，容易伤悲，时常眩晕仆倒，纳食减少，腰、臀部疼痛，屈伸不利，大地冻裂，冰厚而坚，阳光不能溶化地面而改变气候，少腹痛牵引睾丸并连及腰脊，逆气上冲于心，以致唾出清水或呃逆嗳气，甚则邪气入心，善忘善悲。如果神门穴处脉绝多属不治的死症。"

帝曰："善。治之奈何？"岐伯曰："厥阴之复，治以酸寒，佐以甘辛，以酸泻之，以甘缓之。少阴之复，治以咸寒，佐以苦辛，以甘泻之，以酸收之，辛苦发之，以咸软之。太阴之复，治以苦热，佐以酸辛，以苦泻之，燥之，泄之。少阳之复，治以咸冷，佐以苦辛，以咸软之，以酸收之，辛苦发之。发不远热，无犯温凉，少阴同法。阳明之复，治以辛温，佐以苦甘，以苦泄之，以苦下之，以酸补之。太阳之复，治以咸热，佐以甘辛，以苦坚之。治诸胜复，寒者热之，热者寒之，温者清之，清者温之，散者收之，抑者散之，燥者润之，急者缓之，坚者耎①之，脆者坚之，衰者补之，强者泻之，各安其气，必清必静，则病气衰去，归其所宗，此治之大体也。"

[注释]

①耎（ruǎn）：软弱。

黄帝说:"说得对!应该怎样治疗呢?"岐伯说:"厥阴复气所致的病主要用酸寒性味的药治疗,佐以甘辛药,以酸药泻其邪,以甘药缓其急;少阴复气所致的病主要用咸寒性味的药治疗,佐以苦辛药,以甘药泻其邪,以酸味药收敛,辛苦药发散,以咸药软坚;太阴复气所致的病主要用苦热性味的药治疗,佐以酸辛药,以苦药泻其邪,燥其湿、渗其湿;少阳复气所致的病主要用咸寒性味的药治疗,佐以苦辛药,以咸味药软坚,以酸味药收敛,以辛苦药发汗,发汗之药不必避忌热天,但不要触犯温凉的药物;少阴复气所致的病用发汗药物时与此法相同;阳明复气所致的病主要用辛温性味的药治疗,佐以苦甘药,以苦药渗泄,以苦味药通下,以酸味药补虚;太阳复气所致的病主要用咸热性味的药治疗,佐以甘辛药,以苦味药坚其气。凡治各种胜气复气所致之病,寒性病用热性的药治疗,热性病用寒性的药治疗,温性病用清性的药治疗,清性病用温性的药治疗,气散的病用收敛性的药治疗,气抑的病用发散性的药治疗,燥病使用润泽性的药治疗,急的使用缓和性的药治疗,坚硬的使用软坚散结作用的药治疗,正气脆弱的使用具有坚固作用的药治疗,机体衰弱的用补益法,体质强壮的用泻法。这样使用各种方法安定正气,使其清静安宁,于是病气衰退,各归其所属,自然界无六气偏胜之害。这是治疗的基本方法。"

帝曰:"善。气之上下何谓也?"岐伯曰:"身半以上,其气三①矣,天之分也,天气主之。身半以下,其气三②矣,地之分也,地气主之。以名命气,以气命处,而言其病。半,所谓天枢也。故上胜而下俱病者,以地名之。下胜而上俱病者,以天名之。所谓胜至,报气屈服而未发也。复至则不以天地异名,皆如复气为法也。"帝曰:"胜复之动,时有常乎?气有必乎?"岐伯曰："时有常位，而气无必也。"帝曰："愿闻其道也。"岐伯曰："初气终三气，天气主之，胜之常也。四气尽终气，地气主之，复之常也。有胜则复，无胜则否。"

①身半以上，其气三：初之气至三之气，由司天所主。②身半以下，其气三：四之气至终之气，由在泉所主。

[译文]

黄帝说："讲得好！气有上下之分是什么意思呢？"岐伯说："身半以上，其气有三，是人身之应于上天的部分，所以由司天之气所主；身半以下，其气亦有三，是人身之应于地的部分，所以是由在泉之气主持的。用上下来指明它的胜气和复气，用气来指代人身的部位从而说明疾病。半就是指天枢。所以出现上部的三气胜而下部的三气都病的情况时，用地气之名来命名人身受病的脏气；下部的三气胜而上部的三气都病的情况以天气之名来命名人身受病的脏气。以上所说是指胜气已经到来而复气尚屈伏未发者而言；若气已经到来则不能用司天、在泉之名区别之，当以复气的情况为准则。"黄帝说："胜复之气的运动变化有一定的规律吗？到时候胜复之气一定会按时到来吗？"岐伯说："四时有一定的常位，而胜复之气的到来却不是必然的。"黄帝说："我很想听您讲讲其中的道理啊！"岐伯说："初之气至三之气，由司天之气主持，是胜气常见的时位；四之气到终之气，由在泉之气所主，是复气常见的时位。有胜气才有复气，没有胜气就没有复气。"

帝曰："善。复已而胜何如？"岐伯曰："胜至则复，无常数也，衰乃止耳。复已而胜，不复则害，此伤生也。"帝曰："复而反病何也？"岐伯曰："居非其位，不相得也。大复其胜则主胜之，故反病也。所谓火燥热也。"帝曰："治之何如？"岐伯曰："夫气之胜也，微者随之，甚者制之。气之复也，和者平之，暴者夺之。皆随胜气，安其屈伏，无问其数，以平为期，此其道也。"

[译文]

黄帝说："讲得好！复气已退而胜气又出现的情况是怎么回事呢？"岐伯说："有胜气就会有复气，复气之后又有胜气，胜复更作没有固定的次数，气衰减就会停止更作，因而复气之后会有胜气发生，胜气之后没有相应的复气发生就会有灾害，这是生机被伤的表现。"黄帝说："复气到来反而会生病是什么道理呢？"岐伯说："复气所至之时不是它时令的正位，与主时之气不相融洽。若复气强盛地到来却被主时之气所胜，因此复气受损伤而致病生。这是指火、燥、热三气来说的。"黄帝说："怎么治疗呢？"岐伯说："胜气来时，其气轻微的就应随顺胜气调理它，严重的就要克制它；复气到来时，其气和缓就平调它，暴烈就要削弱它。总之都应该顺着胜气来治疗被抑伏的气，不论其次数多少，以达到和平为最终目的。这是治疗它的一般规律。"

帝曰："善。客主之胜复奈何？"岐伯曰："客主之气，胜而无复也。"帝曰："其逆从何如？"岐伯曰："主胜逆，客胜从，天之道也。"

[译文]

黄帝说："讲得对！客气与主气的胜复是怎样的呢？"岐伯说："客气与主气二者之间只有胜没有复。"黄帝道："其逆与顺怎样区别？"岐伯说："主气胜客气是逆，客气胜主气是顺，这是自然规律。"

帝曰："其生病何如？"岐伯曰："厥阴司天，客胜则耳鸣掉眩，甚则咳；主胜则胸胁痛，舌难以言。少阴司天，客胜则鼽嚏，颈项强，肩背瞀热，头痛少气，发热耳聋目瞑，甚则胕肿血溢，疮疡咳喘；主胜则心热烦躁，甚则胁痛支满。太阴司天，客胜则首面胕肿，呼吸气喘；主胜则胸腹满，食已而瞀。少阳司天，客胜则丹胗①外发，及为丹熛②疮疡，呕逆喉痹，头痛嗌肿，耳聋血溢，内为瘛疭；主胜则胸满咳仰息，甚而有血，手热。阳明司天，清复内余，则咳衄嗌塞，心膈中热，咳不止而白血③出者死。太阳司天，客胜则胸中不利，出清涕，感寒则咳；主胜则喉嗌中鸣。"

[注释]

①胗（zhēn）：嘴唇溃疡。②丹熛（biāo）：丹毒。③白血：咳血呈浅红色的病症。

[译文]

黄帝说："客气与主气相胜所致之病是怎样的？"岐伯说："厥阴司天时，客气胜则病耳鸣、振掉、眩晕，甚至咳嗽；主气胜则病胸胁疼痛，舌强说话困难。少阴司天，客气胜则病鼻塞流涕、喷嚏、颈项强硬、肩背部闷热、头痛、神疲无力、发热、耳聋、视物不清，甚至浮肿、出血、疮疡、咳嗽气喘；主气胜则心热烦躁，甚则胁痛，支撑胀满。太阴司天，客气胜则病头面浮肿，呼吸气喘；主气胜则病胸腹满，食后胸腹闷乱。少阳司天时，客气胜则病嘴唇溃疡，以及赤游丹毒、疮疡、呕吐气逆、喉痹、头痛、咽喉肿、耳聋、血溢，内症为瘛疭；主气胜则病胸满、咳嗽代仰首呼息，甚至咳而有血，两手发热。阳明司天时，清气复胜而有余于内则病咳嗽、衄血、咽喉窒塞、心膈中热、咳嗽不止，出现咳血呈浅红色的病症而死。太阳司天，客气胜则胸中不畅、鼻流清涕、遇寒则咳；主气胜则喉咙干而痰鸣做声。"

"厥阴在泉，客胜则大关节不利，内为痓强拘瘛，外为不便；主胜则筋骨繇并^①，腰腹时痛。少阴在泉，客胜则腰痛，尻股膝髀腨足病，瞀热以酸，肿不能久立，溲便变；主胜则厥气上行，心痛发热，膈中，众痹皆作，发于胠胁，魄汗不藏，四逆而起。太阴在泉，客胜则足痿下重，便溲不时，湿客下焦，发而濡泻，及为肿隐曲之疾；主胜则寒气逆满，食饮不下，甚则为疝。少阳在泉，客胜则腰腹痛而反恶寒，甚则下白溺白；主胜则热反上行而客于心，心痛发热，格中而呕。少阴同候。阳明在泉，客胜则清气动下，少腹坚满而数便泻；主胜则腰重腹痛，少腹生寒，下为鹜溏，则寒厥于肠，上冲胸中，甚则喘不能久立。太阳在泉，寒复内余，则腰尻痛；屈伸不利，股胫足膝中痛。"

[注释]

①繇并：关节挛急不利，行动振摇不稳。

[译文]

"厥阴在泉时，客气胜则病大关节不利，内为痓强拘挛瘛疭，外为运动不便；主气胜则病筋骨振摇强直，腰腹时时疼痛。少阴在泉，客气胜则病腰痛，尻、股、膝、髀、足等部位病瞀热而酸，浮肿而不能久立，二便失常；主气胜则病逆气上冲，心痛发热，膈内及诸痹都发作，病发于胁肋，汗出不敛，四肢厥冷因之而起。太阴在泉，客气胜则病足痿、下肢沉重，大小便不时而下，湿客下焦，则发为濡泄以及浮肿、前阴病变；主气胜则病寒气上逆而痞满，饮食不下，甚至发为疝痛。少阳在泉，客气胜则病腰腹痛而反恶寒，甚至下痢白沫、小便清白；主气胜则热反上行而侵犯到心胸、心痛、发热、中焦格拒而呕吐。其他各种症候与少阴在泉所致者相同。阳明在泉，客气胜则清凉之气扰动于下部，少腹坚满而频频腹泻；主气胜则病腰重、腹痛、少腹生寒、大便溏泄、寒气逆于肠、上冲胸中，甚则气喘不能久立。太阳在泉，寒气复胜而有余于内，则腰、臀部疼痛，屈伸不利，股、胫、足、膝中疼痛。"

帝曰："善。治之奈何？"岐伯曰："高者抑之，下者举之，有余折之，不足补之，佐以所利，和以所宜，必安其主客，适其寒温，同者逆之，异者从之^①。"帝曰："治寒以热，治热以寒，气相得者逆之，不相得者从之，余以知之矣。其于正味^②何如？"岐伯曰："木位之主，其泻以酸，其补以辛。火位之主，其泻以甘，其补以咸。土位之主，其泻以苦，其补以甘。金位之主，其泻以辛，其补以酸。水位之主，其泻以咸，其补以苦。厥阴之客，以辛补之，以酸泻之，以甘缓之。少阴之客，以咸补之，以甘泻之，以咸收之。太阴之客，以甘补之，以苦泻之，以甘缓之。少阳之客，以咸补之，以甘泻之，以咸耎之。阳明之客，以酸补之，以辛泻之，以苦泄之。太阳之客，以苦补之，以咸泻之，以苦坚之，以辛润之。开发腠理，致津液通气也。"

[注释]

①同者逆之，异者从之：客主之气相同的用逆治法，客主之气不同的或从于客气治疗，或从于主气治疗。②正味：五行气化所生的五味各有所入，五脏、五气之苦欲各有专主。这种五脏、五气、五味之间的不同的亲和关系即是五脏的正味。

[译文]

黄帝说："讲得对！应该怎样治疗呢？"岐伯说："病势向上冲的应抑制使下降，病势陷下的应升举使上升，邪气有余的应折其势，正气不足的应补其虚，以有利于加强正气的药物来辅佐，以适宜的药食来调和，一定要使主客之气安泰，根据其寒温、客主之气相同的用逆治法，相反的用从治法。"黄帝说："治寒用热，治热用寒，主客之气相同的用逆治，相反的用从治，我已经知道了。应该用哪些适宜的药味来治疗呢？"岐伯说："厥阴风木主气之时，其泻用酸，其补用辛；少阴君火与少阳相火主气之时，其泻用甘，其补用咸；太阴湿土主气之时，其泻用苦，其补用甘；阳明燥金主气之时，其泻用辛，其补用酸；太阳寒水主气之时，其泻用咸，其补用苦；厥阴客气为病，补用辛，泻用酸，缓用甘；少阴客气为病，补用咸，泻用甘，收用咸；太阴客气为病，补用甘，泻用苦，缓用甘；少阳客气为病，补用咸，泻用甘，软坚用咸；阳明客气为病，补用酸，泻用辛，泄用苦；太阳客气为病，补用苦，泻用咸，坚用苦，润用辛。开发腠理，使津液和利阳气通畅。”

帝曰：“善。愿闻阴阳之三①也何谓？”岐伯曰：“气有多少，异用也。”帝曰：“阳明何谓也？”岐伯曰：“两阳合明也。”帝曰：“厥阴何也？”岐伯曰：“两阴交尽也。”

［注释］

①阴阳之三：太阴为正阴，次为少阴，又次为厥阴；太阳为正阳，次为少阳，又次为阳明。

［译文］

黄帝道：“讲得好！请问阴阳各分之为三是什么意思？”岐伯说：“因为阴阳之气各有多少，作用各有不同的缘故。”黄帝道：“何以称为阳明？”岐伯说：“两阳相合而明，故称阳明。”黄帝道：“何以称为厥阴？”岐伯说：“两阴交尽，故称为厥阴。”

帝曰：“气有多少，病有盛衰，治有缓急，方有大小，愿闻其约奈何？”岐伯曰：“气有高下，病有远近，证有中外，治有轻重，适其至所为故也。大要曰：‘君一臣二，奇之制也；君二臣四，偶之制也；君二臣三，奇之制也；君二臣六，偶之制也。’故曰：‘近者奇之，远者偶之，汗者不以奇，下者不以偶，补上治上制以缓，补下治下制以急，急则气味厚，缓则气味薄，适其至所，此之谓也。'病所远而中道气味之^①者，食而过之^②，无越其制度也。是故平气之道，近而奇偶，制小其服也。远而奇偶，制大其服也。大则数少，小则数多。多则九之，少则二之。奇之不去则偶之，是谓重方。偶之不去，则反佐以取之，所谓寒热温凉，反从其病也。"

[注释]

①中道气味之：药物进入人体的路途中气味散发此处以致不能直达病所。②食而过之：饮食阻隔药味。

[译文]

黄帝说："气有多少，病有盛衰，因之治疗有缓急，方剂有大有小，请问其中的一般规律怎样？"岐伯说："病气有高下之别，病位有远近之分，症状有内外之异，治法有轻重的不同，总之以药气适达病所为准则。《大要》说：'君药一，臣药二，是奇方的制度；君药二，臣药四，是偶方的制度；君药二，臣药三，是奇方的制度；君药二，臣药六，是偶方的制度。'所以说：'病位近的用奇方，远的用偶方，发汗不用奇方，攻下不用偶方。补益与治疗上部的方制宜缓，补益与治疗下部的方制宜急。急性的气味厚，缓性的气味薄。制方用药要恰到病处。就是指此而言。'如果病位较远，药之气味在中道者，当调剂药食的时间，病位在上者可先吃饭而后服药，病位在下可先服药而后吃饭，不要违反这个制度。所以适当的治疗方法，病位近于中道的用奇方或偶方，宜制小其方药之量，病位距中道远者用奇偶之方，宜制大其方药之量。方剂大的是药味数少而量重，方剂小的是药味数多而量轻。味数多的可至九味，味数少的可用两味。用奇方治疗而病不去，后用偶方，这叫做重方；用偶方治疗而病仍不去的话，就用相反的药味来反佐，以达治疗之目的。所谓反佐，就是佐药的寒热温凉性味与病性的表现相同。"

帝曰："善。病生于本①，余知之矣。生于标②者，治之奈何？"岐伯曰："病反其本，得标之病，治反其本，得标之方。"

[注释]

①本：天之六气风、热、湿、火、燥、寒。②标：地之气三阴三阳。

[译文]

黄帝说："讲得对！病生于风、热、湿、火、燥、寒六气的治法，我已经知道了。生于三阴三阳之标的病怎样治疗？"岐伯说："与生于本的病相反的就是生于标的病，与生于本的病治疗方法相反的就是生于标的病的治疗方法。"

帝曰："善。六气之胜，何以候之？"岐伯曰："乘其至也，清气大来，燥之胜也，风木受邪，肝病生焉。热气大来，火之胜也，金燥受邪，肺病生焉。寒气大来，水之胜也，火热受邪，心病生焉。湿气大来，土之胜也，寒水受邪，肾病生焉。风气大来，木之胜也，土湿受邪，脾病生焉。所谓感邪而生病也。乘年之虚①，则邪甚也。失时之和②，亦邪甚也。遇月之空，亦邪甚也。重感于邪，则病危矣。有胜之气，其必来复也。"

[注释]

①乘年之虚：运气不足之年，阴干之年，岁运不及，常被其所不胜之气相乘。②失时之和：主客之气不和。

[译文]

黄帝说："对！六气的胜气怎样候察的呢？"岐伯说："当胜气到来的时候进行候察。清肃之气强盛的到来是燥金气胜的表现，风木受邪，肝病就发生了；热气强盛的到来是火气胜的表现，燥金受邪，肺病就发生了；寒气强盛的到来是水气胜的表现，火热受邪，心病就发生了；湿气强盛的到来是土气胜的表现，寒水受邪，肾病就发生了；风气强盛的到来是肝木胜的表现，湿土受邪，脾病就发生了。这些都是因为感受了胜气之邪而生病的情况。如果遇到运气不足之年则邪气更甚；如主客之气不和也会使邪气更甚；遇月廓空的时候其邪亦甚；重复感受邪气其病就危重了。有了胜气，其后必然会有复气。”

帝曰："其脉至何如？"岐伯曰："厥阴之至其脉弦，少阴之至其脉钩，太阴之至其脉沉，少阳之至大而浮，阳明之至短而涩，太阳之至大而长。至而和则平，至而甚则病，至而反者病，至而不至者病，未至而至者病，阴阳易者危。"帝曰："六气标本，所从不同奈何？"岐伯曰："气有从本者，有从标本者，有不从标本者也。"帝曰："愿卒闻之。"岐伯曰："少阳太阴从本，少阴太阳从本从标，阳明厥阴，不从标本从乎中也。故从本者化生于本，从标本者有标本之化，从中者以中气^①为化也。"帝曰："脉从而病反者，其诊何如？"岐伯曰："脉至而从，按之不鼓，诸阳皆然。"帝曰："诸阴之反，其脉何如？"岐伯曰："脉至而从，按之鼓甚而盛也。"

[注释]

①中气：与标互为表里联系者。

[译文]

黄帝说："六气到来时的脉象是什么样的呢？"岐伯说："厥阴之气到来时其脉为弦，少阴之气到来时其脉为钩，太阴之气到来时其脉为沉，少阳之气到来时其脉为大而浮，阳明之气到来时其脉为涩，太阳之气到来时其脉为大而长。六气至而脉象缓和的人是平人，六气至而脉应过甚的人就要生病，气至而脉象相反的人就要生病，六气至而脉不至的人就要生病，六气未至而脉已至的人就要生病，出现阴位见阳脉或阳位见阴脉的阴阳易位现象说明其病危重。"黄帝说："六气的变化有从标从本的不同这是怎么回事呢？"岐伯说："六气有从本化的，有从标化的，有不从标本的。"黄帝说："我希望听您详细地讲讲。"岐伯说："少阳、太阴从本化，少阴、太阳既从本又从标，阳明、厥阴不从标本而从其中气。所以从本的化生于本；从标的化生于标；从中气的化生于中气。"黄帝说："脉与病似相符而实质相反的情况应该怎样诊断呢？"岐伯说："脉至与症相从，但按之并不鼓击于指下，诸阳病变的脉象都应该是这样。"黄帝道："凡是阴病而脉与症相反的情况，其脉象是什么样的呢？"岐伯说："阴病时其脉至与症相从，但按之却鼓指而强盛有力。"

"是故百病之起，有生于本者，有生于标者，有生于中气者，有取本而得者，有取标而得者，有取中气而得者，有取标本而得者，有逆取而得者，有从取而得者。逆，正顺也。若顺，逆也。故曰：'知标与本，用之不殆，明知逆顺，正行无问。'此之谓也。不知是者，不足以言诊，足以乱经。故《大要》曰：'粗工嘻嘻，以为可知，言热未已，寒病复始，同气异形，迷诊乱经。此之谓也。'夫标本之道，要而博，小而大，可以言一而知百病之害，言标与本，易而勿损，察本与标，气可令调，明知胜复，为万民式，天之道毕矣。"

[译文]

"所以各种疾病开始发生，有生于本的，有生于标的，有生于中气的；治疗时有治其本而得痊愈的，有治其标而得痊愈的，有治其中气而得痊愈的，有治其标本而得痊愈的，有逆治而得痊愈的，有从治而得痊愈的。所谓逆其病气而治其实是顺治；至于顺其病气而治其实是逆治。所以说：'知道了标与本的理论，用之于临床就不会有危险发生；明白了逆与顺的治法，就可直接处理疾病而不犹豫。'就是这个意思。不知道这些理论，就不足以谈论诊断，反而会扰乱经旨。故《大要》说：'技术粗浅的医生，沾沾自喜，以为什么病都能正确诊断了，结果他诊断的是热症的病，话没说完而寒病又开始显露出来了。这是因为他不了解同是一气所生的病，其病变可有不同的形症啊！诊断上迷惑，对经旨错乱不清晰。说的就是这个道理。'标本的理论扼要而广博，从小可及大，据此可以举一反三了解许多病的变化。所以懂得了标与本的道理就易于正确地诊治疾病而不损害正气，察之属本与属标就可以从本或从标调理六气以使气和，明确了六气的胜复变化道理就可以为群众做出榜样。这样也就等于完全地掌握天之六气的变化规律了。"

帝曰："胜复之变，早晏何如？"岐伯曰："夫所胜者，胜至已病，病已愠愠①，而复已萌也。夫所复者，胜尽而起，得位而甚，胜有微甚，复有少多，胜和而和，胜虚而虚，天之常也。"帝曰："胜复之作，动不当位②，或后时而至，其故何也？"岐伯曰："夫气之生，与其化衰盛异也。寒暑温凉盛衰之用，其在四维。故阳之动，始于温，盛于暑；阴之动，始于清，盛于寒。春夏秋冬，各差其分。故《大要》曰：'彼春之暖，为夏之暑，彼秋之忿，为冬之怒，谨按四维③，斥候④皆归，其终可见，其始可知'。此之谓也。"帝曰："差有数乎？"岐伯曰："又凡三十度也。"帝曰："其脉应皆何如？"岐伯曰："差同正法，待时而去也。《脉要》曰：'春不沉，夏不弦，冬不涩，秋不数，是谓四塞。沉甚曰病，弦甚曰病，涩甚曰病，数甚曰病，参见曰病，复见曰病，未去而去曰病，去而不去曰病，反者死'。故曰：'气之相守司也，如权衡之不得相失也。夫阴阳之气，清静则生化治，动则苛疾起，此之谓也。'"

[注释]

①愠愠：潜伏于内而未发于外。②当位：其主时之位。③四维：即一年之中的辰、戌、丑、未四季月。④斥候：侦查、伺望。

黄帝说："胜气复气的变化时间的早晚怎样？"岐伯说："大凡所胜之气，胜气到来就发病，待病气积聚之时而复气就开始萌动了。复气是在胜气终了的时候开始出现的，待到其气之时位则加剧。胜气有轻重之别，复气也有多少之分，胜气和缓的话复气也和缓，胜气虚的话复气也虚，这是自然界变化的不变规律。"黄帝说："胜复之气的开始，萌动于非其时位时或迟后于其时位才出现，这是什么缘故？"岐伯说："因为气的发生和变化、盛和衰有所不同。寒、暑、温、凉、盛、衰的作用表现在辰、戌、丑、未四季月之时。故阳气的发动始于天气温和时而盛于暑天时；阴气的发动始于清凉时日而盛于寒冷季节。春、夏、秋、冬四季之间有一定的时差。故《大要》说：'由春天的温暖，演变为夏天的暑热，发展为秋天的肃杀，终结为冬天的凛冽。谨慎地体察四季月的变化，伺望气候的回归，如此可以见到气的结束，也可以知道气的开始。'就是这个意思。"黄帝说："四时之气的差分有固定的一个数吗？"岐伯说："大多是三十天。"黄帝说："其在脉象上的反应是怎样的呢？"岐伯说："时差与正常时相同，待其时过而脉亦去。《脉要》说：'春季脉无沉象，夏季脉无弦象，冬季脉无涩象，秋季脉无数象，是四时生气闭塞。沉而太过的是病脉，弦而太过的是病脉，涩而太过的是病脉，数而太过的是病脉，参差而见的是病脉，去而复见的是病脉，气未去而脉先去的是病脉，气去而脉不去的是病脉，脉与气相反的是死脉。'所以说：'气与脉之相守，像权衡之器一样不可有所差失，大凡阴阳之气清静的则生化就正常，扰动不安的就会导致疾病的发生。就是这个道理。'"

帝曰："幽明何如？"岐伯曰："两阴交尽故曰幽，两阳合明故曰明，幽明之配，寒暑之异也。"帝曰："分至①何如？"岐伯曰："气至之谓至，气分之谓分，至则气同，分则气异，所谓天地之正纪也。"

①分至：春、秋二分与冬、夏二至。

[译文]

黄帝说："幽和明是什么意思？"岐伯说："太阴、少阴两阴交尽叫做幽；太阳、少阳两阳和明叫做明。幽和明配合阴阳，就有寒暑的不同。"黄帝说："分和至是什么意思？"岐伯说："气来叫做至，气分叫做分；气至之时其气同，气分之时其气就异。所以春分、秋分的二分和夏至、冬至的二至，是天地正常气化纪时的纲领。"

帝曰："夫子言春秋气始于前，冬夏气始于后，余已知之矣。然六气往复，主岁不常也，其补泻奈何？"岐伯曰："上下所主①，随其攸利②，正其味，则其要也，左右同法。《大要》曰：'少阳之主，先甘后咸；阳明之主，先辛后酸；太阳之主，先咸后苦；厥阴之主，先酸后辛；少阴之主，先甘后咸；太阴之主，先苦后甘。佐以所利，资以所生，是谓得气。'"

[注释]

①上下所主：上主为司天，下主为在泉。②攸利：宜利所在。

[译文]

黄帝说："先生所说的春秋之气开始在前，冬夏之气开始于后，我已知道了。然而六气往复运动，主岁之时不是固定不变的，其用补泻方法是怎样的呢？"岐伯说："根据司天、在泉之气所主之时，随其所宜，选用正确、合适的药味是治疗上的关键所在。左右间气的治法与此相同。《大要》说：'少阳主岁，先用甘味药后用咸味药；阳明主岁，先用辛味药后用酸味药；太阳主岁，先用咸味药后用苦味药；厥阴主岁，先用酸味药后用辛味药；少阴主岁，先用甘味药后用咸味药；太阴主岁，先用苦味药后用甘味药。佐以所适宜的药物，从而资助其生化之源泉，就等于是掌握了治病的规律。'"

帝曰："善。夫百病之生也，皆生于风寒暑湿燥火，以之化之变①也。经言盛者泻之，虚者补之，余锡以方士②，而方士用之尚未能十全，余欲令要道必行，桴鼓相应，犹拔刺雪污，工巧神圣，可得闻乎？"岐伯曰："审察病机，无失气宜，此之谓也。"帝曰："愿闻病机何如？"岐伯曰："诸风掉眩，皆属于肝。诸寒收引，皆属于肾。诸气郁③，皆属于肺。诸湿肿满，皆属于脾。诸热瞀瘛，皆属于火。诸痛痒疮，皆属于心。诸厥固泄，皆属于下。诸痿喘呕，皆属于上。诸禁鼓栗，如丧神守，皆属于火。诸痉项强，皆属于湿。诸逆冲上，皆属于火。诸胀腹大，皆属于热。诸躁狂越，皆属于火。诸暴强直，皆属于风。诸病有声，鼓之如鼓，皆属于热。诸病胕肿，疼酸惊骇，皆属于火。诸转反戾，水液混浊，皆属于热。诸病水液，澄彻清冷，皆属于寒。诸呕吐酸，暴注下迫，皆属于热。故《大要》曰：'谨守病机，各司其属，有者求之，无者求之，盛者责之，虚者责之，必先五胜，疏其血气，令其调达，而致和平。'此之谓也。"

[注释]

①之化之变：六气之正常变化为化，反常变化为变。②锡以方士：赐给医工。方士，即医工。③郁：胸部痞闷堵塞。

[译文]

黄帝说："讲得对！许多疾病的发生都由于风、寒、暑、湿、燥、火六气的变化。医经上说：实症用泻法治疗，虚症用补法治疗，我把这告诉了医工，但是医工们运用了它还不能收到十全的效果。我要这些重要的理论得到普遍运用，并且能够收到桴鼓相应的效果，如拔刺、雪污一样明显，关于望闻问切方面的诊察方法和技术可以讲给我听吗？"岐伯说："审查疾病的发展变化机理，切勿失却气宜。就是这个意思。"黄帝说："请问疾病发生和发展变化机理是怎样的？"岐伯说："凡是风邪为患，出现振摇眩晕的表现，都属于肝病。凡是寒邪为患，出现收引拘急的表现，都属于肾病。凡是气机病变出现喘急、胸闷的表现，都属于肺病。凡是湿邪为患，出现浮肿胀满的表现，都属于脾病。凡是热邪为患，出现神志昏乱、肢体抽搐的表现，都属于火。凡是出现疼痛、瘙痒、疮疡的病变，都属于心病。凡是出现厥逆、二便顽固的失禁病变，都属于下焦。凡是出现痿症、喘逆呕吐的病变，都属于上焦。凡是出现口噤不开、鼓颌颤抖、神志不安的病变，都属于火。凡是出现痉病、颈项强急的病变，都属于湿。凡是出现气逆上冲的病变，都属于火。凡是出现胀满腹大的病变，都属于热。凡是出现躁动不安、发狂越常的病变，都属于火。凡是突然发生强直的病变，都属于风。凡是发病有声、叩之如鼓的病变，都属于热。凡是浮肿、疼痛酸楚、惊骇不宁的病变，都属于火。凡是转筋反折、分泌排出的水液浑浊的病变，都属于热。凡是分泌排出的水液澄明、清冷的病变，都属于寒。凡是呕吐酸水、急剧下利的病变，都属于热。所以《大要》说：'谨慎地掌握病机，了解各种症状的病机所属关系，出现这种症状的要推求原因，没有出现这种症状的也要推求原因，实症、虚症都要详细研究，首先要分析五脏之气中何气所胜，然后疏通气血，使之调达舒畅，而归于和平。'说的就是这个道理。"

帝曰："善。五味阴阳之用何如？"岐伯曰："辛甘发散为阳，酸苦涌泄①为阴，咸味涌泄为阴，淡味渗泄为阳。六者或收或散，或缓或急，或燥或润，或耎或坚，以所利而行之，调其气使其平也。"帝曰："非调气而得者，治之奈何？有毒无毒，何先何后？愿闻其道。"岐伯曰："有毒无毒，所治为主，适大小为制也。"帝曰："请言其制。"岐伯曰："君一臣二，制之小也；君一臣三佐五，制之中也；君一臣三佐九，制之大也。寒者热之，热者寒之，微者逆之，甚者从之②，坚者削之③，客者除之，劳者温之，结者散之，留者攻之，燥者濡之，急者缓之，散者收之，损者温之，逸者行之，惊者平之，上之下之，摩之浴之，薄之劫之，开之发之，适事为故。"帝曰："何谓逆从？"岐伯曰："逆者正治，从者反治，从少从多，观其事也。"帝曰："反治何谓？"岐伯曰："热因寒用，寒因热用，塞因塞用，通因通用，必伏其所主，而先其所因，其始则同，其终则异，可使破积，可使溃坚，可使气和，可使必已。"帝曰："善。气调而得者何如？"岐伯曰："逆之从之，逆而从之，从而逆之，疏气令调，则其道也。"

[注释]

①涌泄：涌吐、泄泻。②微者逆之，甚者从之：微，病邪单纯，病势较轻，宜逆其病性而治。甚，病邪复杂，病势较重，宜从其病性而治。③坚者削之：坚者，癥瘕、痃癖一类有形的疾病。削，克伐推荡，活血化淤法治疗。

[译文]

黄帝说："讲得对！药物五味的阴阳属性及作用各是怎样的？"岐伯说："辛甘发散的药味属阳，酸苦涌泄的药味属阴，咸味涌泄的药味属阴，淡味渗泄的药味属阳。辛甘酸苦咸淡六者，或收敛，或发散，或缓和，或急暴，或燥湿，或润泽，或柔软，或坚实，根据病情之所宜运用，以调理气机，使阴阳归于平衡。"黄帝说："有的病不是用调气之法所能治愈的，应该怎样治疗？有毒无毒之药，哪种先用，哪种后用？我想知道其中的道理。"岐伯说："使用有毒或无毒药物是以所治病症的需要为原则，根据病情的轻重而制定大小不同的方剂。"黄帝说："请您讲讲方剂的制度吧！"岐伯说：

"君药一、臣药二，是小方的组成法；君药一、臣药三、佐药五，是中等方的组成法；君药一、臣药三、佐药九，是大方的组成法。寒性病用热药治疗，热性病用寒药治疗，病轻的逆其病气而治，病重的从其病气而治，病邪坚实的削弱它，外邪入侵的驱除它，因劳而致病的要温养，病邪结聚者要散开它，病邪留守者应攻除它，燥邪致病的应滋阴，病证拘急的应舒缓，正气耗散的要收敛，虚损的病要温补，安逸的通行它，惊悸的病镇静、安定它，邪在上者通过呕哕或发汗使之外出，邪在下者用攻泄或利尿法去除，或用按摩，或用洗浴，或迫使其外出，或劫截其发作，或用开导，或用发泄，以适合病情为度。"黄帝说："什么叫逆从？"岐伯说："逆就是正治法，从就是反治法。反治药的多少要根据病情而定。"黄帝说："反治是怎样的呢？"岐伯说："就是治热性病用热药，治寒性病用寒药，治有堵塞不通性质的病证用补益的药，治疗具有通泄性质的病用泄法。要制伏疾病的本质，必先探求发病的原因。反治法开始时药性与病性似乎相同，但最终其药性与病性是相反的，可以用来破除积滞、消散坚块、调畅气机，使疾病痊愈。"黄帝说："对！怎样调畅气机而使病得痊愈呢？"岐伯说："或用逆治，或用从治，或先逆后从，或先从后逆，疏通气机，使其调达，这就是调气的治法。"

帝曰："善。病之中①外何如？"岐伯曰："从内之外者，调其内；从外之内者，治其外；从内之外而盛于外者，先调其内而后治其外；从外之内而盛于内者，先治其外而后调其内；中外不相及，则治主病。"帝曰："善。火热复，恶寒发热，有如疟状，或②一日发，或间数日发，其故何也？"岐伯曰："胜复之气，会遇之时，有多少也。阴气多而阳气少，则其发日远；阳气多而阴气少，则其发日近。此胜复相薄，盛衰之节③，疟亦同法。"

①中：体内。②或：有的。③节：节度，程度。

［译文］

黄帝说："讲得对！病变有内脏与体表相互影响的如何治疗？"岐伯说："病变从内生而影响到体表的情况，应先治其内脏病；病变从外生而影响到内脏的情况，应先治其体表病；病变从内生而影响到外部且偏重于外部的，先调它的内部而后治其体表病；病从外生而影响到内部且偏重于内部的，先调它的外部而后治其内部病；内脏与体表的病变之间没有相互影响的就治其发病部位的主要病变。"黄帝说："说得好！火热之病，反复恶寒发热，有如疟疾之状，有的一天一发，有的间隔数天一发，这是什么缘故呢？"岐伯说："因为胜复之气相遇的时候，阴阳之气含量多少是不同的。阴气多而阳气少则发作的间隔时日就长；阳气多而阴气少则发作的间隔时日就短。这是胜气与复气的相互搏斗，盛衰程度不一的表现。疟疾的发作原理也是这样。"

帝曰："论言治寒以热，治热以寒，而方士不能废绳墨①而更其道也。有病热者寒之而热，有病寒者热之而寒，二者皆在，新病复起，奈何治？"岐伯曰："诸寒之而热者取之阴，热之而寒者取之阳，所谓求其属也。"帝曰："善。服寒而反热、服热而反寒，其故何也？"岐伯曰："治其王气②，是以反也。"帝曰："不治王而然者何也？"岐伯曰："悉乎哉问也！不治五味属也。夫五味入胃，各归所喜，故酸先入肝，苦先入心，甘先入脾，辛先入肺，咸先入肾，久而增气，物化之常也。气增而久，夭之由也。"

［注释］

①绳墨：规矩。②王气：旺气，亢盛之气。

黄帝说："医论上说，治寒症当用热药，治热症当用寒药，医工是不能违背这些准则而改变其规律的。但是有些热病服寒药后更热；有些寒病服热药后更寒。不但原有的寒与热仍旧存在，而且更有新病出现，这应该怎样治疗呢？"岐伯说："凡是用寒药而反热的应该滋其阴，用热药而反寒的应该补其阳，这就是探求其根本而治的方法。"黄帝说："说得对！服寒药而反热，服热药而反寒，是什么原因呢？"岐伯说："只是治疗其亢盛之气的外在假象而忽略了虚弱的内在本质，所以有相反的结果。"黄帝说："有的并不是由于治疗亢盛之气所造成的是什么道理呢？"岐伯说："您问的真详尽啊！没有治疗亢盛之气，那就是由于不知道五味各有所属的原因。大凡五味入胃后，各归入所喜的脏。所以酸味先入肝，苦味先入心，甘味先入脾，辛味先入肺，咸味先入肾。服用日久便能增强脏器功能，这是自然界事物变化的基本规律。但是一味地偏嗜某个味过久的话，又成为导致脏器衰败的原因。"

帝曰："善。方制君臣①何谓也？"岐伯曰："主病之谓君，佐君之谓臣，应臣之谓使，非上下三品之谓也。"帝曰："三品何谓？"岐伯曰："所以明②善恶之殊贯也。"帝曰："善。病之中外何如？"岐伯曰："调气之方，必别阴阳，定其中外，各守其乡，内者内治，外者外治，微者调之，其次平之，盛者夺之，汗之下之，寒热温凉，衰之以属，随其攸利，谨道如法，万举万全，气血正平，长有天命。"帝曰："善。"

［注释］

①君臣：君药和臣药。②明：明辨、区别。

［译文］

黄帝说："说得好！方剂的配伍制度中分君臣是什么意思？"岐

伯说："主治疾病的药叫做君，辅助君药的药叫做臣，应顺臣药的叫做使，并不是指上、中、下三品的意思。"黄帝说："什么叫三品?"岐伯说："三品是用来区别药性有毒无毒的分类法。"黄帝道："是的! 疾病的在内、在外怎样分别治疗?"岐伯说："调治病气的方法必须辨别阴阳，确定病邪是在内还是在外，根据病邪所在，在内的治内，在外的治外。病邪轻微的调理它，较盛的平治它，亢盛的劫夺它，在表的用汗法，在里的用下法，根据药物寒热温凉性的不同来挫退、衰减其所属的病邪性质，随其所宜为准。谨慎地遵守如上的法则可以万治万全，使气血和平，确保他的天寿之年!"黄帝说："讲得好极了!"

著至教论篇第七十五

黄帝坐明堂,召雷公而问之曰:"子知医之道乎?"雷公对曰:"诵而未能解,解而未能别,别而未能明,明而未能彰,足以治群僚,不足治侯王。愿得受树天之度,四时阴阳合之,别星辰与日月光,以彰经术,后世益明,上通神农,着至教疑于二皇。"帝曰:"善。无失之,此皆阴阳表里上下雌雄相输应也,而道上知天文,下知地理,中知人事,可以长久,以教众庶,亦不疑殆,医道论篇,可传后世,可以为宝。"

[译文]

黄帝坐于明堂,召见雷公问道:"您懂得医学的道理吗?"雷公回答说:"我诵读医书不能完全理解,有的虽能粗浅地理解但不能分析辨别,有的虽能分析辨别但不能深入了解其精奥,有的虽能了解其精奥但不能加以阐发和应用。所以我的医道,只能治疗一般官吏的病,却不足以治疗侯王之疾。我很希望您能给我关于树立天之度数,如何合之四时阴阳,测日月星辰之光等方面的知识,以进一步阐发其道理,使后世更加明了,可以上通于神农,并让这些精确的道理得到发扬,其功可以拟神农、伏羲。"黄帝说:"好。不要忘掉它,这些都是阴阳表里上下雌雄相互应和的道理。就医学而言,必须上通天文,下通地理,中知人事,才能长久流传下去,用以教导群众，也不致发生疑惑。只有这样的医学论篇，才能传于后世，才可作为宝贵的遗产。"

雷公曰："请受道，讽诵用解。"帝曰："子不闻《阴阳传》乎？"曰："不知。"曰："夫三阳天为业，上下①无常，合而病至，偏害阴阳。"雷公曰："三阳莫当，请闻其解。"帝曰："三阳独至者，是三阳并至，并至如风雨，上为巅疾，下为漏病②。外无期，内无正③，不中经纪，诊无上下，以书别。"雷公曰："臣治疏愈，说意而已。"帝曰："三阳者，至阳④也，积并则为惊，病起疾风，至如霹雳，九窍皆塞，阳气滂溢⑤，干嗌喉塞。并于阴，则上下无常，薄为肠。此谓三阳直心，坐不得起，卧者便身全，三阳之病。且以知天下，何以别阴阳，应四时，合之五行。"

[注释]

①上下：指手足六经言。②漏病：杨上善注："膀胱漏泄，大小便不禁守。"③外无期，内无正：在外无症象之可期，在内则无准则可言。④至阳：至，盛也。三阳并至，故称盛阳。⑤滂溢：水涌貌。

[译文]

雷公说："请把这些道理传授给我，以便背诵和理解。"黄帝说："您没听说过有《阴阳传》这部书吗？"雷公说："不知道。"黄帝说："三阳之气，主护卫人一身之表，以适应天气的变化，若人之上下经脉的循行失其常度，则内外之邪相合而病至，必使阴阳有所偏盛而为害。"雷公说："'三阳莫当'是什么意思？"黄帝说："所谓三阳独至，实为三阳之气合并而至，并至则阳气过盛，其病来疾如风雨，犯于上则发为头巅部疾病，犯于下则发为大小便失禁的漏病。由于这种病变化无常，外无明显的气色变化等症状可察，内无一定的征象可以预期，其病又不符合于一般的发病规律，所以在诊断时也就无法记录分辨其病变的属上属下。"雷公说："我治疗这类病很少治愈，请您详尽解释一下，以解除我的疑惑。"黄帝说："三阳是及盛之阳，若三阳之气积并而至则发而为惊，病起迅如疾风，病至猛如霹雳，九窍皆因之闭塞，因阳气滂渍盈溢，而咽干喉塞。若并于阴则为盛阳之气内薄于脏，病亦上下无常，如果迫于下则发为肠澼。若三阳之气直冲心膈，使人坐而不得起，卧下觉得舒适，这是三阳积并而至之病。由此而知，欲通晓人与天地相应的关系，必须知道如何辨别阴阳，以及上应于四时，下合地之五行等道理。"

雷公曰："阳言不别，阴言不理^①，请起受解，以为至道。"帝曰："子若受传，不知合至道，以惑师教，语子至道之要。病伤五脏，筋骨以消，子言不明不别，是世主学尽矣。肾且绝，惋惋^②日暮，从容不出，人事不殷^③。"

[注释]

①阳言不别，阴言不理：阳言就是明言，阴言就是隐言。②惋惋：不安貌。③人事不殷：精神萎靡，懒于人事。

[译文]

雷公说："对这些道理，明显地讲我不能辨别，讲隐晦的我更不能理解，请您再解释一下其中的精微，使我能更好地领会这一深奥的道理。"黄帝说："您受老师的传授，假如不知道其中的精神实质，就会对老师的传授产生疑惑，我现在告诉您至道的要点。若人患病伤及了五脏，筋骨日渐瘦削，如果像您所说的那样不能辨别，世上的医学岂不失传了吗？例如肾气将绝则终日心中惋惋不安，欲静处不欲外出，更不欲频繁的人事往来。"

示从容论篇第七十六

黄帝燕坐^①，召雷公而问之曰："汝受术诵书者，若能览观杂学^②，及于比类，通合道理，为余言子所长，五脏六腑，胆胃大小肠脾胞膀胱，脑髓涕唾，哭泣悲哀，水所从行，此皆人之所生，治之过失，子务明之，可以十全，即不能知，为世所怨。"雷公曰："臣请诵《脉经·上下篇》甚众多矣，别异比类，犹未能以十全，又安足以明之。"

[注释]

①燕坐：闲坐休息。②杂学：除医学以外的其他学问。

[译文]

黄帝安坐，召唤雷公问道："您是学习医术、诵读医书的，或能广阅群书，并能取象比类，贯通融会医学的道理。跟我谈谈您的专长吧。五脏六腑，胆、胃、大小肠、脾、胞、膀胱、脑髓、涕唾，哭泣悲哀，皆五液所从运行，这一切都是人体赖以生存的，治疗中易于产生过失的您务必明了，治病时就放可十不失一，若不能通晓就不免要出差错而为世人抱怨。"雷公回答说："我诵读过《脉经·上下篇》的内容甚多，但在鉴别脉象的异同及利用取类比象的方法上尚不能尽善尽美，又怎么能完全明白呢？"

帝曰："子别试通①五脏之过，六腑之所不和，针石之败，毒药所宜，汤液滋味，具言其状，悉言以对，请问不知。"雷公曰："肝虚肾虚脾虚，皆令人体重烦冤，当投毒药刺灸砭石汤液，或已或不已，愿闻其解。"帝曰："公何年之长而问之少，余真问以自谬也。吾问子窈冥②，子言《上下篇》以对，何也？夫脾虚浮似肺，肾小浮似脾，肝急沉散似肾，此皆工之所时乱也，然从容得之。若夫三脏土木水参居，此童子之所知，问之何也？"雷公曰："于此有人，头痛筋挛骨重，怯然少气，哕噫腹满，时惊不嗜卧，此何脏之发也？脉浮而弦，切之石坚，不知其解，复问所以三脏者，以知其比类也。"帝曰："夫从容之谓也。夫年长则求之于腑，年少则求之于经，年壮则求之于脏。今子所言皆失，八风菀熟，五脏消烁，传邪相受。夫浮而弦者，是肾不足也。沉而石者，是肾气内着也。怯然少气者，是水道不行，形气消索也。咳嗽烦冤者，是肾气之逆也。一人之气，病在一脏也。若言三脏俱行，不在法也。"

[注释]

①别试通：素来通晓的其他理论。②窈冥：指深奥难明的理论。

[译文]

黄帝说："您在《脉经上·上下篇》以外，以素所通晓的理论来解释五脏之所病、六腑之所不和、针石治疗之所败、毒药治疗之所宜以及汤液滋味等方面的内容，并具体说明其症状，详细地作出回答。如果有不知道的地方，请提出来问我。"雷公说："肝虚、肾虚、脾虚都能使人身体沉重和烦冤，当施以毒药、刺灸、砭石、汤液等方法治疗后，有的治愈，有的不愈，想知道这应如何解释。"黄帝说："您已经年长了，为什么提的问题这么幼稚呢？这是由于您的发问而招来的错误回答。我本来想问您比较深奥的道理，而您却从《脉经上·上下篇》的内容来回答我是什么缘故呢？脾脉本宜微软，今病而现虚浮与肺脉相似，肾脉本应微却浮软与脾脉相似，肝脉本应弦急而却沉散无力与肾脉相似，这些都是医生时常所易于混乱的，然而如能从容不迫地去诊视还是可以分辨清楚的。至于脾、肝、肾三脏，分属于土、木、水，三者均居膈下，部位相近，这是小孩子都知道的，您问它有什么意义呢？"雷公说："在此有这样的病人，头痛、筋脉拘挛、骨节沉重、畏怯少气、哕噎腹满、时常惊骇、不欲卧，这是哪一脏所发生的病呢？其脉象浮而弦，重按则坚硬如石，我不知应如何解释，故再问三脏以求能知如何比类辨析。"黄帝说："这应从容进行分析。一般地说，老年人的病应从六腑来探求，少年的病应从经络来探求，壮年的病应从五脏来探求。现在您只讲脉症，不谈致病的根由，如外而八风之郁热、内而五脏的消烁以及邪传相受的次第等，这样就失去了对疾病的全面理解。脉浮而弦的是肾气不足。脉沉而坚硬如石的是肾气内著而不行。畏怯少气的是因为水道不行，而形气消散。咳嗽烦闷的是肾气上逆所致。这是一人之气，其病在肾一脏，如果说是三脏俱病，是不符合诊病的法则的。"

雷公曰："于此有人，四肢解惰，喘咳血泄，而愚诊之，以为伤肺，切脉浮大而紧[①]，愚不敢治，粗工下砭石，病愈多出血，血止身轻，此何物也？"帝曰："子所能治，知亦众多，与此病失矣。譬以鸿[②]飞，亦冲于天。夫圣人之治病，循法守度，援物比类，化之冥冥，循上及下，何必守经。今夫脉浮大虚者，是脾气之外绝，去胃外归阳明也。夫二火不胜三水[③]，是以脉乱而无常也。四肢解惰，此脾精之不行也。喘咳者，是水气并阳明也。血泄者，脉急血无所行也。若夫以为伤肺者，由失以狂也。不引比类，是知不明也。夫伤肺者，脾气不守，胃气不清，经气不为使，真脏坏决，经脉旁绝，五脏漏泄，不衄则呕，此二者不相类也。譬如天之无形，地之无理，白与黑相去远矣。是失吾过矣，以子知之，故不告子，明引比类《从容》，是以名曰诊经④，是谓至道也。"

[注释]

①紧：《素问吴注》作"虚"。②鸿：水鸟也。③二火不胜三水：吴崑："二火，犹言二阳，谓胃也；三水，犹言三阴，谓脾也，谓脾太阴之气，外归阳明，阳明不胜太阴。"④经：原作"轻"。

[译文]

雷公问："在此有这样的病人，四肢懈怠无力、气喘咳嗽而血泄，我诊断了一下，以为是伤肺，诊其脉浮大而紧，我未敢治疗。一个低劣的医生治之以砭石，病愈，但出血多，血止以后身体觉得轻快，这是什么病呢？"黄帝说："您所能治的和知道的病已是很多的了，但对这个病的诊断却错了。医学的道理是非常深奥的，好比鸿雁的飞翔，虽亦能上冲于天，却得不到浩渺长空的边际。所以圣人治病，遵循法度，引物比类，掌握变化于冥冥莫测之中，察上可以及下，不一定拘泥于常法。令见脉浮大而虚，这是脾气外绝，去胃而外归于阳明经。由于二火不能胜三水，所以脉乱而无常。四肢懈怠无力是脾精不能输布的缘故。气喘咳嗽是水气泛滥于胃所致。血泄是由于脉急而血行失其长度。假如把本病诊断为伤肺是错误的狂言。诊病不能引物比类是知之不明。如果肺气受伤则脾气不能内守，致胃气不清，经气也不为其所使，肺脏损坏则治节不通，致经脉有所偏绝，五脏之气俱漏泄，不衄血则呕血，病在肺在脾，二者是不相类同的。如果不能辨别，就如天之无形可求，地之无位可理，黑白不分，未免相距太远了。这个失误是我的过错，我以为您已经知道了，所以没有告诉您。由于诊病必须明晓引物比类以求符合《从容》篇的说法，所以叫做真经，这是至真至确的道理所在。"

疏五过论篇第七十七

黄帝曰："呜呼远哉！闵闵乎①若视深渊，若迎浮云，视深渊尚可测，迎浮云莫知其际。圣人之术，为万民式，论裁②志意，必有法则，循③经守数，按循医事，为万民副，故事有五过四德，汝知之乎？"雷公避席再拜曰："臣年幼小，蒙愚以惑，不闻五过与四德，比类形名，虚引其经，心无所对。"

[注释]

①闵闵乎：形容深远之意。②论裁：指讨论决定。③循：遵。

[译文]

黄帝说："深奥啊！道之远大幽深好像视探深渊，又好像迎看浮云，但渊虽深尚可以测量，迎看浮云却看不到其边际。圣人的医术是万民学习的榜样，论裁人的志意都有一定的规范，因循遵守医学的常规和法则审查医事，为万民的辅助，所以医事有五过和四德，您知道吗？"雷公离开席位行礼再拜回答说："我年幼，愚昧无知，不曾听说过五过和四德，虽然也能从病的症状和名目上来比类，但只是虚引经义而已，还不明白它的真谛，所以心中茫然不能回答。"

帝曰："凡未诊病者，必问尝贵后贱，虽不中邪，病从内生，名曰脱营①。尝富后贫，名曰失精，五气留连，病有所并。医工诊之，不在脏腑，不变躯形，诊之而疑，不知病名。身体日减，气虚无精，病深无气，洒洒然时惊，病深者，以其外耗于卫，内夺于荣。良工所失，不知病情，此亦治之一过也。"

[注释]

①脱营：病名，指因情志抑郁、忧思太过而致脉中营血衰少的病症。

[译文]

黄帝说："在未诊病前，应问病人的生活情况，如果是先贵后贱，虽然没有感受外邪也会病从内生，这种病叫脱营。如果是先富后贫，发病叫做失精，由于五脏之气留连不运，积并而为病。医生诊察这种病，病的初期由于病不在脏腑，形体也无改变，医生常诊而疑之，不知是什么病。日久则身体逐渐消瘦，气虚而精无以生，病势深重则真气被耗，阳气日虚，因洒洒恶寒而心怯时惊，其所以病势日益深重是因为在外耗损了卫气、在内劫夺了营血。这种病即便是技术高明的医生，若不问明病人的情况，不知其致病的原因，也不能治愈，这是诊治上的第一个过失。"

"凡欲诊病者，必问饮食居处，暴乐暴苦，始乐后苦，皆伤精气，精气竭绝，形体毁沮①。暴怒伤阴，暴喜伤阳，厥气上行，满脉去形。愚医治之，不知补泻，不知病情，精华日脱，邪气乃并②，此治之二过也。"

[注释]

①毁沮：即毁坏。②并：指盛实。

[译文]

"凡欲诊治疾病时，一定要问病人的饮食和居住环境以及是否有精神上的突然欢乐、突然忧苦或先乐后苦等情况，因为突然苦乐都能损伤精气，使精气遏绝，形体败坏。暴怒则伤阴，暴喜则伤阳，阴阳俱伤则使人气厥逆而上行，充满于经脉，而神亦浮越，去离于形体。技术低劣的医生在诊治这种疾病时，既不能恰当地运用泻治法，又不了解病情，致使精气日渐耗散，邪气得以积并，这是诊治上的第二个过失。"

"善为脉者，必以比类奇恒从容知之，为工而不知道，此诊之不足贵，此治之三过也。"

[译文]

"善于诊脉的医生，必将病之奇恒，比类辨别，从容分析，得知其病情。如果医生不懂得这个道理，他的诊治技术就没有什么可贵之处，这是诊病上的第三个过失。"

"诊有三常①，必问贵贱，封君败伤，及欲侯王。故贵脱势，虽不中邪，精神内伤，身必败亡。始富后贫，虽不伤邪，皮焦筋屈，痿躄为挛。医不能严，不能动神，外为柔弱，乱至失常②，病不能移，则医事不行，此治之四过也。"

[注释]

①三常：指贵贱、富贵、苦乐。②乱至失常：指诊治失其常法。

[译文]

"诊病时须注意三种情况，即必须问其社会地位的贵贱、是否曾有被削爵失势之事以及是否有欲做侯王的妄想。因为原来地位高贵，失势以后，其情志必抑郁不伸，这种人虽然未中外邪，但由于精神已经内伤，身体必然败亡。先富后贫的人虽未伤于邪气，也会发生皮毛焦枯、筋脉拘屈、足痿弱拘挛不能行走。对这类病人，医生如果不能严肃地对其开导，不能动其思想改变其精神面貌而一味地对其柔弱顺从，任其发展下去，违背诊治的常规，不能祛除疾病，医治也不发生效果，这是诊治上的第四个过失。"

"凡诊者，必知终始，有知余绪①，切脉问名，当合男女。离绝菀结，忧恐喜怒，五脏空虚，血气离守，工不能知，何术之语。尝富大伤，斩筋绝脉，身体复行，令泽不息②。故伤败结，留薄归阳，脓积寒炅。粗工治之，亟刺阴阳，身体解散，四肢转筋，死日有期，医不能明，不问所发，唯言死日，亦为粗工，此治之五过也。"

[注释]

①有知余绪：绪，端。余端，末端。张介宾："谓察其本知其末也。"
②令泽不息：指阴精、津液不能滋生。

[译文]

"凡诊治疾病，必须了解其发病初期和现在的病情，又要掌握疾病之本末，在诊脉问症时，应结合男女在生理及脉症上的特点。如因生离死别而致情志郁结难解及忧恐喜怒等，都可使五脏空虚，血气离守，医生如不知道这些道理，还有什么诊治技术可言。尝富之人一旦失去财势，必大伤其心神，致筋脉严重损伤，形体虽然依旧能够行动但津液已不再滋生了。若旧伤败结致血气留聚不散，郁而化热，归于阳分，久则成脓，脓血蓄积，使人寒热交作。低劣的医生治疗这种病，由于他不了解病系劳伤脓积而多次刺其阴阳经脉，使其气血更虚，致身体懈散，四肢转筋，死期已不远了。医生对此既不能明辨，又不问其发病原因，只是说病已危重，这是低劣的医生，此为诊治上的第五个过失。"

"凡此五者，皆受术不通，人事不明也。故曰：圣人之治病也，必知天地阴阳，四时经纪，五脏六腑，雌雄①表里，刺灸砭石、毒药所主，从容人事，以明经道，贵贱贫富，各异品理，问年少长，勇怯之理，审于分部，知病本始，八正九候，诊必副矣。治病之道，气内为宝，循求其理，求之不得，过在表里。守数据治，无失俞理，能行此术，终身不殆。不知俞理，五脏菀熟，痈发六腑。诊病不审，是谓失常，谨守此治，与经相明，《上经》、《下经》，揆度阴阳，奇恒五中②，决以明堂，审于终始③，可以横行。"

[注释]

①雌雄：指六阴六阳。②五中：指五脏的气色。③终始：始，指初病。终，指现今之病。

[译文]

"上述的五种过失都是由于医生的学术不精、人情事理不明所造成的。所以说圣人治病，必知自然界阴阳的变化，四时寒暑的规律，五脏六腑之间的关系，经脉之阴阳表里，刺灸、砭石、毒药治病之所宜，能周密详审人情事理，掌握诊治的常规，从病人的贵贱贫富区分其体制裁及发病的各自特点，问其年龄之长幼知其性情勇怯之理，审察病色出现的部位以知其病之本始，并结合四时八风正气及三部九候脉象进行分析，所以他的诊疗技术是全备的。治病的关键应重视病人元气的强弱，从其元气的强弱变化中探求其病因，如果求之不得，其病便是在阴阳表里之间。治病时应遵守气血多少及针刺深浅等常规，不要失去取穴的理法，能这样来进行医疗则终生可不发生差错。如果不知取穴的理法，而妄施针石，可使五脏积热、痈发于六腑。若诊病不能祥审周密便是失常，若能遵守这些诊治法则自会与经旨相明，能通晓《上经》、《下经》之义及如何揆测度量阴阳的变化，诊察奇恒之疾和五脏之病，而取决于明堂之色、审知疾病的始终等道理，就可以广为行医了。"

徵四失论篇第七十八

　　黄帝在明堂，雷公侍坐，黄帝曰："夫子所通书受事^①众多矣，试言得失^②之意，所以得之，所以失之。"雷公对曰："循经受业，皆言十全，其时有过失者，请闻其事解也。"帝曰："子年少智未及邪？将言以杂合耶？夫经脉十二，络脉三百六十五，此皆人之所明知，工之所循用也。所以不十全者，精神不专，志意不理，外内^③相失，故时疑殆。"

[注释]

　　①受事：指受业。②得失：得指治愈，失指治不愈。③外内：外指脉，内指病情。

[译文]

　　黄帝坐在明堂，雷公侍坐于旁，黄帝说："先生所通晓的医书和所从事的医疗工作已经是很多的了，您试谈谈对医疗上的成功与失败的看法，为什么能成功，为什么会失败？"雷公说："遵循医经和先师传授的医术都说可以得到十全的效果，但在医疗中有时还是有过失的，请问这应该怎样解释呢？"黄帝说："这是由于年岁轻智力不足，考虑不及呢？还是对众人的学说缺乏分析呢？经脉有十二，络脉有三百六十五，这是人们所知道的，也是医生所遵循应用的。治病之所以不能收到十全的疗效是由于精神不能专一，志意不够条理，不能将外在的脉证与内在的病情综合一起分析，所以时常发生疑惑和危殆。"

"诊不知阴阳逆从之理，此治之一失矣。受师不卒①，妄作杂术，谬言为道，更名自功，妄用砭石，后遗身咎，此治之二失也。不适贫富贵贱之居，坐之薄厚，形之寒温，不适②饮食之宜，不别人之勇怯，不知比类，足以自乱，不足以自明，此治之三失也。诊病不问其始，忧患饮食之失节，起居之过度，或伤于毒，不先言此，卒持寸口，何病能中，妄言作名，为粗所穷，此治之四失也。"

[注释]

①受师不卒：初受师，后则变易他学，所以说不卒。②不适：指不理解。

[译文]

"诊病不知阴阳逆从的道理，这是治疗中的第一个过失。随师学习没有卒业，学术未精，乱用杂术，以错误为真理，变易其说而自以为功，乱施砭石给自己造成过错，这是治疗中的第二个过失。治病不能了解病人的贫富贵贱生活特点、居处环境的好坏、形体的寒温，不能了解病人饮食的嗜好，不区别个性的勇怯，不知道用比类异同的方法进行分析，这样只能扰乱自己的思想，不足以自明，这是治疗中的第三个过失。诊病时不问病人开始发病的情况及是否曾有过忧患等精神上的刺激，饮食是否失于节制，生活起居是否超越正常规律，或者是否曾伤于毒，如果诊病时不首先问清楚这些情况，便仓促去诊视寸口，怎能诊中病情？只能是乱言病名，使病为这种低劣治疗的作风所困，这是治疗中的第四个过失。"

"是以世人之语者，驰千里之外，不明尺寸之论，诊无人事①。治数②之道，从容之葆，坐③持寸口，诊不中五脉，百病所起，始以自怨，遗师其咎。是故治不能循理，弃术于市，妄治时愈，愚心自得。呜呼！窈窈冥冥，熟知其道？道之大者，拟于天地，配于四海，汝不知道之谕，受以明为晦。”

[注释]

①诊无人事：粗工诊病，不问贫贱、饮食、寒热等，故曰诊无人事。②治数：张琦注：“即阴阳逆从及藏府经脉之度。”③坐：指“仅”。

[译文]

“所以社会上的一些医生，虽学道于千里之外，但却不明白尺寸的道理，诊治疾病不知参考人事，更不知诊病之道应以能做到比类从容为最宝贵的道理，只知诊察寸口。这种做法，既诊不中五脏之脉，更不知疾病的起因，开始埋怨自己的学术不精，继而归罪于老师传授不明。所以治病如果不能遵循医理，必为群众所不信任，乱治中偶然治愈疾病，不知是侥幸，反自鸣得意。啊！医道之精微深奥，有谁能彻底了解其中的道理？医道之大，犹天地之大，如四海之深，不知道这个道理，即使老师讲得很清楚，还是不能彻底明白。”

阴阳类论篇第七十九

　　孟春①始至，黄帝燕坐，临观八极②，正八风之气，而问雷公曰："阴阳之类，经脉之道，五中主时③，何脏最贵？"雷公对曰："春甲乙青，中主肝，治七十二日，是脉之主时，臣以其脏最贵。"帝曰："却念上下经阴阳从容④，子所言贵，最其下也。"雷公致斋⑤七日，旦复侍坐。帝曰："三阳为经，二阳为维，一阳为游部，此知五脏终始⑥。三阴为表，二阴为里，一阴至绝作朔晦⑦，却具合以正其理⑧。"雷公曰："受业未能明。"帝曰："所谓三阳者，太阳为经，三阳脉至手太阴，弦浮而不沉，决以度，察以心，合之阴阳之论。所谓二阳者，阳明也，至手太阴，弦而沉急不鼓，炅至以病皆死。一阳者，少阳也，至手太阴，上连人迎，弦急悬不绝，此少阳之病也，专阴则死。三阴⑨者，六经之所主也，交于太阴，伏鼓不浮，上空志心。二阴至肺，其气归膀胱，外连脾胃。一阴独至，经绝，气浮不鼓，钩而滑。此六脉者，乍阴乍阳，交属相并⑩，缪通五脏，合于阴阳，先至为主，后至为客。"

[注释]

①孟春：指立春之日。②八极：八方极远之地。③五中主时：即五脏主时。④从容：指比类分析。⑤斋：斋戒。⑥五脏终始：吴崑注："由表入里，

则始太阳，次少阳，终阳明；由里而出，则始阳明，次少阳，终太阳。言五脏者，阳该阴也。"⑦朔晦：阴尽为晦，阳生为朔。⑧具合以正其理：张介宾注："始终循环，气数具合，故得以正其造化之理。"⑨三阴：指脾言。⑩交属相并：指六经之脉交连聚于气口。

［译文］

在立春这一天，黄帝很安闲地坐着，观看八方的远景，候察八风的方向，向雷公问道："按照阴阳的分析方法和经脉理论，配合五脏主时，您认为哪一脏最贵重？"雷公回答说："春季为一年之首，属甲乙木，其色青，五脏中主肝，肝旺于春季七十二日，此时也是肝脉当令的时候，所以我认为肝脏最贵重。"黄帝道："我依据《上经》、《下经》、《阴阳》、《从容》等古代文献的记载，您认为最贵重的其实是最下贱的。"雷公斋戒了七天，早晨又侍坐于黄帝的一旁。黄帝道："太阳为诸经之首，故称为经；阳明经循人身之胸腹部，维络于前，故称为维；少阳经行于人身之侧，出于阳明和太阳之间，故称为游部。懂得这些，可以知道五脏之气运行的终始了。太阴经为三阴经之表，少阴为里，厥阴为阴气之最终，是阳气的开始，有如朔晦的交界，都符合于天地阴阳终始的道理。"雷公说："我还没有明白其中的意义。"黄帝道："所谓三阳是指太阳，其脉至于手太阴寸口，见弦浮不沉之象，应当根据常度来判断，用心体察并参合阴阳之论以明好坏。所谓二阳，就是阳明，其脉至于手太阴寸口，见弦浮不沉之急，不鼓击于指，火热大至之时而由此病脉，大都有死亡的危险。一阳就是少阳，其脉至于手太阴寸口，上连人迎，见弦急悬而不绝，这是少阳经的病脉，如见有阴而无阳的真脏脉象就要死亡。三阴为手太阴肺经，肺朝百脉，所以为六经之主，其气交于太阴寸口，脉象沉浮鼓动而不浮，是太阴之气陷下而不能升天以致心志空虚。二阴是少阴，其脉至于肺，其气归于膀胱，外与脾胃相连。一阴是厥阴，其脉独至于太阴寸口，经气已绝，故脉气浮而不鼓，脉象如钩而滑。以上六种脉象，或阳脏见阴脉，或阴脏见阳脉，相互交错，会聚于寸口，都和五脏相通，与阴阳之道相合。如出现此种脉象，凡先见于寸口的为主，后见于寸口的为客。"

雷公曰："臣悉尽意，受传经脉，颂得从容之道，以合《从容》，不知阴阳，不知雌雄。"帝曰："三阳为父[1]，二阳为卫[2]，一阳为纪[3]。三阴为母[4]，二阴为雌，一阴为独使。"

[注释]

①三阳为父：三阳指太阳，太阳为三阳经，故称为父，有高尊之意。②卫：卫外。③一阳为纪：即少阳为枢之意。④三阴为母：三阴即太阴，太阴能滋养诸经，故称为母。

[译文]

雷公说："我已经完全懂得您的意思了，把您以前传授给我的经脉道理以及我自己从书本上读到的从容之道，和今天您所讲的从容之法相结合的话，我还不明白其中阴阳雌雄的意义。"黄帝道："三阳如父亲那样高尊，二阳如外卫，一阳如枢纽；三阴如母亲那样善于养育，二阴如雌雄那样内守，一阴如使者一般能交通阴阳。"

"二阳一阴，阳明主病，不胜一阴，脉软而动，九窍皆沉。三阳一阴[1]，太阳脉胜，一阴不能止，内乱五脏，外为惊骇。二阴二阳，病在肺，少阴脉沉，胜肺伤脾，外伤四肢。二阴二阳皆交至，病在肾，骂詈妄行，巅疾为狂。二阴一阳，病出于肾，阴气客游于心，脘下空窍，堤闭塞不通，四肢别离。一阴一阳代绝[2]，此阴气至心，上下无常，出入[3]不知，喉咽干燥，病在土脾。二阳三阴，至阴皆在，阴不过阳，阳气不能止阴，阴阳并绝，浮为血瘕，沉为脓胕[4]。阴阳皆壮，下至阴阳，上合昭昭，下合冥冥，诊决死生之期，遂合岁首。"

[注释]

①三阳一阴：张介宾注："三阳一阴，膀胱与肝合病，肝木生火，而膀胱以寒水侮之，故太阳脉胜，一阴肝气虽强，不能禁止，由是而风寒相挟，内乱五藏，肝气受伤，故发为惊骇之病。"②代绝：形容脉象软弱之极。③出入：出指大便，入指饮食。④胕：通"腐"。

[译文]

"二阳一阴是阳明主病，二阳不胜一阴则阳明脉软而动，九窍之气沉滞不利。三阳一阴为病则太阳脉胜，寒水之气大盛，一阴肝气不能制止寒水，故内乱五脏，外现惊骇。二阴二阳则病在肺，少阴脉沉，少阴之气胜肺伤脾，在外伤及四肢。二阴与二阳交互为患则土邪侮水，其病在肾，骂詈妄行，癫疾狂乱。二阴一阳，其病出于肾，阴气上逆于心，并使脘下空窍如被堤坝阻隔一样闭塞不通，四肢好像离开身体一样不能为用。一阴一阳为病，其脉代绝，这是厥阴之气上至于心发生的病变，或在上部，或在下部，而无定处，饮食无味，大便泄泻无度，咽喉干燥，病在脾土。二阳三阴为病，包括至阴脾土在内，阴气不能至于阳，阳气不能达于阴，阴阳相互隔绝，阳浮于外则内成血瘕，阴沉于里则外成脓肿；若阴阳之气都盛壮，而病变趋向于下，在男子则阳道生病，女子则阴器生病。上观天道，下察地理，必以阴阳之理来决断病者死生之期，同时还要参合一岁之中何气为首。"

雷公曰："请问短期①。"黄帝不应。雷公复问。黄帝曰："在经论中。"雷公曰："请闻短期。"黄帝曰："冬三月之病，病合于阳者，至春正月脉有死征，皆归出春。冬三月之病，在理已尽，草与柳叶皆杀，春阴阳皆绝，期在孟春。春三月之病，曰阳杀，阴阳皆绝，期在草干。夏三月之病，至阴不过十日，阴阳交②，期在濂水③。秋三月之病，三阳俱起，不治自已。阴阳交合者，立不能坐，坐不能起。三阳独至，期在石水④。二阴独至，期在盛水。”

[注释]

①短期：指因病不能长寿而死。②阴阳交：指阴脉见于阳位，阳脉见于阴位。③濂水：指初冬时。④石水：指水冰如石之时，冬季。

[译文]

雷公说：“请问疾病的死亡日期。”黄帝没有回答。雷公又问。黄帝道：“在医书上有说明。”雷公又说：“请问疾病的死亡日期。”黄帝道：“冬季三月的病，如病证脉象都属阳盛则春季正月见脉有死征，那么到初春交夏，阳盛阴衰之时，便会有死亡的危险。冬季三月的病，根据地理，势必将尽，草和柳叶都枯死了，如果到春天阴阳之气都绝，那么其死期就在正月。春季三月的病，名为阳杀。阴阳之气都绝，死期在冬天草木枯干之时。夏季三月的病，若不痊愈，到了至阴之时，那么死期在至阴后不超过十日；若脉见阴阳交错则死期在初冬结薄冰之时。秋季三月的病，表现了手足三阳的脉症，不给治疗也会自愈。若是阴阳错合而为病则立而不能坐，坐而不能起。若三阳脉独至则独阳无阴，死期在冰结如石之时。三阴脉独至则独阴无阳，死期在正月雨水节。”

方盛衰论篇第八十

雷公请问："气之多少，何者为逆？何者为从？"黄帝答曰："阳从左，阴从右，老从上，少从下①，是以春夏归阳为生，归秋冬为死，反之，则归秋冬为生，是以气之②多少，逆皆为厥。"问曰："有余者厥耶？"答曰："一③上不下，寒厥到膝，少者秋冬死，老者秋冬生。气上不下，头痛巅疾，求阳不得，求阴不审，五部隔无征，若居旷野，若伏空室，绵绵乎属不满日。"

[注释]

①老从上，少从下：张介宾说："老人之气，先衰于下，故从上者为顺；少壮之气，先盛于下，故从下者为顺。盖天之生气，必自下而生，而人气亦然也。故凡以老人而衰于上者，其终可知，少壮而衰于下者，其始可知，皆逆候也。"②之：原无，据《甲乙》卷六第七补。③一：一为奇数，奇数属阳，这里以"一"代指阳气。

[译文]

雷公请问道："气的盛衰，哪一种是逆，哪一种是顺？"黄帝回答道："阳气主升，其气从左而右；阴气主降，其气从右而左。老年之气先衰于下；少年之气先盛于下，其气从下而上。因此春夏之病见阳症阳脉，一阳归阳则为顺为生，若见阴症阴脉，如秋冬之令则为逆为死。反过来说，秋冬之病见阴症阳脉，以阴归阴则为顺为生。所以不论气盛或气衰，逆则都成为厥。"雷公又问："气有余也能成为厥吗？"黄帝答道："阳气逆于上而不下，阴阳两气不相顺接则足部厥冷至膝，少年在秋冬见病则死，而老年在秋冬见病却可生。阳气上而不下则上实下虚，为头痛癫顶疾患，这种厥病，谓其属阳本非阳盛，谓其属阴则又非阴盛，五脏之气隔绝没有显著征象，好像置身于旷野，负居于空室，无所见闻，而病势绵绵一息，视其生命，将不得终其尽日。"

"是以少气之厥，令人妄梦，其极至迷。三阳绝，三阴微，是为少气。是以肺气虚则使人梦见白物，见人斩血藉藉，得其时则梦见兵战。肾气虚则使人梦见舟舡溺人，得其时则梦伏水中，若有畏恐。肝气虚则梦见菌①香生草，得其时则梦伏树下不敢起。心气虚则梦救火阳物，得其时则梦燔灼。脾气虚则梦饮食不足，得其时则梦筑垣盖屋。此皆五脏气虚，阳气有余，阴气不足，合之五诊②，调之阴阳，以在③《经脉》。"

[注释]

①菌：香木。②五诊：指五脏见证。③在：《尔雅·释诂》："在，察也。"

[译文]

"所以，气虚致厥使人梦多荒诞；厥逆盛极则梦多离奇迷乱。三阳之脉悬绝，三阴之脉细微，就是所谓少气之候。肺气虚则梦见悲惨的事物，或梦见人被杀流血，尸体狼藉，当金旺之时，则梦见战争。肾气虚则梦见舟船翻覆，人淹水中，当水旺之时，就会梦见自己潜伏在水里，心中恐惧。肝气虚就会梦见菌香草木，当木旺的时候就会梦见伏在树下不敢起来。心气虚就会梦见救火和见到雷电，当火旺的时候就会梦见大火燔灼。脾气虚则梦饮食不足，得其土旺之时则梦见作垣盖屋。这些都是五脏气虚，阳气有余，阴气不足所致。当参合五脏见症，调其阴阳，其内容已在《经脉》篇中论述过了。"

"诊有十度，度人脉度、脏度、肉度、筋度、俞度。阴阳气尽，人病自具。脉动无常，散阴颇阳，脉脱不具^①，诊无常行^②，诊必上下^③，度民君卿，受师不卒，使术不明，不察逆从，是为妄行，持雌失雄，弃阴附阳，不知并合^④，诊故不明，传之后世，反论自章。"

[注释]

①脉脱不具：指脉不明显。②常行：固定的常规。③上下：指人迎、趺阳。④并合：阴阳相交。

[译文]

"诊法有十度，就是衡量人的脉度、脏度、肉度、筋度、俞度。揆度它的阴阳虚实，对病情就可以得到全面了解。脉息之动本无常体或则出现阴阳散乱而有偏颇，或则脉象搏动不明显，所以诊察时也就没有固定的常规。诊脉时必须人迎趺阳同时诊断，也要辨别病人的身份，是平民还是君卿。如果对老师的传授不能全部接受，医术便不会高明，不仅不能辨别逆从，而且会使诊治带有盲目性和片面性，看到了一面，看不到另一面，抓住了一点，放弃了另一点，不知道结合全面情况，加以综合分析，所以诊断就不能明确，如以这种诊断方法授给后人的话，在实际工作中自会明显地暴露出它的错误。"

"至阴虚，天气绝^①；至阳盛，地气不足。阴阳并交，至人之所行。阴阳并交者，阳气先至，阴气后至。是以圣人持诊之道，先后阴阳而持之，奇恒之势乃六十首^②，诊合微之事，追阴阳之变，章五中之情，其中之论，取虚实之要，定五度之事，知此乃足以诊。是以切阴不得阳，诊消亡，得阳不得阴，守学不湛，知左不知右，知右不知左，知上不知下，知先不知后，故治不久。知丑知善，知病知不病，知高知下，知坐知起，知行知止，用之有纪，诊道乃具，万世不殆。"

[注释]

①至阴虚，天气绝：马莳说："地位乎下，为至阴，则天气绝而不降。"
②奇恒之势乃六十首：王冰说："《奇恒势》六十首，今世不传。"

[译文]

"至阴虚则天之阳气离绝；至阳盛则地之阴气不足。能使阴阳互济交通，这是有修养的医生的能事。阴阳之气互济交通，是阳气先至，阴气后至。所以，高明的医生诊病是掌握阴阳先后的规律，根据奇恒之势六十首辨明正常和异常，把各种诊察所得的点滴细微的临床资料综合起来，追寻阴阳的变化，了解五脏的病情，作出中肯的结论，并根据虚实纲要及十度来加以判断，知道了这些方可以诊病。所以切其阴而不能了解其阳，这种诊法是不能行于世上的；切其阳而不能了解其阴，其所学的技术也是不高明的。知左而不知其右，知右而不知其左，知上而不知其下，知先而不知其后，他的医道就不会长久。要知道不好的，也要知道好的；要知道有病的，也要知道无病的；既知道高，亦知道下；既知道坐，也要知道起；既知道行，也要知道止。能做到这样有条不紊，反复推求，诊断的步骤，才算全备，也才能永远不出差错。"

"起所有余，知所不足，度事上下，脉事因格。是以形弱气虚死；形气有余，脉气不足死；脉气有余，形气不足生。是以诊有大方，坐起有常，出入有行，以转神明，必清必净，上观下观，司八正邪，别五中部，按脉动静，循尺滑涩，寒温之意，视其大小，合之病能，逆从以得，复知病名，诊可十全，不失人情，故诊之或视息视意，故不失条理，道甚明察，故能长久。不知此道，失经绝理，亡言妄期，此谓失道。"

[译文]

"疾病的初期，见到邪气有余就应考虑其正气不足，因虚而受邪；检查病者的上下各部，脉证参合以穷究其病理。例如形弱气虚的主死；形气有余的、脉气不足的亦死；脉气有余、形气不足的，主生。所以，诊病有一定的大法，医生应该注意起坐有常，一举一动，保持很好的品德；思维敏捷，头脑清静，上下观察，分别四时八节之邪，辨别邪气中于五脏的何部；触按其脉息的动静，探切尺部皮肤滑涩寒温的概况；视其大小便的变化，与病状相参合，从而知道是逆是顺，同时也知道了病名。这样诊察疾病，可以十不失一，也不会违背人情。所以诊病之时，或视其呼吸，或看其神情，都能不失于条理，技术高明，能保持永久不出差错；假如不知道这些，违反了原则真理，乱谈病情，妄下结论，这是不符合治病救人的医道的。"

解精微论篇第八十一

黄帝在明堂，雷公请曰："臣授业传之，行教以经论，从容形法，阴阳刺灸，汤药所滋。行治有贤不肖，未必能十全。若先言悲哀喜怒，燥湿寒暑，阴阳妇女，请问其所以然者，卑贱富贵，人之形体所从，群下通使①，临事以适道术，谨闻命矣。请问有髋愚仆漏②之问，不在经者，欲闻其状。"帝曰："大矣。"

[注释]

①群下通使：群下，指雷公所教的学生。通使，指使之全面了解。②髋愚仆漏：张介宾说："髋，妄也。漏，当作'陋'。问不在经，故髋愚仆漏，自谦之辞。"

[译文]

黄帝在明堂里，雷公请问说："我接受了您传给我的医道，再教给我的学生，教的内容是经典所论，从容形法，阴阳刺灸，汤药所滋。然而他们在临症上，因有贤愚之别所以未必能十全。至于教的方法，是先告诉他们悲哀喜怒、燥湿寒暑、阴阳妇女等方面的问题，再叫他们回答所以然的道理，并向他们讲述卑贱富贵及人之形体的适从等，使他们通晓这些理论，再通过临症适当地运用，这些在过去我已经听您讲过了。现在我还有一些很愚陋的问题在经典中找不到，要请您解释。"黄帝道："医学真是博大精深啊！"

公请问："哭泣而泪不出者，若出而少涕，其故何也？"帝曰："在经有也。"复问："不知水所从生，涕所从出也。"帝曰："若问此者，无益于治也，工之所知，道之所生①也。夫心者，五脏之专精也，目者其窍也，华色者其荣也，是以人有德②也，则气和于目，有亡，忧知于色。是以悲哀则泣下，泣下水所由生。水宗③者积水也，积水者至阴也，至阴者肾之精也。宗精④之水所以不出者，是精持之也，辅了，裹之，故水不行也。夫水之精为志，火之精为神，水火相感，神志俱悲，是以目之水生也。故谚言曰：心悲名曰志悲。志与心精，共凑于目也。是以俱悲则神气传于心精，上不传于志而志独悲，故泣出也。泣涕者脑也，脑者阴也，髓者骨之充也，故脑渗为涕。志者骨之主也，是以水流而涕从之者，其行类也。夫涕之与泣者，譬如人之兄弟，急则俱死，生则俱生，其志以早悲，是以涕泣俱出而横行也。夫人涕泣俱出而相从者，所属之类也。"

[注释]

①道之所生：王冰注："言涕水者，皆道气之所生。"②德：当作"得"。③水宗：指水之源。④宗精：指肾之精。张介宾说："五液皆宗于肾，故又曰宗精，精能主持水道，则不使之妄行矣。"

[译文]

雷公请问："有哭泣而泪不出的，或泪出而鼻涕不出的，这是什么道理？"黄帝说："在医经中有记载。"雷公又问："眼泪是怎样产生的？鼻涕是从哪里来的？"黄帝道："您问这些问题对治疗上没有多大帮助，但也是医生应该知道的。心为专主五脏精气的，两目是它的外窍，光华色泽是它的外荣。所以一个人在心里有得意的事则神气和悦于两目；假如心有所失意则表现忧愁之色。因此悲哀就会哭泣，泪是由水所产生的。水的来源是体内积聚的水液；积聚的水液是至阴，所谓至阴就是肾藏之精。来源于肾精的水液，平时所以不出，是受着精的约制，水之精合肾之志，火之精合心之神，水火相互交感，神志俱悲，因而泪水就出来了。所以俗语说：心悲叫做志悲，因为肾志与心精，同时上凑于目，所以心肾俱悲则神气传于心精，而不传于肾志，肾志独悲，水失去了精的约制，故而泪水就出来了。哭泣而涕出的，其故在脑，脑属阴，髓充于骨并且藏于脑，而鼻窍通于脑，所以脑髓渗漏而成涕。肾志是骨之主，所以泪水出而鼻涕也随之而出是因为鼻涕泪是同类的关系。涕之与泪，譬如兄弟，危急则同死，安乐则共存，肾志先悲而脑髓随之，所以涕随泣出而涕泪横流。涕泪所以俱出而相随，是由于涕泪同属水类的缘故。"

雷公曰："大矣。请问人哭泣而泪不出者，若出而少，涕不从之何也？"帝曰："夫泣不出者，哭不悲也。不泣者，神不慈①也。神不慈则志不悲，阴阳相持，泣安能独来。夫志悲者惋②，惋则冲阴，冲阴则志去目，志去则神不守精，精神去目，涕泣出也。且子独不诵不念夫经言乎，厥则目无所见。夫人厥则阳气并于上，阴气并于下。阳并于上，则火独光也；阴并于下，则足寒，足寒则胀也。夫一水不胜五火，故目眦盲。是以冲风，泣下而不止。夫风之中目也，阳气内守于精，是火气燔目，故见风则泣下也。有以比之，夫火疾风生乃能雨，此之类也。"

[注释]

①慈：原意是怜爱，这里作"感动"解。②惋：吴崑："惋，凄惨之意也。"

[译文]

雷公说："您讲的道理真是博大啊！请问有人哭泣而眼泪不出的或虽出而量少且涕不随出的，这是什么道理？"黄帝道："哭而没有眼泪是内心上并不悲伤；不出眼泪是心神没有被感动；神不感动则志亦不悲，心神与肾志相持而不能相互交感，眼泪怎么能出来呢？大凡志悲就会有凄惨之意。凄惨之意冲动于脑则肾志去目凄；肾志去目则神不守精；精和神都离开了眼睛，眼泪和鼻涕才能出来。您难道没有读过或没有想到医经上所说的话吗？厥则眼睛一无所见。当一个人在厥的时候，阳气并走于上部，阴气并走于下部，阳并于上则上部亢热，阴并与下则足冷，足冷则发胀。因为一水不胜五火，所以眼睛就看不见了。所以迎风就会流泪不止的，因风邪中于目而流泪是由于阳气内守于精，也就是火气燔目的关系，所以遇到风吹就会流泪了。打一个比喻来说，火热之气炽甚而风生，风生而有雨，与这个情况是相类同的。"

图书在版编目(CIP)数据

黄帝内经素问／崔应珉，王淼注译. —郑州：中
州古籍出版社，2017.1(2018.5 重印)
(国学经典：典藏版)
ISBN 978-7-5348-6677-7

Ⅰ.①黄… Ⅱ.①崔… ②王… Ⅲ.①《素问》-注
释②《素问》-译文 Ⅳ.①R221.1

中国版本图书馆 CIP 数据核字(2016)第 290665 号

出版社：中州古籍出版社
　　　　(地址：郑州市经五路 66 号　邮政编码：450002)
发行单位：新华书店
承印单位：河南瑞之光印刷股份有限公司
开本：640mm×960mm　　　1/16　　**印张**：30.5
字数：300 千字　　　　　　　　**印数**：3001-6000 册
版次：2017 年 1 月第 1 版　　　**印次**：2018 年 5 月第 2 次印刷

定价：60.00 元
本书如有印装质量问题，由承印厂负责调换。